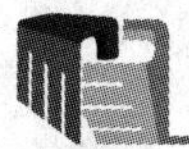

“十四五”职业教育国家规划教材

U0927095

高等卫生职业教育“十三五”创新规划教材
供护理、助产专业用

眼耳鼻咽喉口腔科护理学

主　编　范国正　雷献文

副主编　杨艳芳　郭丽君　赵晓芳　徐　歆

编　者（以姓氏笔画为序）

王　艳（河套学院）
王臻鑫（永州职业技术学院）
李忠婷（贵州护理职业技术学院）
杨艳芳（红河卫生职业学院）
杨丽萍（昆明卫生职业学院）
吴　枫（吉林大学通化医药学院）
吴华平（江苏医药职业学院）
张　丹（娄底职业技术学院）
范国正（娄底职业技术学院）
赵晓芳（铜仁职业技术学院）
祝　蓉（昭通卫生职业学院）
徐　歆（潍坊护理职业学院）
郭丽君（湖北中医药高等专科学校）
曹玲玲（淮南联合大学）
梁丽萍（毕节医学高等专科学校）
董　丛（泰山护理职业学院）
董　晓（邢台医学高等专科学校）
曾祥悦（唐山职业技术学院）
雷献文（商洛职业技术学院）

人民卫生出版社

图书在版编目（CIP）数据

眼耳鼻咽喉口腔科护理学 / 范国正，雷献文主编
.—北京：人民卫生出版社，2019
ISBN 978-7-117-28139-3

Ⅰ.①眼… Ⅱ.①范…②雷… Ⅲ.①五官科学－护理学－高等职业教育－教材 Ⅳ.①R473.76

中国版本图书馆CIP数据核字（2019）第047639号

人卫智网	**www.ipmph.com**	**医学教育、学术、考试、健康，购书智慧智能综合服务平台**
人卫官网	**www.pmph.com**	**人卫官方资讯发布平台**

眼耳鼻咽喉口腔科护理学

主　　编：范国正　雷献文
出版发行：人民卫生出版社（中继线 010-59780011）
地　　址：北京市朝阳区潘家园南里19号
邮　　编：100021
E - mail：pmph @ pmph.com
购书热线：010-59787592　010-59787584　010-65264830
印　　刷：天津画中画印刷有限公司
经　　销：新华书店
开　　本：787×1092　1/16　**印张：**19
字　　数：486千字
版　　次：2019年6月第1版　2023年12月第1版第12次印刷
标准书号：ISBN 978-7-117-28139-3
定　　价：56.00元

出版说明

为贯彻落实《国务院关于加快发展现代职业教育的决定》《医药卫生中长期人才发展规划（2011—2020年）》《教育部关于全面提高高等职业教育教学质量的若干意见》等重要文件精神，满足护理学教育发展趋势的需要，服务健康中国对高素质护理人才培养的需求，适应信息技术手段的不断发展与创新，人民卫生出版社经过充分的调研论证，启动了护理、助产专业高等卫生职业教育创新规划教材的编写工作。

此次教材编写以习近平新时代中国特色社会主义思想为指引，坚持立德树人，对接新时代健康中国建设对护理、助产专业人才培养需求，严格执行教材质量控制体系，以“创新”与“共享”作为基本共识，以增强学生的创新精神和实践能力为教材编写工作的重点，汇聚全国各地70余所院校专家的智慧与力量，在教材体系设计、内容构建与形式上做了尝试：

1. 秉承“三基五性”　对医学生而言，院校学习阶段是一个打基础的过程。本套教材编写工作秉承人民卫生出版社教材建设“三基五性”优良传统，在基本知识、基本理论、基本技能三个方面进一步强化夯实医学生基础。整套教材从顶层设计到选材用材均强调思想性、科学性、先进性、启发性、适用性。

2. 注重人文实践　本套教材编写坚持以学生为本，以人的健康为中心，注重人文实践。围绕护理、助产专业人才培养目标，将知识、技能与情感、态度、价值观的培养有机结合，引导学生将教材中学到的理论、方法去观察病情、发现问题、解决问题。

3. 体现融合创新　当前以信息技术、人工智能和新材料等为代表的新一轮科技革命迅猛发展，包括护理学在内的多个学科呈深度交叉融合。本套教材的编写与时俱进，主动适应大数据、云计算和移动通讯等新技术新手段新方法在卫生健康和职业教育领域的广泛应用，体现卫生健康及职业教育与新技术的融合成果，创新教材呈献形式。本套教材除传统的纸质教材外，融合了丰富的数字资源，主题鲜明、内容实用、形式活泼，拉近学生与理论课和临床实践的距离。通过扫描教材中的二维码，线上与线下的联动，激发学生学习兴趣和求知欲。

本套教材共35种，预计于2019年6月前陆续出版，供高等卫生职业院校护理、助产专业师生使用。

高等卫生职业教育“十三五”创新规划教材评审委员会名单

高等卫生职业教育“十三五”创新规划教材护理、助产专业目录

序号	教材名称	适用专业
1	人体形态与结构	护理、助产
2	生物化学	护理、助产
3	生理学	护理、助产
4	病原生物与免疫学	护理、助产
5	病理学与病理生理学	护理、助产
6	护用药理学	护理、助产
7	护理学导论	护理、助产
8	基础护理学	护理、助产
9	健康评估	护理、助产
10	内科护理学	护理、助产
11	外科护理学	护理、助产
12	妇产科护理学	护理
13	儿科护理学	护理、助产
14	精神科护理学	护理、助产
15	眼耳鼻咽喉口腔科护理学	护理、助产
16	急危重症护理学	护理、助产
17	传染病护理学	护理、助产
18	中医护理学	护理、助产
19	康复护理学基础	护理、助产
20	社区护理学	护理、助产
21	老年护理学	护理、助产
22	营养与膳食	护理、助产

续表

序号	教材名称	适用专业
23	护士人文修养	护理、助产
24	护理心理学基础	护理、助产
25	护理伦理与法律法规	护理、助产
26	护理礼仪与人际沟通	护理、助产
27	护理管理学基础	护理、助产
28	护理美学基础	护理、助产
29	护理综合实训	护理
30	妇科护理学	助产
31	助产学	助产
32	优生优育与母婴保健	助产
33	助产综合实训	助产
34	职业规划与创新创业就业指导	医药卫生类各专业
35	医护英语	医药卫生类各专业

数字资源编写名单

主　编　**范国正**　**雷献文**

副主编　**杨艳芳**　**郭丽君**　**赵晓芳**　**徐　歆**

编　者（以姓氏笔画为序）

王　艳（河套学院）
王臻鑫（永州职业技术学院）
李忠婷（贵州护理职业技术学院）
杨艳芳（红河卫生职业学院）
杨丽萍（昆明卫生职业学院）
吴　枫（吉林大学通化医药学院）
吴华平（江苏医药职业学院）
张　丹（娄底职业技术学院）
范国正（娄底职业技术学院）
赵晓芳（铜仁职业技术学院）
祝　蓉（昭通卫生职业学院）
徐　歆（潍坊护理职业学院）
郭丽君（湖北中医药高等专科学校）
曹玲玲（淮南联合大学）
梁丽萍（毕节医学高等专科学校）
董　丛（泰山护理职业学院）
董　晓（邢台医学高等专科学校）
曾祥悦（唐山职业技术学院）
雷献文（商洛职业技术学院）

前　言

本教材是人民卫生出版社出版的高等卫生职业教育护理、助产专业“十三五”创新规划教材之一。

为适应新时代高职高专教学改革的需要，以企业需求为导向，以职业技能培养为根本，充分吸收国内外优秀教材的优点，结合护理教育的教学现状，本教材突出体现基本理论、基本知识、基本技能，同时突出思想性、科学性、先进性、启发性、适用性，力求符合高职高专护理、助产专业的培养目标和要求，适应眼耳鼻咽喉口腔学科的发展，满足和实现学生的发展需要。

在内容安排上，本教材充分体现适用性和够用性原则，尽可能选取最新、最实用的技术，并依照学生接受知识的一般规律，每章按照知识目标、技能目标、职业道德与素养目标三个层次设置学习目标，便于学生对知识点的掌握和复习。教材共分为四部分九章，第一、二、三章为眼科护理，第四、五、六章为耳鼻咽喉科护理，第七、八、九章为口腔科护理，最后为实训指导。眼耳鼻咽喉口腔科解剖生理为护理的重要基础，并且在基础课程中较少涉及，故在各科内容中首先介绍相关的应用解剖生理。为了体现眼耳鼻咽喉口腔科学的特殊性，同时兼顾护理学的完整性与系统性，均设有护理概述一章，编写了各科疾病的特征、护理评估、护理诊断、护理管理等。在各科病人护理的章节中，以护理程序为基本框架，体现医学模式、护理模式的转变，注重整体护理理念，以人为本，突出体现护患结合、医护结合、防治结合的思想。

在教材形式上，充分发挥富媒体的优势，利用网络等技术手段实现立体化的资源共享，将纸质教材与数字内容和服务紧密融合，为教材配有以二维码形式出现的 PPT、自测题、彩图及网络增值服务内容，实现教师和学生在更大范围内的教与学互动，及时解决教学过程中遇到的问题。为了激发学生的学习兴趣，启发学生的临床思维，拓展学生的知识面，本教材设置了“案例导学与思考”，增设了“知识拓展”模块。

在编写过程中，各编者态度积极、认真负责，期间得到了同行专家给予的热情指导、帮助和修改。编写秘书张丹老师为本教材编写的组织、材料的收集和校阅付出了辛勤劳动。各编者单位为本教材出版提供了大力支持。在此，一并表示衷心的感谢！

由于水平和时间所限，教材中必然存在缺点和不足，敬请广大师生、同行批评和指正，以便修订和完善。

范国正　雷献文

2019 年 1 月

目　录

第一章
眼的应用解剖及生理

学习目标

1. 掌握眼球壁的分层及各结构的解剖特点。
2. 熟悉眼内容物、眼附属器的解剖生理特征及房水循环途径。
3. 了解视路的组成、眼部的神经支配及血液供应。
4. 能熟练在解剖模型上指出和描述眼各部位的解剖结构特点。
5. 自觉尊重和服务护理对象，具有良好的职业素养。

案例导学与思考

案例导学：

某女婴，9月龄，天生有一双又大又黑、水汪汪的眼睛，活泼可爱。近来父母发现宝宝有畏光、流泪、夜间爱哭闹现象。起初，父母以为是眼部有炎症，给她滴用眼药水，但症状一直未见缓解，又发现女儿的"黑眼仁"有些浑浊，故急来医院。

思考：

1. 正确讲出可直接看到的眼部结构名称。
2. 对照此宝宝的角膜、眼球、瞳孔，找出与正常儿童和成年人的区别。

眼为视觉器官，由眼球、视路和眼附属器三部分组成。眼球接受外界信息，经视路向视皮质传递信息，完成视觉功能；眼附属器对眼球起保护和运动作用。人通过感觉器官从外界获得的信息中，大约 90% 是由眼来完成。

第一节　眼球的应用解剖及生理

眼球（eye ball）近似球形，正常眼球的前后径出生时平均约 16mm，3 岁时达 23mm，成人时为 24mm，水平径平均为 23.5mm，垂直径较水平径略短，平均为 23mm。

眼球位于眼眶前部的筋膜内，其周围与眶壁之间充满眶脂肪组织，使其免受震动；眼球向前平视时，一般突出于外侧眶缘 12~14mm，两眼球突出度相差通常不超过 2mm。

眼球由眼球壁和眼球内容物构成（图 1-1-1）。

一、眼球壁

眼球壁可分为三层：外层为纤维膜，中层为葡萄膜，内层为视网膜。

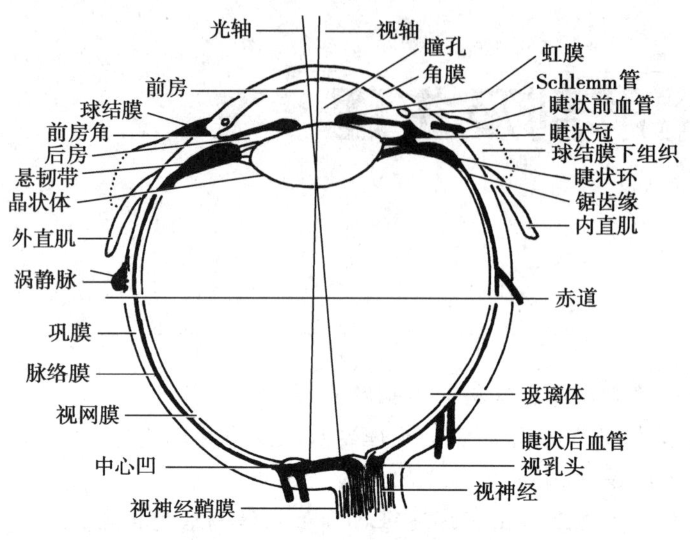

图 1-1-1　眼球水平切面示意图

（一）外层

外层主要由坚韧致密的纤维组织构成，故称纤维膜。它的前 1/6 为透明的角膜，后 5/6 为瓷白色的巩膜，两者移行处为角巩膜缘，主要起保护眼内组织和维持眼球形状的作用，角膜还有透光和屈光作用。

1. 角膜（cornea）　眼球前部略向前凸的透明横椭圆形组织，成人角膜横径 11.5~12mm，垂直径 10.5~11mm，中央厚度为 0.5mm，周边约为 1mm。角膜的曲率半径，前表面约 7.8mm，后表面约 6.8mm。

角膜组织学上从前向后分为五层（图 1-1-2）：①上皮细胞层：由 5~6 层上皮细胞组成，无角化，再生能力很强，损伤修复快且不留瘢痕。②前弹力层：为一层菲薄透明膜，损伤后不能再生。③基质层：占角膜厚度的 90%，由 100~200 条排列整齐的胶原纤维薄板构成，损伤后不能再生，形成瘢痕。④后弹力层：为坚韧且有弹性的透明膜，对化学物质和细菌毒素有一定抵抗力，损伤后可迅速再生。⑤内皮细胞层：为一单细胞层，具有角膜 - 房水屏障功能，损伤后不能再生，靠邻近细胞扩张和移行的方式来修复填补。

角膜组织的生理特点：①角膜质地透明，是屈光系统的重要组成部分，相当于 48D 的凸透镜，约占眼球的总屈光力的 3/4。②角膜本身无血管，营养主要由角膜缘血管网和房水供给。代谢所需的氧气，主要来自空气。③角膜含有丰富的感觉神经末梢，感觉十分敏锐，对微小刺激即产生明显反应。④代谢缓慢：由于角膜无血管，在病理情况下，修复过程较为缓慢。⑤弯曲度规则，每部分屈光力基本相等，进入眼内光线屈折后，聚焦在视网膜上形成清晰物像。

2. 巩膜（sclera）　由致密而相互交错的胶原纤维组成，瓷白色，不透明，质地坚韧。巩膜后部视神经纤维穿通处称巩膜筛板。巩膜厚度各处不同，眼外肌附着处最薄（0.3mm），视神经周围及角巩膜缘处最厚（1.0mm）。

3. 角巩膜缘（limbus）　角膜和巩膜移行区形成的环带，宽约 1mm。角巩膜缘是十分重要的解剖部位，是内眼手术切口的标志部位，其深部有小梁网和施莱姆管（Schlemm），小梁网为弹力纤维构成的网状结构，施莱姆管是围绕前房角一周的房水排出的主要管道，又称为巩膜静脉窦。该处结构薄弱，眼球顿挫伤时，易发生破裂。结膜及巩膜的血管在角巩膜缘形成血管网，供应角膜营养，此处血管充血称睫状充血。

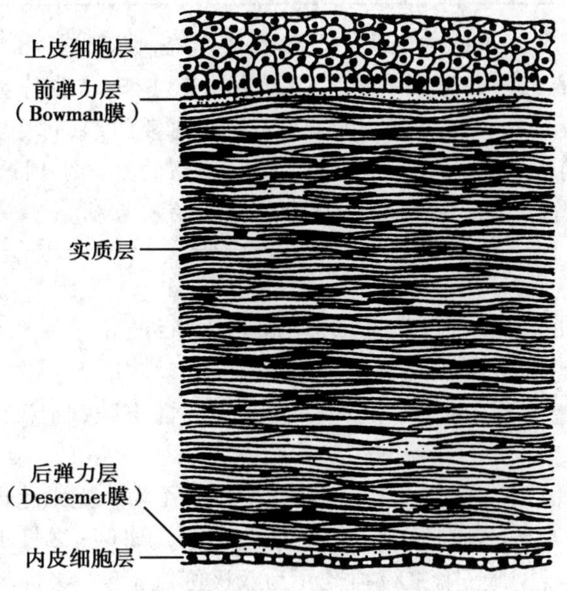

图 1-1-2　角膜横切面示意图

（二）中层

中层为葡萄膜（uvea），富含色素和血管，故又称色素膜和血管膜，由前向后分为虹膜、睫状体、脉络膜三部分，起营养眼内组织和遮蔽瞳孔区以外光线的作用。

1. 虹膜（iris）　为圆盘状膜，位于角膜后面、晶状体前面，其中央有一直径 2.5~4mm 大小的圆孔，称瞳孔。虹膜颜色因种族不同而异，我国人多呈棕褐色。虹膜内有呈环形排列的瞳孔括约肌（受副交感神经支配）和呈放射状排列的瞳孔开大肌（受交感神经支配），均为平滑肌，功能上相互拮抗而又协调，能控制瞳孔的缩小和开大，以调节进入眼内的光线，保证视觉的清晰。光照下瞳孔缩小，称为瞳孔对光反应。当注视近物体时，瞳孔也缩小，同时发生调节和辐辏，称为视近反射。瞳孔大小还与年龄、神经精神状态等有关，幼儿、老年人瞳孔比成年人小。交感神经兴奋时瞳孔散大。

2. 睫状体（ciliary body）　紧接虹膜之后，后续脉络膜，内侧以悬韧带与晶状体赤道部相连。睫状体前 1/3 较肥厚称睫状冠，内表面有许多突起，称睫状突，其上皮细胞可分泌房水；后 2/3 薄而扁平称睫状环或平坦部。睫状体内有睫状肌，睫状肌收缩与舒张可以松弛或拉紧悬韧带，从而调节晶状体厚度，以增加或减弱其屈光力，有利于人们观察远近不同距离的物体。

3. 脉络膜（choroid）　前面接睫状体，从锯齿缘起，后至视神经盘周围，介于视网膜和巩膜之间，有丰富的血管和色素，主要有营养视网膜和遮光作用。脉络膜血液主要来自睫状后短动脉，血管多，血容量大，约占眼球血液总量的 65%，为视网膜外层和黄斑区提供血液。脉络膜无感觉神经，故炎症时不引起疼痛。

知识拓展

虹膜识别技术

虹膜识别技术是当前应用最方便、最精确、最具有发展前途的人体生物识别技术之一，未来将会广泛应用于安防、国防、电子商务以及其他有高度保密需求的多种领域。虹膜的形成由遗传基因决定，人体基因表达决定了虹膜的形态、生理、颜色和总的外观。虹膜包含有很多相互交错的斑点、细丝、冠状、条纹、隐窝等细节特征，这些特征决定了虹膜特征的唯一性。另一方面，虹膜是外部可见的，但同时又属于内部组织，位于角膜后面，要改变虹膜外观，需要非常精细的外科手术，而且要冒着视力损伤的危险。因此，虹膜的高度独特性、稳定性及不可更改的特点，是虹膜可用作身份鉴别的物质基础。

（三）内层

内层为视网膜（retina），是一层透明薄膜，起于锯齿缘，止于视盘周围，紧贴在脉络膜内面，是眼的感光部分。从胚胎发育来源，可分两层：外层为色素上皮层，内层为视网膜神经感觉层，此两层之间存在着潜在性空隙，临床上视网膜脱离即由此处分离。

图片：脉络膜

视网膜神经感觉层由三级神经元组成，第一级神经元为感光细胞即光感受器，分视锥细胞和视杆细胞两种。视锥细胞感强光和色觉，主要集中于黄斑区；视杆细胞感弱光和无色视觉，分布于黄斑以外的周边视网膜；第二级神经元为双极细胞；第三级神经元为神经节细胞；双极细胞和节细胞主要起传导作用。

视网膜后极部有一中央无血管的凹陷区，称为黄斑（maculalutea），其中央有一小凹，称黄斑中心凹，是视锥细胞密集处，故此处是视网膜视力最敏锐的部位，中心凹处可见反光点，称中心凹反射。距黄斑鼻侧约 3mm 处，有一大小约为 1.5mm × 1.75mm、境界清楚的橙红色略呈竖椭圆形的盘状结构，称视乳头（optic papillae），又称视盘，视网膜节细胞的轴突汇集成视神经，向视觉中枢传递穿出眼球的部位。视盘中央呈漏斗状，称视杯（optic cup）或杯凹，此处无感光细胞，故不能感光，在正常视野中形成生理盲点。

图片：视网膜

二、眼内容物

眼内容物包括房水、晶状体、玻璃体三种透明物质，与角膜一起构成眼的屈光间质或屈光系统。

（一）房水

房水（aqueous humor）为透明液体，充满前房和后房，全量为 0.25~0.3ml，其主要成分为水，尚有少量的氯化物、蛋白质、维生素 C、尿素及无机盐等，呈弱碱性。房水具有营养角膜、晶状体、玻璃体和维持眼内压的功能。

房水的循环途径是：由睫状体的睫状突上皮细胞产生进入后房，经瞳孔到前房，再从前房角小梁网入施莱姆管、集合管和房水静脉，最后通过睫状前静脉回到血液循环（图 1-1-3）。房水不断产生，不断排出，处于动态循环中。如果房水生成过多或排出障碍，可引起眼压升高，导致青光眼。

（二）晶状体

晶状体（lens）形如双面凸透镜，富有弹性，透明无血管，位于虹膜与玻璃体之间，通过晶状体悬韧带与睫状体联系固定。晶状体具有屈光作用，屈光指数为 1.4371，屈光力 17.35D。因富有弹性，与睫状肌共同完成眼的调节作用。此外，晶状体还可滤去部分紫外线，对视网膜有保护作用。

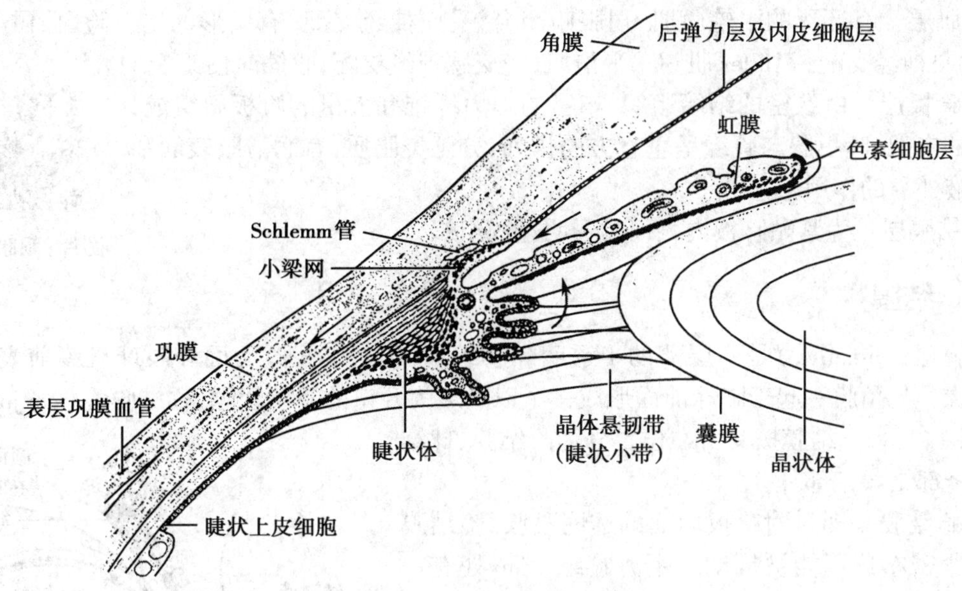

图 1-1-3　房水循环途径示意图

晶状体由晶状体囊膜和晶状体纤维组成，晶状体纤维不断生成，并将旧的纤维挤向中心，逐渐硬化而形成晶状体核，晶状体核外较新的纤维称为晶状体皮质，随年龄增大，晶体核增大变硬，晶状体弹性减退导致调节力下降，临床表现为老视。晶状体无血管，营养来自房水，当晶状体囊受损或房水代谢变化时，晶状体将发生浑浊而形成白内障。

图片：晶状体

（三）玻璃体

玻璃体（vitreous body）为无色透明的胶质体，无血管及神经，主要成分为水，占 99%，含有微量胶原纤维、蛋白质及酸性黏多糖等物质，充满于玻璃体腔内。其屈光指数为 1.3349，体积为 4.5ml。其作用除有屈光功能外，主要维持眼球形态和支撑视网膜等作用。随年龄增加，玻璃体内黏多糖解聚，可呈凝缩和液化状态，临床表现为可见漂浮物（俗称飞蚊症）。

第二节　眼附属器的应用解剖及生理

眼附属器包括眼睑、结膜、泪器、眼外肌和眼眶，对眼球起到保护、支持、协调运动等作用。

一、眼睑

眼睑（eye lids）位于眼眶前部，覆盖于眼球表面，分上睑和下睑，其游离缘称睑缘，有睫毛、皮脂腺、汗腺和睑板腺开口。上、下睑缘的内侧各有一小孔，称泪点。上、下睑缘间的裂隙称睑裂，其内、外端称为内眦和外眦。正常平视时，睑裂高度为 8mm。眼睑的主要功能保护眼球免受损伤和保持角膜光泽，清洁结膜囊灰尘及细菌。

眼睑组织由外向内分五层：

1. 皮肤层　是人体最薄的皮肤之一，易形成皱褶，利于眼睑的开闭运动。
2. 皮下组织层　为疏松结缔组织和少量脂肪，容易发生水肿和淤血。

3. 肌层　有环形的眼轮匝肌，司眼睑闭合，受面神经支配；有扇形的提上睑肌，司上睑提起，受动眼神经支配；Müller 肌为一平滑肌，受交感神经支配，收缩时使睑裂增大。

4. 睑板层　由致密的结缔组织、丰富的弹力纤维和大量的睑板腺组成，为眼睑的支架，睑板腺与睑缘呈垂直方向排列，分泌类脂质，有润滑眼表面和防止泪液外溢的作用。

图片：眼睑外观

5. 结膜层　为紧贴睑板内表面的透明黏膜组织。

二、结膜

结膜（conjunctiva）是一层薄的半透明黏膜组织，覆盖于眼睑后面和眼球巩膜前表面，止于角膜缘。与角膜一起于眼球前面形成一个以睑裂为开口的囊状间隙，称结膜囊（conjunctival sac）（图 1-2-1）。结膜按其所在位置分为睑结膜、球结膜和穹隆部结膜三部分。

1. 睑结膜　即衬附睑板内面的透明黏膜，睑结膜与睑板紧密粘连不能被推动。距离睑缘 2mm 处有一浅沟与睑缘平行，称上睑下沟，异物易存留此处。

2. 球结膜　覆盖在巩膜前表面为球结膜，球结膜组织疏松，可被推动，有利于眼球运动。近穹隆部的球结膜是临床上结膜下注射药物的常用部位。

3. 穹隆部结膜　睑、球结膜两者的移行部分为穹隆部结膜，此处结膜组织疏松，多皱褶，便于眼球活动。

结膜分泌腺有：杯状细胞，分泌黏液湿润眼球表面；副泪腺，分泌泪液。结膜血管来自眼睑动脉弓及睫状前动脉。结膜的感觉受三叉神经支配。

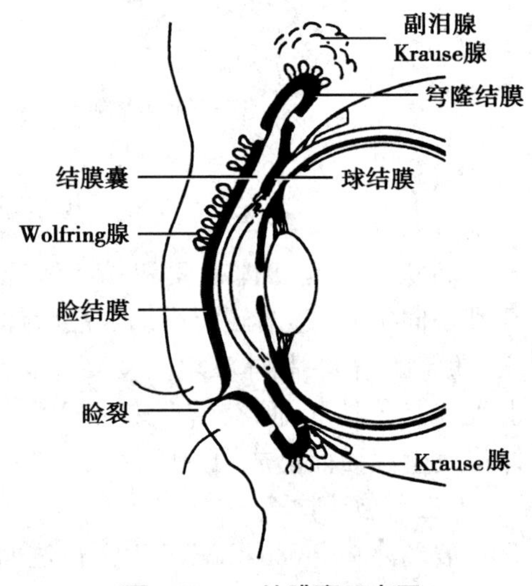

图 1-2-1　结膜囊示意图

三、泪器

泪器（lacrimal apparatus）包括分泌泪液的泪腺和排泄泪液的泪道两部分（图 1-2-2）。

（一）泪腺

泪腺位于眼眶外上方的泪腺窝内，被提上睑肌腱膜分隔为眶部泪腺和睑部泪腺。泪腺的排出管 10~12 根，开口于眼眶外上方穹隆部结膜。泪腺分泌浆液性泪液，为弱碱性透明液体，其中约 98.2% 为水。此外，除含少量无机盐和蛋白外，尚含有溶菌酶、免疫球蛋白 A（IgA）、补体系统、β- 溶素及乳铁蛋白。故泪液具有湿润、清洁、杀菌和营养角膜的作用。此外，当眼部遭到外来有害物质刺激时，泪腺反射性地分泌大量泪液，以冲洗和稀释有害物质。

泪液的分泌由面神经的副交感神经纤维支配。正常清醒状态下分泌泪液 0.5~0.6ml。在睡眠状态下，泪腺分泌基本停止。在炎症和异物刺激、情绪改变时，泪液分泌可以大量增加。

（二）泪道

泪道（lacrimal passages）是泪液的排出通道，泪道由上、下泪点，上、下泪小管，泪囊和鼻泪管组成。

1. 泪点　为泪液引流的起点，位于上、下睑缘内侧的乳头状突起，直径 0.2~0.3mm，贴附于眼球表面。

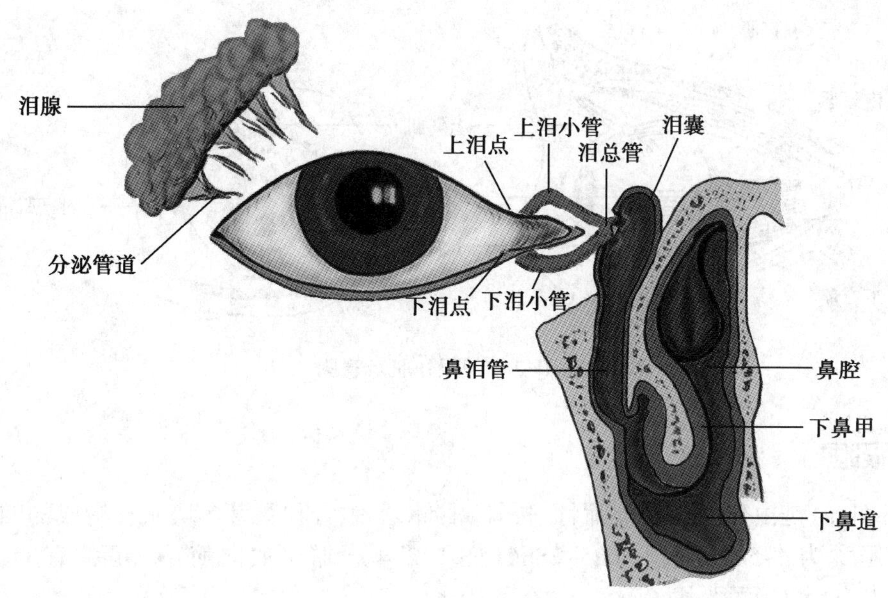

图 1-2-2 泪器示意图

2. 泪小管　起于泪点，首先垂直于睑缘 1~2mm，然后转为水平向鼻侧方向前进 6~8mm，到达泪囊。上、下泪小管多先汇合成泪总管之后进入泪囊，也可以直接进入泪囊。

3. 泪囊　位于眼眶的泪囊窝内，长约 12mm，上方为盲管，下方与鼻泪管相连接。

4. 鼻泪管　位于骨性鼻泪管内，开口于下鼻道，全长约为 18mm，鼻泪管下端开口处有一半月形瓣膜，如出生后仍未破裂，可引起新生儿泪囊炎。

泪腺所分泌的泪液，由排泄管排出到结膜囊，在角膜表面形成泪膜。泪液在角膜表面蒸发，多余泪液经泪道排出，流入下鼻道。如泪道阻塞，可引起溢泪；若泪液分泌不足，则会导致干眼症。

知识拓展

泪膜的主要生理功能

正常情况下泪液为等渗，泪液在角膜表面形成一约 7~10μm 的薄层膜，即泪膜，其功能如下：①覆盖和填补角膜表面，使角膜面为一个光滑的光学界面；②湿润并保护角膜和结膜上皮；③通过机械冲洗和抗菌作用抑制微生物的生长；④提供角膜必需的营养物质。

四、眼外肌

眼外肌（extraocular muscles）是司眼球转动的肌肉，每眼附有内、外、上、下四条直肌和上、下两条斜肌（图 1-2-3）。4 条直肌均起于眶尖部视神经周围的总腱环，止于巩膜表面。上斜肌起自总腱环，穿过滑车附着于眼球的外上巩膜上；下斜肌起自眼眶下壁前内侧，附着于赤道后下方的巩膜上。由于各肌肉相互配合及协调一致，使两眼灵活运动，同时集中到同一个目标，从而实现双眼单视功能。如果眼外肌功能不协调，眼球位置就会偏斜，称为斜视。

除外直肌受展神经支配、上斜肌受滑车神经支配外，其余眼外肌皆受动眼神经支配。各肌的血液供应均由眼动脉的肌支供给。

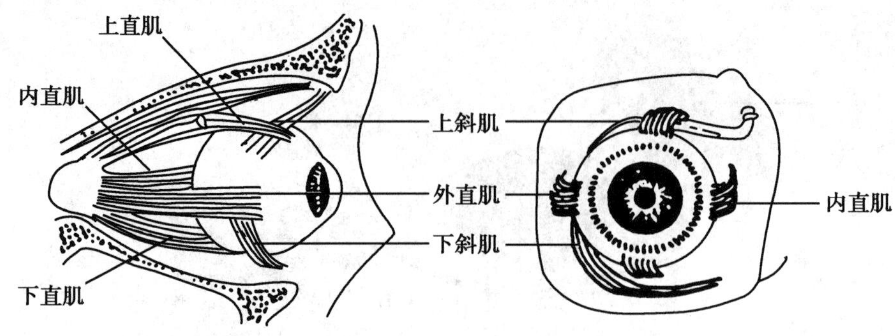

图 1-2-3　眼外肌示意图

五、眼眶

眼眶（orbit）是由额骨、蝶骨、筛骨、腭骨、泪骨、上颌骨和颧骨 7 块颅骨构成的四边锥形骨窝，成人眼眶深为 4~5cm，容积为 25~28ml（图 1-2-4）。眼眶底向前、尖朝后，有上、下、内、外四壁，眼眶内有一孔、两裂、两窝：

"一孔"即视神经孔，位于眶尖部，内有视神经、眼动脉、交感神经通过，向后与颅中窝相通。

"两裂"即眶上裂与眶下裂，均有眼的神经和血管通过，此处受损可累及通过的神经血管，出现相应的临床表现。

"两窝"即泪腺窝与泪囊窝，前者位于眼眶外上方额骨颧突稍后的浅凹内；后者位于眶内侧壁的前方由上颌骨额突与泪骨形成的卵圆形骨窝。

在眶内除有眼球、眼外肌、泪腺、血管、神经和筋膜外，其间还充满脂肪组织，起软垫样保护作用，眶内无淋巴结。

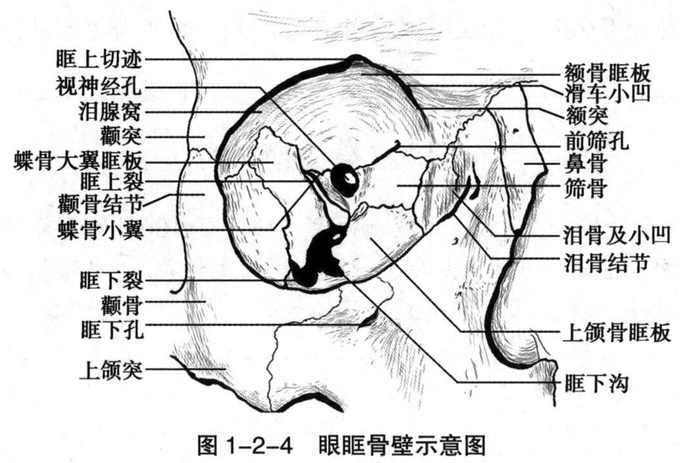

图 1-2-4　眼眶骨壁示意图

第三节　眼的血管、神经与视路

一、眼的血管

眼的血液供应主要来自颈内动脉系统分支的眼动脉，眼的静脉系统经眼上、下静脉汇入海绵窦，最后流入颈内静脉（图 1-3-1）。

（一）动脉

眼的血液供应来自颈外和颈内动脉系统。颈内动脉从颅腔内刚出海绵窦处分出眼动脉经视神经孔到达眶内，眼动脉是眼眶及内容物最主要的血液供应，是颈内动脉主要分支，也是交通颅内外血管的重要通道。眼动脉进入眼眶后主要分支有视网膜中央血管系统和睫状血管系统。

1. 视网膜中央动脉（central retinal artery，CRA）　为眼动脉眶内段的分支，在眼球后 9~12mm 处穿入视神经中央，再经视神经盘穿出，分为鼻上、鼻下、颞上、颞下 4 支，走行于视网膜神经纤维层内，逐级分支达周边部，营养视网膜内层组织。

2. 睫状动脉　按照部位和走行分为睫状后短动脉、睫状后长动脉、睫状前动脉。

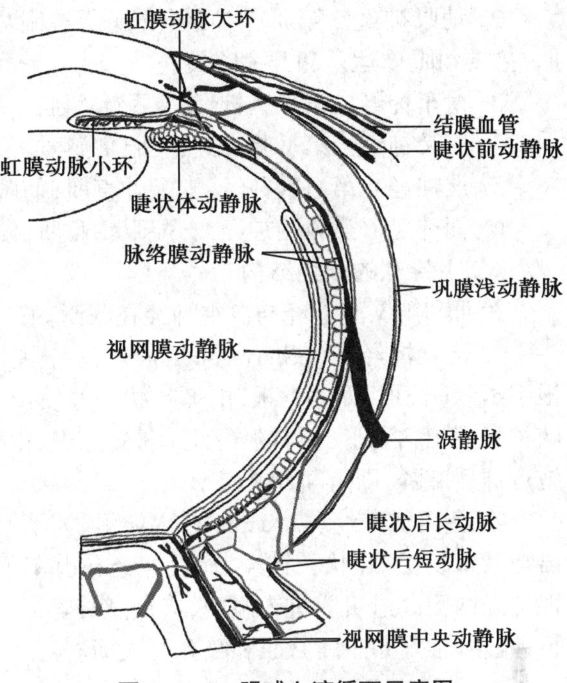

图 1-3-1　眼球血液循环示意图

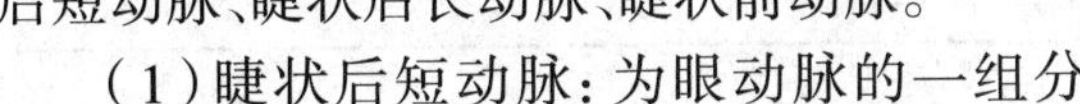
（1）睫状后短动脉：为眼动脉的一组分支，分鼻侧和颞侧两主干，在视神经周围穿入巩膜前分为约 20 支，进入脉络膜内再逐级分支直至毛细血管，呈小叶分布，营养脉络膜及视网膜外 5 层。

（2）睫状后长动脉：由眼动脉分出 2 支，在视神经周围稍远处，斜穿巩膜进入脉络膜上腔，前行达睫状体后部，开始发出分支。主要营养虹膜、睫状体、前部脉络膜。

（3）睫状前动脉：是由眼动脉分支肌动脉而来，在肌腱止端处发出的分支，走行于表层巩膜与巩膜实质内，前行至角膜缘组成角膜缘血管网，供应角膜缘营养。部分分支穿过巩膜到睫状体，参与动脉大环的组成，供应虹膜睫状体营养。在穿入巩膜前还分出结膜前动脉，营养前部结膜。

（二）静脉

1. 视网膜中央静脉　与同名动脉伴行，经眼上静脉或直接回流到海绵窦。

2. 涡静脉　位于眼球赤道部后方，共 4~6 条，汇集脉络膜及部分虹膜睫状体的血液，在直肌之间距角膜缘 14~25mm 处，斜穿出巩膜，经眼上静脉、眼下静脉回流到海绵窦。

3. 睫状前静脉　收集虹膜、睫状体的血液。上半部静脉血流入眼上静脉，下半部血流入眼下静脉，大部分经眶上裂注入海绵窦，一部分经眶下裂注入面静脉及翼静脉丛，进入颈外静脉。

眼部静脉都有丰富的血管吻合，并且缺乏静脉瓣，血液可以互相流通。鼻、唇的疖肿或颌面部炎症可迅速扩散到眶内或颅内，引起严重并发症，故应禁忌挤压。

二、眼的神经

（一）与眼相关的 6 对脑神经

眼部的神经支配丰富，与眼相关的脑神经共有 6 对。

1. 视神经　第Ⅱ脑神经，传导视觉。

2. 动眼神经　第Ⅲ脑神经，支配所有眼内肌、上睑提肌和除外直肌、上斜肌以外的眼外肌，主要司眼球运动和开大睑裂。

3. 滑车神经　第Ⅳ脑神经，支配上斜肌，使眼球内旋、下转、外转。

4. 三叉神经　第Ⅴ脑神经，司眼部感觉。

5. 展神经　第Ⅵ脑神经，支配外直肌，使眼球外转。

6. 面神经　第Ⅶ脑神经，支配眼轮匝肌，使眼睑闭合。

（二）特殊的神经结构

第Ⅲ和第Ⅴ脑神经与自主神经在眼眶内还形成特殊的神经结构。

1. 睫状神经节（ciliary ganglion）　位于视神经外侧，总腱环前10mm处。节前纤维由三个根组成：①长根，即感觉根，由鼻睫状神经发出，司眼球的一般感觉；②短根，为运动根，由第Ⅲ脑神经发出，含副交感神经纤维；③交感根，由颈内动脉丛发出，支配眼血管的舒缩，眼内手术施行球后麻醉，即阻断此神经节。

2. 鼻睫状神经（nasociliary nerve）　为第Ⅴ脑神经眼支的分支，司眼部感觉。在眶内又分出睫状节长根、睫状长神经、筛后神经和滑车下神经等。睫状长神经在眼球后分2支，分别在视神经两侧穿过巩膜进入眼内，有交感神经纤维加入，行走于脉络膜上腔，司角膜感觉，其中交感神经纤维分布于睫状肌和瞳孔开大肌。

知识拓展

与睫状神经节相关的疾病

睫状神经痛（cluster headache，CH）以往又称组织胺性头痛、丛集性头痛、蝶腭神经痛、偏头痛性神经痛、Horton综合征，是一种多见于中年男性的、周期性丛集性发作的、部位固定于一侧眼眶及其周围的头痛。男女之比为6.2∶1，男性明显高于女性，发病年龄高峰男性为25~44岁，女性40~59岁，儿童少见。发作多在晚间，初感一侧眼及眼眶周围胀感或压迫感，数分钟后迅速发展为剧烈胀痛或钻痛，并向同侧额颞部和顶枕部扩散，同时伴有疼痛侧球结膜充血、流泪、流涕、出汗、眼睑轻度水肿，少有呕吐。病因不明，传统的观点认为CH与血管功能障碍有关。

三、视路

视路（visual pathway）是视觉信息从视网膜光感受器到大脑枕叶视中枢的传导路径，临床上通常指从视神经开始，经视交叉、视束、外侧膝状体、视放射至大脑枕叶的神经传导路径（图1-3-2）。

1. 视神经　是中枢神经系统的一部分，从视盘起全长约42~50mm。按其部位划分为眼内段、眶内段、管内段及颅内段四部分。

2. 视交叉　位于蝶鞍的上方，脑下垂体的上面。两眼视神经纤维在该处进行部分交叉，即来自视网膜鼻侧的纤维在此处交叉到对侧，来自双眼视网膜颞侧的纤维在此处不交叉。

3. 视束　由视交叉向后延伸到外侧膝状体的神经束，包含来自同侧视网膜颞侧不交叉神经纤维及来自对侧视网膜鼻侧交叉的神经纤维。

4. 外侧膝状体　位于大脑脚的外侧，视丘枕的下外面；收容大部分来自视束的纤维，发出视放射纤维。

5. 视放射　由外侧膝状体发出的纤维，行于内囊后角和豆状核的后下方，然后呈扇形分开，绕过侧脑室下角前端，再向后达视皮质。

6. 视皮质　位于大脑枕叶皮质的距状裂上、下唇和枕叶纹状区，全部视觉纤维在此终止，是视觉的最高中枢。

视路中视觉纤维在各段排列不同，当神经系统某部位发生病变或损害时，则出现相应的视野变化。因此，视野的特征性改变对眼底疾病及颅内占位性病变的定位诊断具有十分重要的意义。

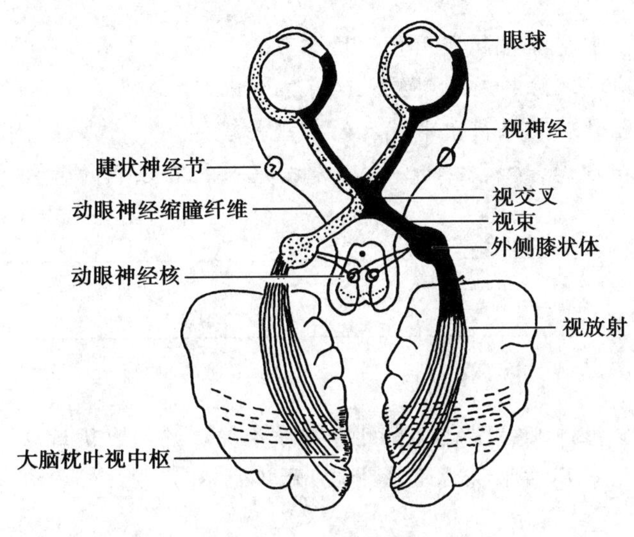

图 1-3-2　视路示意图

（徐　歆）

思考题

病人，男性，50 岁，左侧眼球内出现漂浮物 1 周。诊断为玻璃体剥离，未给予相应治疗。近日视力下降，左眼下方有一阴影，眼睛有闪光现象。既往打篮球时左眼曾有碰撞史。检查：眼睑、睫毛正常，未发现明显眼球外伤。右眼视力 0.8（矫正后），左眼视力 0.2（矫正后），角膜无异常。

请问：

1. 为明确诊断，病人需进一步做哪些检查？
2. 视网膜属于眼球壁的哪层？与外眼疾病比较有什么异同？
3. 解释视网膜脱离概念，该病人在生活中应注意哪些事项？

自测题

第二章
眼科病人护理概述

学习目标

1. 掌握眼科病人常见症状和常用护理检查。
2. 熟悉眼科常用护理诊断及眼科病人的基本特征。
3. 了解眼科护理管理及眼科手术病人的常规护理。
4. 具有现代护理理念，珍视生命，关心、爱护病人。有强烈的责任感和同情心，主动服务病患的职业素养。

案例导学与思考

案例导学：

病人，女性，64岁，因双眼视物模糊、视力下降入院。病人自诉近2个月双眼视物模糊、视物时眼前有黑影，近一周右眼视力下降明显，无其他不适。

思考：

1. 对病人进行视力检查时要注意哪些事项？
2. 对该病人的护理评估要点有哪些？

第一节　眼科病人的护理评估

眼科病人的护理评估是有计划、系统地收集病人资料，并对收集到的资料信息进行分析与判断，为开展护理活动提供依据。护理评估是整个护理程序的基础，也是护理程序的关键步骤，为病人的健康状态建立基础资料，是正确列出护理诊断的前提。

一、眼科病人的基本特征

眼科护理工作的主要对象是眼科病人，所以护理工作必须从整体上了解和理解病人。眼科病人具有以下基本特征：

1. 局部症状、体征突出　当眼发生病变时，由于眼的结构精细、功能特殊，病人局部的症状、体征均很突出，如眼红、眼痛、视功能障碍、分泌物、眼睑肿胀、角膜浑浊、眼底病变等，可以直接或借助仪器观察，明确病变。正因如此，病人的护理诊断及目标比较容易确定。

2. 心理症状明显　眼是人体重要的感觉器官，帮助人类在复杂的环境中获取各种信息。眼发生病变对人的工作、生活影响很大，故病人多有明显的心理表现。同时，心理因素有时又影响着某些眼疾病的发生、发展及转归。例如，情绪激动可诱发急性闭角型青光眼的发作，而发作时的剧烈眼痛又会引起病人焦虑、烦躁、失眠等心理失衡；视功能丧失可使病人产生绝望、悲观心理，激发情绪波动。

3. 眼部疾病可与全身其他系统病症相关联　眼与全身多器官关系密切，某些全身疾病可在眼部引起特定的反应或并发症。例如，风湿性关节炎可引起虹膜睫状体炎，高血压及动脉硬化可引起视网膜血管病变。同时，眼部疾病也可影响到全身其他组织，如急性闭角型青光眼可引起剧烈头痛、恶心、呕吐等全身症状。

二、健康史

1. 既往病史　主要指与眼部疾病相关联的一些病史。许多眼病常是全身疾病的局部表现，所以充分了解眼病和全身的既往史有助于对眼病的诊断和治疗。如糖尿病可引起视网膜病变、白内障，高血压及动脉硬化易引起眼底出血，颅内占位性病变可引起视盘水肿和视神经萎缩等。眼病也可由其他眼部疾病继发引起，如高度近视眼可并发孔源性视网膜脱离，虹膜睫状体炎可并发白内障、继发性青光眼，眼球穿孔伤后健眼可能发生交感性眼炎等。

2. 个人史　主要是注意记录与眼病有关的特殊嗜好、职业、生活、工作环境等。例如，长期接触三硝基甲苯者受红外线照射过多可导致白内障的发生，接触紫外线者可发生电光性眼炎，高度近视过度用眼导致玻璃体液化变性、视网膜脱离等。

3. 家族遗传史　遗传性的眼病在临床中也比较常见，所以应注意家庭成员中类似病人的发生情况，如高度近视、视网膜母细胞瘤、视网膜色素变性、先天性色觉障碍等。

4. 发病诱因　许多因素可诱发眼病，如情绪激动、暗室停留时间过长等可诱发急性闭角型青光眼的发作，剧烈咳嗽、便秘可诱发球结膜下出血等。

三、身心状况

（一）主要症状、体征

1. 视力障碍　一般指中心视力而言，轻则视力减退，重者视力丧失。不同类型的眼病引起视力障碍的特点不同，应了解其发展速度、程度及伴随症状，认真、准确做好监测工作，并评估病人的生活自理能力及安全需要。如视网膜中央动脉阻塞、急性球后视神经炎、急性闭角型青光眼、脑外伤所致视力障碍等发展速度较快，白内障、屈光不正、玻璃体浑浊等眼部疾病发展速度较慢。

2. 视野缺损　视野是指眼向前方固视时所能看到的空间范围。视野向心性缩小常见于青光眼晚期、视网膜及视神经疾病；视野偏盲多见于视路疾病。

3. 视物变形　视物变小或变大、直线变弯、物像失真。常见于眼底黄斑病变、视网膜脱离、视网膜脉络膜肿瘤、角膜不规则散光等。

4. 夜盲　指夜视力或暗视力不佳，根据病因可分为先天性和后天性。先天性夜盲多见于原发性视网膜色素变性、视杆细胞发育不良等；后天性夜盲多见于维生素 A 缺乏症、肝病等。

5. 色觉障碍　其中最常见的是红绿色觉障碍，有先天性和后天性之分。先天性者多属于隐性遗传性疾病，后天性者多见于视网膜、视神经疾病。

6. 感觉异常　有眼痛、异物感、眼干涩、眼痒、畏光等。其中，眼痛多见于眼部炎症如睑腺炎、结膜炎、角膜炎等，也可见于青光眼、屈光不正、眼外伤等疾病。

7. 眼部分泌物　分泌物增多是感染性眼病重要的表现之一。分泌物的量和性状对临床诊断有重要意义。例如，大量的脓性分泌物见于淋球菌感染，水样或浆液性分泌物多见于病毒感染，淡绿色脓性分泌物见于铜绿假单胞菌感染，灰白色牙膏样分泌物见于真菌感染。

8. 流泪和溢泪　泪液分泌过多而溢出眼睑外称为流泪。常见于眼前部组织炎症、倒睫、异物、外伤、情感性刺激等因素。溢泪是泪液分泌正常，因泪道阻塞，排出受阻，泪液不能流入鼻腔而溢出眼睑之外的现象，如慢性泪囊炎。

9. 眼部充血　为眼科病人最常见体征之一，分为结膜充血、睫状充血和两者都存在的混合性充血。结膜充血与睫状充血的区别详见表2-1-1。

表2-1-1　结膜充血和睫状充血的鉴别

	结膜充血	睫状充血
血管	为结膜后动脉充血，血管呈网状交错，轮廓清楚	为睫状前动脉充血，血管呈放射状，轮廓模糊
部位	愈近穹隆处充血愈显著	愈近角膜缘充血愈显著
颜色	鲜红色，滴肾上腺素充血迅速消退	紫红色，滴肾上腺素充血消退缓慢
移动性	推动球结膜时，血管可随之移动	推动球结膜时，血管不随之移动
分泌性	多为黏液性或脓性	少或无
充血原因	结膜疾病	角膜炎、虹膜睫状体炎、青光眼

10. 角膜浑浊　可见于角膜水肿、角膜炎症和角膜瘢痕。角膜水肿呈雾状浑浊，由于眼压急剧升高所致。角膜瘢痕根据轻重程度可分为云翳、斑翳、白斑，对视力造成不同程度的影响。

11. 眼球突出　是指眼球突出度超出正常范围。正常眼球突出度在12~14mm，两眼差值不超过2mm。眼球突出可为眼病表现，也可为全身疾病的局部表现。除眶内本身病变外，常与内科、耳鼻喉科、神经外科、肿瘤科的疾病有密切关系。单侧眼球突出多见于眶蜂窝织炎、海绵窦栓塞、肿瘤，双侧眼球突出多见于甲状腺功能亢进等。

其他常见症状和体征还包括眼睑肿胀、眼压升高、前房变浅、晶状体浑浊、玻璃体积血、视力疲劳、眼前黑影、复视等。

（二）常见心理、社会因素

视功能的改变对病人的工作、学习和生活都有极大的影响，易导致焦虑、失眠、悲观、情绪低落、烦躁不安等心理反应，也可出现孤独、多疑、自卑等性格异常，所以护士应及时、准确地评估病人的心理状态，给予相应的心理疏导。社会关爱和支持可直接影响病人的心理及生活质量。此外，改善工作环境及劳动条件，加强用眼卫生宣教，对减少职业性眼病也很重要。

第二节　眼科常用检查及护理配合

一、眼部检查

（一）眼附属器检查

1. 眼睑检查　观察有无先天异常，如眼睑缺损、上睑下垂等；眼睑皮肤异常，如红、肿、热、痛、皮下气肿等；眼睑位置异常，如有无睑内外翻、睑缘及睫毛位置异常等。

2. 泪器检查　检查泪腺区有无肿块，泪点形态及位置是否异常，泪囊区有无红肿、压痛和瘘管，挤压泪囊时有无分泌物自泪点溢出，泪道是否狭窄及阻塞。

3. 结膜检查　观察结膜的颜色、光滑度、透明度，有无充血水肿、乳头增生、滤泡、瘢痕、溃疡等。

4. 眼球及眼眶检查　观察眼球的大小、形状、位置和眼球运动，有无眼球震颤。两侧眼眶是否对称，触诊眼眶有无肿物、压痛。

（二）眼球前段检查

常用带有聚光灯泡的手电筒或裂隙灯显微镜进行检查。

1. 巩膜检查　注意巩膜颜色，有无黄染、结节、充血和压痛。

2. 角膜检查　注意角膜的大小、透明度、表面光滑度、新生血管、弯曲度和知觉。

3. 前房检查　注意前房深浅，房水有无浑浊、积血、积脓、异物等。

4. 虹膜检查　注意虹膜颜色、纹理，有无新生血管、萎缩、结节、囊肿、粘连，有无虹膜根部离断、缺损、震颤和膨隆现象。

5. 瞳孔检查　注意瞳孔的大小、位置、形状，瞳孔直接对光反射、间接对光反射、近反射是否存在。

6. 晶状体检查　注意观察晶状体是否存在及其透明度和位置。

（三）眼球后段检查

一般在暗室通过直接或间接检眼镜检查。

1. 玻璃体　观察是否透明，有无浑浊，有无纤维增生、新生血管等。

2. 眼底检查　眼底检查是检查玻璃体、视网膜、脉络膜和视神经疾病的重要方法。许多全身性疾病如高血压病、肾病、糖尿病、妊娠毒血症、结节病、某些血液病、中枢神经系统疾病等均可发生眼底病变，有时甚至会成为病人就诊的主要原因。

（1）检查宜在暗室中进行，病人多取坐位，检查者坐位或立位均可。检查右眼时，检查者位于病人的右侧，用右手持镜，右眼观察；检查左眼时，则位于病人左侧，用左手持镜，左眼观察。

（2）先用彻照法检查眼的屈光间质是否浑浊。用手指将检眼镜盘拨到 +8~+10（黑色）屈光度处，距受检眼 10~20cm，将检眼镜光线射入受检眼的瞳孔。正常时呈橘红色反光，如角膜、房水、晶状体或玻璃体浑浊，则在橘红反光中见有黑影。此时令病人转动眼球，如黑影与眼球的转动方向一致，提示浑浊位于晶状体前方；如方向相反，则位于玻璃体；位置不动者浑浊在晶状体。

（3）检查眼底时，嘱病人向正前方直视，将镜盘拨回到“0”，同时将检眼镜移近到受检眼前约 2cm 处观察眼底。如检查者与病人都是正视眼，便可看到眼底的正像，看不清时，可拨动镜盘至看清为止。检查时先查视神经乳头，再按视网膜动静脉分支，分别检查各象限，最后检查黄斑部。检查视神经乳头时，光线自颞侧约 15° 处射入；检查黄斑时，嘱病人注视检眼镜光源；检查眼底周边部时，嘱病人向上、下、左、右各方向注视，转动眼球，或将检眼镜角度变动。

观察视神经乳头的形状、大小、色泽，边缘是否清晰。观察视网膜动、静脉，注意血管的粗细、行径、管壁反光、分支角度及动、静脉交叉处有无压迫或拱桥现象，正常动脉与静脉管径之比为 2∶3。观察黄斑部，注意其大小、中心凹反射是否存在，有无水肿、出血、渗出及色素紊乱等。观察视网膜，注意有无水肿、渗出、出血、剥离及新生血管等。

二、视功能检查

视功能检查包括形觉（视力和视野）、色觉和光觉等检查。

（一）视力检查

通常说视力是指中心视力。视力是指眼辨别最远或最小物体的形象位置的能力，又称视敏度，主要反映黄斑部中心凹的视功能。视力检查可分为远视力检查和近视力检查。世界卫生组织规定，将 1.0 的视力作为正常视力，双眼矫正视力均低于 0.3 为低视力，矫正视力低于 0.05 为盲。

1. 远视力检查　5m 或 5m 以外的视力称为远视力，常用对数远视力表或国际标准远视力表检查。

（1）检查要求：①检查距离为 5m 或在患眼前 2.5m 处放置一平面镜。② 1.0 行视标与被检眼等高。③视力表光线照明要充分。④检查前应向被检者说明正确观察视力表的方法。⑤两眼分别检查，先查右眼，后查左眼。查一眼时，须以遮眼板将另一眼完全遮住，但注意勿压迫眼球。

（2）检查方法：检查时，嘱被检者说出或用手势辨认 E 字缺口方向。用视杆指视标，让被检者先看清最大一行标记，如能辨认，则自上而下，由大至小，直至查出能清楚辨认的最小一行标记。1.0~1.5 行，即为正常视力。如估计病人视力尚佳，则不必由最大一行标记查起，可酌情由较小字行开始。

（3）记录方法

1）如果被检者能辨认“0.5”行，则记录视力为“0.5”。

2）如若对“0.5”行视标有 3 个能辨认，2 个不能辨认，则记录为 0.5^{-2}。如果“0.5”仅能辨认 2 个，则记录为 0.4^{+2}，依次类推。

3）配镜者应记录裸眼视力和矫正视力。

4）如被检者在 5m 距离外不能辨认出 0.1 行视标，可让被检者走近视力表，直到能辨认表上“0.1”行标记为止，此时的计算方法为：视力 = 0.1 × 被检者所在距离（m）/5（m），如在 2m 处认出，则为“0.04”（0.1 × 2/5= 0.04）。

5）如被检者在距视力表前 1m 处尚不能看清“0.1”行标记，则进行指数检查。让被检者背光而坐，数护士手指，记录能看清的最远距离。例如，在 30cm 处能看清指数，则记录为“指数 /30cm”。

6）如果将护士手指移至眼前 5cm 仍不能辨认指数，可让其辨认是否有手在眼前摆动，记录其能看清手动的最远距离，如在 10cm 处可以看到，即记录为“手动 /10cm”。

7）对于不能辨认眼前手动的被检者，应测验有无光感。光感的检查是在暗室内进行，先用手巾或手指遮盖一眼，不得透光。检者持烛光或手电在被检者的眼前方，时亮时灭，让其辨认是否有光。如 5m 处不能辩认时，将光移近，记录能够辨认光感的最远距离，如 5m 处能判断亮光，则记录为光感 /5m；无光感者说明视力消失，临床上记录为“无光感”。有光感者，为进一步了解视网膜功能，尚须检查光定位，方法是嘱被检者注视正前方，将点状光源距离被检眼 1m 处，并在 9 个方位检查对光源的分辨力，能准确辨认出光亮方位记“+”，辨认不出的记为“–”。

2. 近视力检查　我国比较通用的近视力表是标准近视力表。检查时光源照在表上，但应避免反光，检查距离为 30cm，两眼分别检查，以能看清的最小视标为该眼的近视力。正常近视力标准为 1.0。同时还可让病人改变检查距离，即将视力表拿近或远离至清晰辨认，以便测得其最佳视力和估计其屈光性质与度数。因此，近视力检查能了解眼的调节能力，与远视力检查配合则可初步诊断是否有屈光不正（包括散光、近视、远视）和老视，或是否有器质性病变，如白内障、眼底病变等。

（二）视野检查

视野是指眼向前方固视时所见的空间范围，与中央视力相对而言，它是周围视力。常用角度来表示。距注视点30°以内的范围称中心视野，30°以外的范围称周边视野。视野的大小和形状与视网膜上感觉细胞的分布状况有关，可以用视野计来测定视野的范围。临床上视野检查对于许多眼底病、视路疾病及青光眼的诊断有重要意义。视野检查分为周边视野检查和中心视野检查。

1. 周边视野检查法　常用方法有对比法、弧形视野计检查法。

（1）对比法：简单易行，但准确性较差。视野正常的检查者与被检者相对而坐，眼位等高，相距约0.5m。检查右眼时，被检查者右眼注视检查者左眼，并各自遮盖另外一只眼，检查左眼则相反。两人相互注视，眼球不能转动，检查者以手指或视标置于两人等距离处，自周边向中心缓慢移动，如果同时见到手指，说明被检者的视野是正常的。此法只作为初步的视野检查。

（2）弧形视野计检查法（图2-2-1）：主要用于动态检查周边视野。方法：在自然光线或人工照明下进行，被检者坐于视野计前，下颏固定于颏架上，受检眼正对视野计中心，注视视野计弧上零度处的白色固定目标，另一眼用眼罩遮盖。选用适宜的视标（常用的直径为3mm或5mm），从圆弧周边向中心缓慢移动。嘱被检者刚一发现视标或辨出颜色时，立即告知。将此时视标在弧上的位置记录在周边视野表上。将圆弧转动30°后再查，如此每隔30°检查一次，直到圆弧转动一圈，最后把各点连接起来，就是该眼的视野范围（图2-2-2）。正常视野范围：上方约55°，鼻侧约60°，下方约70°，颞侧约90°。

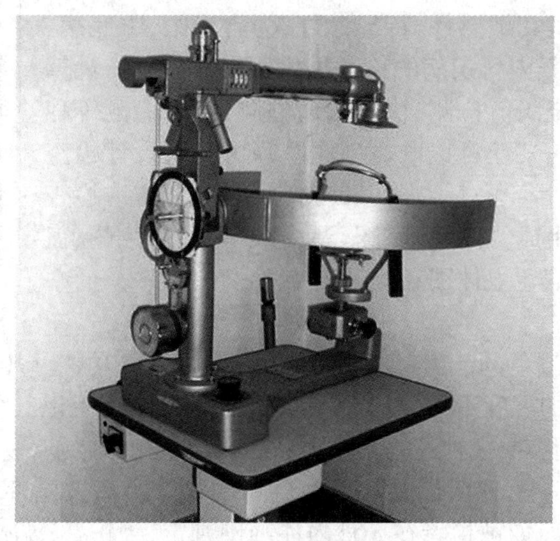

图2-2-1　弧形视野计

2. 中心视野检查法　常用平面视野计法（图2-2-3），主要检查30°以内视野有无异常、有无病理性暗点。在自然光线下或人工照明下进行。受检者坐在黑色屏前1m处，被检眼注视平面视野计中心的白色固定目标点，另一眼用眼罩遮盖，用适宜的视标（常用直径为2mm），先查出生理盲点的位置和大小，然后在各子午线上由中心到周边，或由周边向中心缓慢移动视标，并在移动中均匀地与进行方向做垂直的轻微摆动，让受检者说出何处看到视标变形、变色或消失，用黑色大头针在视野屏上做出记号。发现暗点后，要围绕此处反复检查，标出其界限，最后把结果描记于平面视野表上。检查时,如查不出生理盲点,则表示检查方法不正确或受检者对检查方法还不了解。

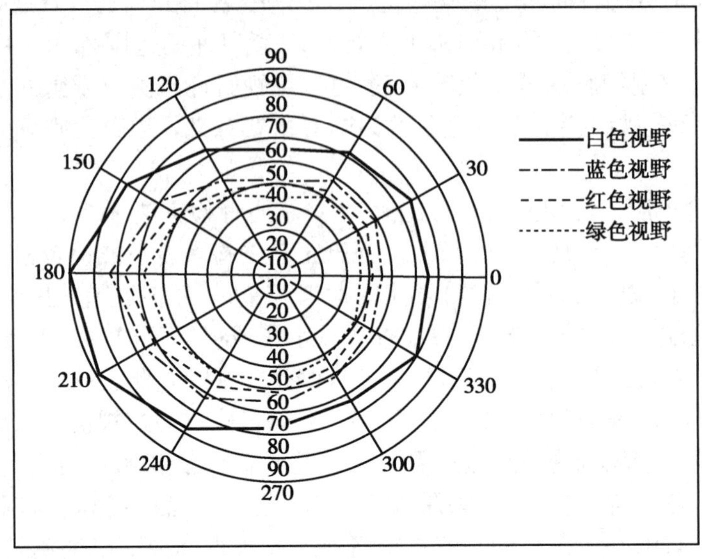

图 2-2-2　正常眼(左)视野范围

3. 全自动电脑视野计检查　全自动电脑视野计操作简单方便,只需轻点鼠标,即可得到准确结果。受检者轻松、舒适,中途可任意休息。经专家鉴定,其敏感性、特异性好,为青光眼、眼底病、视神经损伤等眼科及神经内科疾病的诊断提供了科学依据。计算机系统提供定量检测、全阈值检测、快速阈值检测、盲点检测等程序,可供操作医师针对病人任意选取。操作医师可自行设计检查部位、范围、刺激位点数目,当对某一区域有怀疑时可复查。检查结果自动归类存档,可生成、打印数字图、黑白灰阶图、彩色图、任意剖面图、标准图、三维彩色立体图和统计结果。

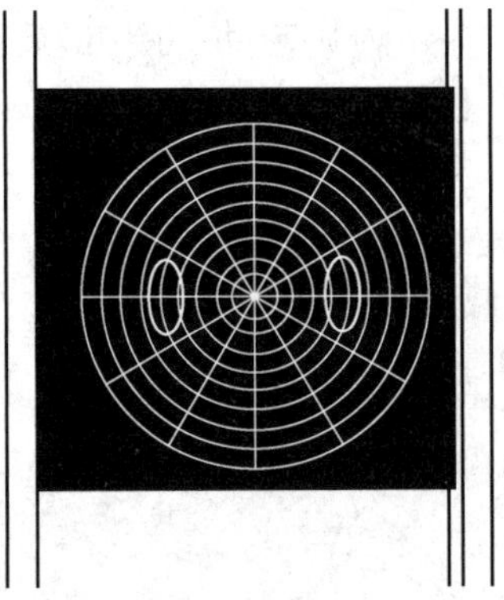

图 2-2-3　平面视野计

(三)色觉检查法

色觉检查就是辨别颜色的能力,反映视网膜视锥细胞的功能。凡不能准确辨别颜色者为色觉障碍。按色觉障碍的程度不同,可分为色盲与色弱。临床上以红绿色盲为多见,多为先天性隐性遗传病,常因视网膜或视神经等疾病所致。

检查时,在自然光线下,双眼同时看。将色盲本置于距离被检者 50cm 处,让被检者读出色盲本上的数字或图形。如被检者在 5 秒内能准确判定,为正常;如辨认时间超过 5 秒,但能准确判定,则为色弱;如完全不能判定,为色盲。

知识拓展

三原色学说

三原色学说认为,在人视网膜上相应地存在着三种不同的锥状细胞:一种含红感光色素,一种含绿感光色素,一种含蓝感光色素。当三种锥状细胞同等地受刺激时,产生白色的感觉。其中任何一种锥状细胞单独受刺激，或三种锥状细胞都受刺激但只有一种锥状细胞的兴奋占绝对优势时，则产生与这种占绝对优势的锥状细胞相应的色觉。如果三种锥状细胞不同比例地受刺激时，则产生各种不同的相应的色觉。此学说能够解释混色现象的原因，但不能满意的说明色盲以及颜色为什么会存在补色等原因。

（四）暗适应检查

当眼从强光下进入暗处时，起初什么也看不见，随着视网膜的敏感度逐渐增高，慢慢能看清暗处的物体，此过程为暗适应，也就是视网膜对暗处的适应能力。暗适应检查可以反映光觉的敏感度是否正常。视网膜色素变性、维生素 A 缺乏症等可致暗适应延长或夜盲。

暗适应检查常用对比法：是让被检者与检者一起进入暗室，在微弱的光亮下同时观察一个视力表或一块夜光表，比较被检者与检者（正常暗适应）能看到视力表上字标或夜光表上钟点的时间，以推断被检者的暗适应是否正常。也可用暗适应计检查。

（五）立体视觉检查

立体视觉也称深度视觉，是眼感知物体立体形状及不同物体相互远近关系的能力。以双眼单视为基础，检查时可以采用同视机或立体检查图谱等进行。

（六）视觉电生理检查

视觉电生理检查利用视觉电生理仪测定视网膜受光照射或图形刺激时发生的生物电活动，是视觉客观性指标。视觉电生理检查为视觉系统疾病的诊断、预后及疗效评定提供依据，包括眼电图（EOG）、视网膜电图（ERG）、视觉诱发电位（VEP）。

三、眼科特殊检查

1. 眼压　就是眼球内部的压力，是眼内容物对眼球壁施加的均衡压力。正常人的眼压稳定在一定范围内，以维持眼球的正常形态，同时保证了屈光间质发挥最大的光学性能。正常眼压的范围为 10~21mmHg（1.33~2.79kPa）。眼压的检测方法主要有指测法和眼压计测量法。

（1）指测眼压法：是让病人双眼自然向下看，检查者以两示指尖由睑板上缘之上方轻触眼球，其余各指置于病人的前额部作支持，两示指尖交替轻压，根据传达到指尖的波动感，估计眼球压力的高低。眼压正常者如鼻尖硬度，记录为 Tn，眼压高为 T_{+1}、T_{+2}、T_{+3}，眼压低为 T_{-1}、T_{-2}、T_{-3}。指测法简便，是最简单的定性估计方法。

（2）修兹（Schiotz）压陷式眼压计测量法：是以一定重量的砝码压陷角膜中央部，测量眼压（图 2-2-4）。修兹眼压计目前在临床使用较广泛。

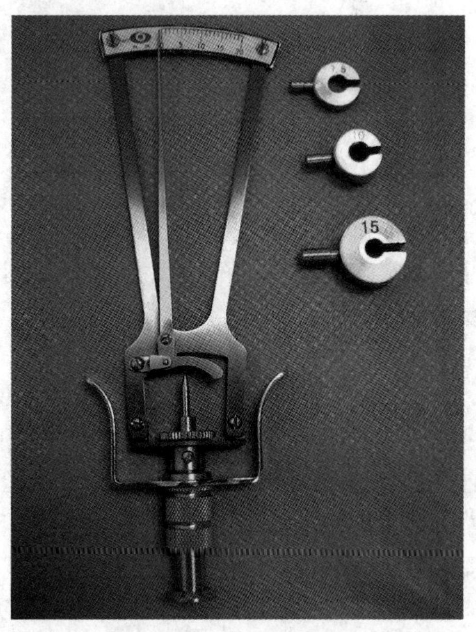

图 2-2-4　修兹眼压计

操作方法如下：①测量前先将眼压计在标准试盘上测试，指针指在零度时为正确；②受检者取仰卧低枕位，滴 0.5%~1% 丁卡因 2~3 次；③眼压计的底板用 75% 酒精棉球消毒，待干后方可使用；④测时嘱被检者向上注视一目标或自己的手指，角膜保持水平正中，检查者右手持眼压计，左手拇指及示指轻轻分开上下睑，固定在眶缘上，切勿压迫眼球；⑤右手拇指、示指持眼压计柄轻而迅捷地将眼压计底板垂直放在角膜中央，不得施加任何压力，开始用 5.5g 砝码测量，快速读指针刻度，提起眼压计，以免擦伤角膜上皮，如指针读数小于 3 时，更换较重砝码，再次测量。将测出的读数，查核换算表求得眼压数。⑥在测完眼压之后，滴入数滴抗生素眼药水，以防感染。

（3）压平式眼压计测量法：目前国际通用的是 Goldmann 压平眼压计，是以一定的重量压平角膜，根据所压平的角膜面积测量眼压，或以可变的重量压平一定的角膜，根据所需的重量来测定眼压（图 2-2-5）。眼内压与施加的外力成正比，与压平的角膜面积成反比。准确性较修兹眼压计和非接触式眼压计高。

操作方法如下：①用 1% 丁卡因滴眼液 1~2 滴点眼作表面麻醉。②用消毒荧光素纸条轻轻接触被测眼下睑的内表面 2~3 秒后取出纸条，或滴 0.25% 荧光素钠滴眼液，瞬目 2~3 次后，使角膜表面泪膜染色，能睁眼时即可开始检查。③受检者取坐位，下巴固定于裂隙灯下颌托上，将钴蓝色滤光玻璃置于裂隙灯光前方，被照射的泪膜呈鲜绿色，并将裂隙开至最宽，使测压头照明亮度达最大，光源投射角约为 60°。④将测压头转至裂隙灯显微镜目镜正前方，采用低倍目镜并用单眼观察，让受检者向正前方直视，并尽量睁大睑裂，在眼压计测压头刚好接触角膜正中部位，上下两个半环内缘正好发生接触时，记录下此时的读数，乘以 10 即为眼内压的毫米汞柱值。

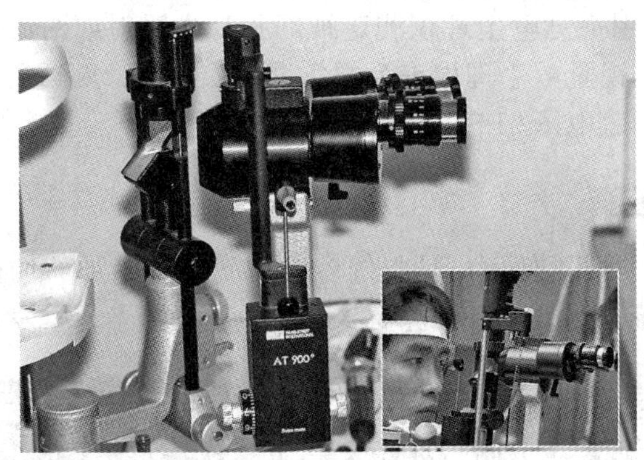

图 2-2-5 Goldmann 压平眼压计

（4）非接触式眼压计测量法：此眼压计属于压平式眼压计类型，亦称气流压平眼压计。其原理是通过可控的气体脉冲力将气体喷射到角膜中央部，使直径 3.6mm 范围的角膜压平。此时仪器自动记下喷气的时间，并换算成眼压的毫米汞柱值。这就避免了直接接触角膜可能导致的交叉感染或损伤，且操作简单快捷，可用于筛查以及表面麻醉剂过敏者，其眼压检测范围在 60mmHg 内。

2. 裂隙灯活体显微镜 用裂隙灯显微镜在暗室内检查，可以放大 10~16 倍，不仅能使表浅的病变看得清楚，而且可以调节焦点和光源宽窄，形成光学切面，查明深部眼组织病变及其前后位置，以协助眼病的诊断和治疗（图 2-2-6）。常用的是直接焦点照明法，能粗略检查结膜、巩膜、角膜或虹膜上的病变，此外还有弥撒光照明法、后部反光照明法、镜面反光照明法、间接照明法、角膜缘分光照明法等。

3. 前房角镜检查法 是运用特殊的镜片来检查前房角情况的方法，在青光眼、眼外伤等的诊治中经常使用。主要检查前房角宽窄及开放状态。

4. 荧光素眼底血管造影（fundus fluorescein angiography，FFA） 是将能产生荧光效应的染料快速注入血管，同时应用加有滤色片的眼底镜或眼底照相机进行观察或照像的一种检查法（图2-2-7）。由于染料随血流运行时可动态地勾划出血管的形态，加上荧光现象，提高了血管的对比度和可见性，使一些细微的血管变化得以辨认；脉络膜和视网膜的血供途径和血管形态不同，造影时可使这两层组织的病变得到鉴别；脉络膜荧光可衬托出视网膜色素上皮的情况；血管壁、色素上皮和视网膜内界膜等屏障的受损可使染料发生渗漏，这样就可检查到许多单用眼底镜发现不了的情况，而且利用荧光眼底照相机连续拍照，使眼底检查结果更客观、准确和动态，从而为临床诊断、预后评价、治疗、疗效观察以及探讨发病机制等提供有价值的依据。

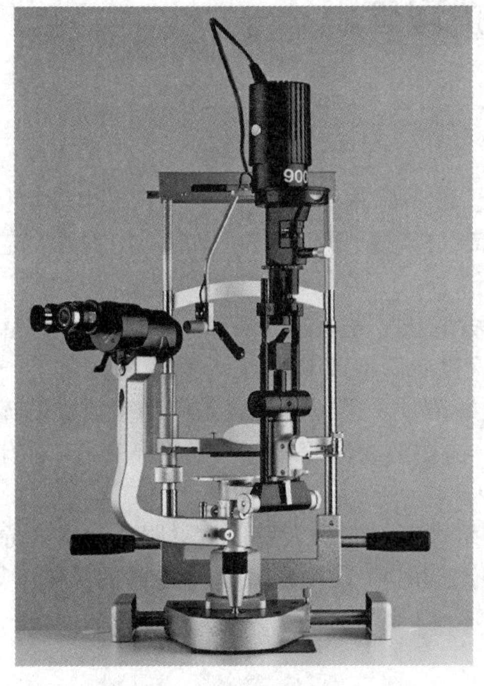

图 2-2-6　裂隙灯活体显微镜

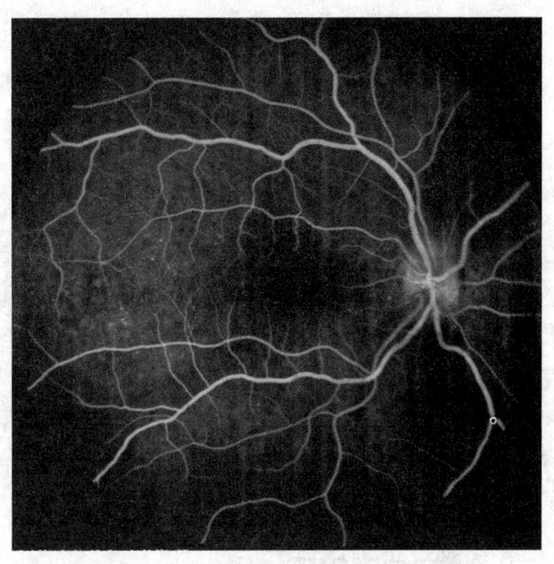

图 2-2-7　眼底荧光素血管造影
（Vogt- 小柳原田综合征病人）

5. 眼部的其他检查　随着科学技术的飞速发展，眼科在诊疗技术上有了许多新的成就。如超声检查、CT 扫描、视网膜电流图、磁共振成像及图像分析、角膜地形图、角膜内皮镜激光扫描拓扑仪等。

第三节　眼科病人常用护理诊断

1. 感知受损　与眼部疾病有关。
2. 急性疼痛　与眼压升高、感染、炎症反应、眼外伤或缝线刺激有关。
3. 自理缺陷　与视力下降、术后遮盖双眼、体质虚弱等有关。
4. 潜在并发症：眼压升高、创口裂开、创口出血。
5. 焦虑　与视力障碍、担心预后、经济负担有关。

6. 有受伤的危险　与视功能障碍有关。

7. 有感染的危险　与传染性眼病、不良卫生习惯、创伤的处理措施不当有关。

8. 睡眠型态紊乱　与环境改变、视力障碍或长期卧床休息等因素有关。

9. 组织完整性受损　与眼外伤有关。

10. 知识缺乏：缺乏眼病的相关知识。

11. 自我形象紊乱　与眼部外观改变有关。

12. 舒适改变　与眼部疾病有关。

第四节　眼科护理管理

一、门诊护理管理

1. 诊室环境　保持室内清洁、整齐、明亮、通风。准备好常用药品及洗手液、毛巾等物品。

2. 诊室物品　如视力表、色盲检查图谱、手电筒、玻璃棒、干棉签、眼垫常规用物等。定期做好诊疗器械、药品的消毒及更换工作。

3. 就诊秩序　接诊热情，通过初步问诊，根据病情挂号先后进行分诊。注意对急重症及老弱残优先就诊或立即进行急救处理，传染性的眼病设专诊室或专诊台。

4. 协助检查　首先对病人进行视力检查，并做好记录。遵医嘱给病人使用缩瞳或散瞳眼药水、麻醉眼药水、配合医生检查视野及测量眼压。协助病人做好检查前的准备工作，对有严重视力障碍的病人应给予相关护理照顾。

5. 健康教育　利用眼病宣传画、广播、电视、网络等形式向病人宣传常见眼病的发病原因及防治知识。根据具体情况，对病人进行检查或治疗，同时给予生活、用药等方面的具体指导，需要复诊的病人应安排预约时间并做好登记。

二、暗室护理管理

眼科检查室的环境主要是暗室，室内有许多精密检查仪器，所以眼科检查室护理管理非常重要。

1. 环境　检查室内地面应不打滑、不反光，墙壁偏暗，使用遮光窗帘，保证室内黑暗状态，有利于眼科仪器进行细微观察。保持室内干净卫生、空气流通干燥，以免损坏仪器。

2. 合理放置仪器　检查室常用仪器有灯光视力表、验光仪、镜片箱、检眼镜、裂隙灯显微镜等。每天下班前，应把检查仪器从工作位恢复到原位，切断电源，加盖防尘罩，关好门窗等。

3. 制定仪器使用规程　检查室内仪器的使用、保养严格按规程操作。

4. 病人安全引导　对于视力低下的病人，护士应给予护理指导和帮助，以避免发生意外。

三、病房护理管理

眼科病房是术后病人恢复的重要场所，护士应提供优质护理服务。

1. 病室环境　保持病房内的清洁、明亮、安静、舒适和安全、通风良好；室内禁止吸烟；做好病房卫生及消毒工作。

2. 病室介绍　要求病房护士要热情接待入院病人，主动介绍病房的环境设置、各项规章制度和相关负责医护人员。

3. 统一病房摆设，室内物品摆放要考虑眼科病人视力障碍的情况，固定位置放置，不得随意悬挂物品，走廊和过道不可摆放障碍物，以免碰撞。地面铺防滑垫，台阶贴警示标志，卫生间设扶手，确保安全防摔倒。

4. 护理指导　做好病人的基础护理、专科护理和心理护理工作；积极开展病人的健康指导；协助医生做好各项处置的准备工作。

5. 其他　做好病房专为眼科检查的暗室和眼科检查设备的护理管理。

四、病人手术前后护理管理

（一）外眼手术病人的常规护理

眼睑、结膜、泪器、眼肌、眼眶、眼球摘除等手术。

【术前护理】

1. 完成各种常规检查　血常规、尿常规、凝血功能、心电图、胸透，女性病人避开月经期。

2. 术前用药　术前 3 天抗生素眼液点眼，3~4 次 / 天。进行泪道手术时还需要充分冲洗泪道。

3. 术前 1 日准备　个人卫生；美容、矫形手术，术前照相术后对比；需植皮者，采皮区应备皮等。

4. 健康宣教　包括术前病人对疾病的认知、术后容易出现的问题、全麻前准备工作。

5. 术晨护理　测量生命体征、充分冲洗结膜囊、心理安慰、按医嘱给予镇静剂。

【术后护理】

1. 病情观察　注意敷料有无松动、脱落，伤口有无渗血或感染，发现后及时处理。

2. 配合医生换药、拆线、清洗结膜囊分泌物等。

3. 术后双眼包扎者，应加强生活护理。

4. 出院指导。

（二）内眼手术病人的常规护理

角膜、巩膜、晶状体、青光眼、玻璃体、视网膜、球内异物等手术。

【术前护理】

1. 全身准备　血常规、尿常规、心电图、胸透、出凝血时间。询问病史，进行全身检查，如高血压、糖尿病、肺部感染者，控制血压、血糖和感染。

2. 视功能检查　视力、视野、色觉、眼压、眼电生理、角膜屈光率等。

3. 局部准备　术前 3 天使用抗生素滴眼液，3~4 次 / 天。术前 1 天冲洗结膜囊和泪道，酌情剪睫毛。

4. 心理准备　宣教、解释、告知术中应注意的问题，需全身麻醉者交代注意事项。

5. 病人卫生护理　术前 1 天剪指甲、刮胡须、洗头、洗澡、更衣，注意预防感冒，视网膜脱离和眼穿通伤病人卫生护理要慎重。

6. 术晨护理

（1）遵医嘱术前用药，如滴散瞳药或缩瞳药、镇静剂、止血药等。

（2）测量生命体征并记录。

（3）进手术室前予心理安慰，嘱病人排空大小便，摘掉义齿，贵重物品交家属保管。

【术后护理】

1. 体位　白内障术后对体位无特殊要求，视网膜脱离病人对体位要求非常严格，应遵医嘱执行。

2. 换药　每日换药时注意无菌操作，滴眼药水动作要轻柔，避免挤压眼球。

3. 病情观察　①局部：疼痛的性质、有无并发症、敷料有无脱落、渗血、移位等。②全身：有高血压、糖尿病病史者，注意观察血压及血糖变化情况。

4. 饮食　进食易消化食物，多吃水果、蔬菜，保持大便通畅。

5. 用药　全身及局部应用抗生素及激素，防止感染，减轻组织反应。

6. 术后宣教　嘱病人勿碰撞术眼，勿头部剧烈晃动，勿用力闭眼、咳嗽或用手揉眼。针对不同疾病进行宣教，如视网膜脱离体位、青光眼饮食、环境要求等。

7. 生活护理　老年人、双眼包扎、视力差的病人协助饮食、服药，协助料理生活起居。

（三）眼科激光治疗者的护理

眼科准分子激光角膜手术、激光虹膜切除术等。

【术前护理】

1. 全身检查　血压、脉搏、心电图等。

2. 眼部检查　视力、眼压、视野、色觉、眼前后段及视网膜功能等。

3. 局部准备　保证激光操作的电源通畅稳定，暗室条件下，调整室温 20~23℃。准备散瞳剂、缩瞳剂、表面麻醉剂、球后麻醉剂、抗生素滴眼液及抢救药品等。

4. 心理准备　术前和病人进行沟通，通过宣传手册、图片、录像等方式与病人交流，让其了解手术的过程、时间，术中需要注意的事项，告知术中可能出现短暂失明的感觉，消除其紧张、焦虑、恐惧心理，积极配合手术。

【术后护理】

1. 体位　术后佩戴墨镜，保持头部平稳向上，不要低头，如需弯腰或移动头部应缓慢。睡觉时应保持头部抬高 15°~20° 的半卧位。

2. 换药　每日换药时注意无菌操作，滴眼液动作要轻柔，避免挤压眼球。

3. 病情观察　注意观察伤口有无出血。

4. 注意事项　多闭目休息，减少眼球转动；饮食清淡、防止便秘。

5. 禁用含有麻黄素或肾上腺素的药物滴鼻或吸入，以免影响病情恢复或造成新的出血。

思考题

1. 简述结膜充血与睫状充血的区别。
2. 概述眼科病人护理评估要点。
3. 概述视功能检查的检查方法。
4. 列出内眼手术前、手术后的常规护理要点。

（吴　枫）

自测题

第三章
眼科病人的护理

第一节　眼睑及泪器病病人的护理

学习目标

1. 掌握睑腺炎、睑板腺囊肿的护理评估、主要护理诊断和护理措施；掌握急、慢性泪囊炎的护理诊断和护理措施。
2. 熟悉睑腺炎与睑板腺囊肿的区别；熟悉急、慢性泪囊炎在护理评估、治疗要点、护理措施上的区别。
3. 了解睑内翻与倒睫、睑裂闭合不全、上睑下垂病人的治疗要点和护理措施。
4. 能正确运用护理程序评估病人状况，进行有效沟通，并做出正确护理诊断及健康指导。
5. 具有良好的职业道德，能自觉尊重护理对象的人格，保护护理对象的隐私。

案例导学与思考

案例导学：

某同学平时不爱讲卫生，经常用手揉眼睛。前天发现上眼睑长了一个红肿的疙瘩，今天疙瘩变大变硬了，自己感觉非常疼，听其他人的“经验”，自己用针将其挑开，结果更加疼痛难受，于是到医院眼科门诊检查。

思考：

1. 该病人可能的诊断是什么？
2. 针对该病人，医护人员应提供哪些指导？

一、睑腺炎

睑腺炎（hordeolum）是眼睑腺体的急性化脓性炎症，又称麦粒肿。根据感染的腺体不同，可分为外睑腺炎和内睑腺炎。睫毛毛囊及其附属腺体感染者称外睑腺炎，俗称“针眼”；睑板腺感染者则称内睑腺炎。多发生于儿童及青少年。

【护理评估】

（一）健康史

1. 多因金黄色葡萄球菌感染眼睑腺体所致。

2. 屈光不正、营养不良、糖尿病、儿童及抵抗力低下者易患此病。

(二)身体状况

患处常表现为有红、肿、热、痛等急性化脓性炎症表现。可伴有同侧耳前淋巴结肿大。如致病菌毒力较强、儿童、糖尿病人、营养不良者及抵抗力弱者,炎症可演变为眼睑蜂窝织炎或眼睑脓肿,严重时可引起海绵窦血栓性静脉炎或败血症,同时可伴有发热、寒颤、头痛等全身中毒症状。

1. 外睑腺炎　早期可见较弥散的红肿,可触及硬结,压痛明显,疼痛剧烈。若炎症靠近外眦部,可引起反应性球结膜水肿。数日后,红肿渐局限,硬结变软,出现黄白色脓点表示脓肿已形成,可自行破溃于皮肤面,脓液引流通畅者,炎症明显消退。

030101

图片:外睑腺炎及内睑腺炎

2. 内睑腺炎　由于炎症局限于睑板腺内,肿胀较为局限,有硬结,疼痛及压痛均较外睑腺炎剧烈。数日后,在睑结膜面出现黄白色脓点,破溃后脓液排入结膜囊。

3. 并发症　全身化脓性感染、毒血症、败血症、脓毒血症和眼睑蜂窝织炎等。

(三)辅助检查

分泌物可做细菌培养及药物敏感试验,临床上不常选用,但必要时可行血常规检查。

(四)心理社会状况

睑腺炎病人在症状明显时一般能及时就医,易出现紧张心理反应;少数病人自行采用错误的脓肿处理方法,而易引起感染扩散;多数病人在需要行眼睑脓肿切开术或睑板腺囊肿摘除术时,因惧怕手术治疗而焦虑。

【治疗要点】

1. 早期热敷、理疗可以促进血液循环和炎症吸收。
2. 局部应用抗生素眼药水、眼膏,重症病人需全身应用抗生素。
3. 脓肿成熟后及时切开排脓。

【常见护理诊断】

1. 急性疼痛　与眼睑急性炎症有关。
2. 焦虑　与潜在并发症、眼睑脓肿切开术有关。
3. 潜在并发症:眼睑蜂窝织炎、海绵窦血栓性静脉炎、败血症等。
4. 知识缺乏:缺乏正确处理睑腺炎的知识。

【护理措施】

1. 一般护理　嘱病人多休息,多吃蔬菜和水果,补充含蛋白质高、维生素丰富的食物,合并糖尿病的病人要注意控制饮食和积极治疗糖尿病。

2. 控制感染

(1)局部治疗:炎症早期,指导病人正确局部热敷,促进血液循环,有助于炎症消散,缓解疼痛。常用方法有干热敷法和湿热敷法,干热敷法是用装有 2/3 满的热水袋,外裹多层纱布,直接放在患眼眼睑上(温度 40℃左右),每次 15~20 分钟,每日 3 次;湿热敷法是首先在患眼眼睑上涂凡士林,覆盖消毒、拧干的湿热纱布,温度以病人能耐受为度,每 5~10 分钟更换一次,更换 2~4 次,每日 2~3 次。也可进行超短波理疗。

(2)遵医嘱应用抗生素:指导病人正确滴用抗生素眼药水和睡前涂眼膏。重症病人遵医嘱全身应用抗生素。

(3)当脓肿尚未成熟时,不宜切开,切忌挤压,以免造成炎症扩散引起海绵窦血栓性静脉炎或败血症，危及病人生命。

3. 协助医生施行手术 脓肿形成后，如未溃破或虽溃破但排脓不畅，应配合医生切开排脓。外睑腺炎在皮肤面切开，切口与睑缘平行；内睑腺炎则在睑结膜面切开，切口与睑缘垂直。切开后，让脓液自行排出，切忌挤压，以免感染扩散引发并发症。术毕结膜囊涂抗生素眼膏，包扎术眼。

【健康教育】

1. 养成良好的卫生习惯，不用脏手或不洁手帕、纸擦眼；注意用眼卫生；积极治疗眼部疾病。

2. 反复发作病人应锻炼身体，增强体质，注意检查是否有糖尿病、睑缘炎、屈光不正等疾病。

3. 睑腺炎应及时治疗，切勿用手挤压或用针自行挑破，以免感染扩散，引发严重并发症。

二、睑板腺囊肿

睑板腺囊肿（chalazion）又称霰粒肿，是发生于睑板腺的特发性无菌性慢性肉芽肿性炎症。睑板腺囊肿是常见的眼睑炎症，常见于青少年和中壮年，可能与其睑板腺分泌功能旺盛有关。

【护理评估】

（一）健康史

1. 由于睑板腺开口阻塞导致腺体内分泌物潴留，对周围组织产生慢性刺激而引起。

2. 了解病人年龄，眼睑肿块发生的时间、部位和大小，以及肿块是否反复发作，有无做过病理检查等情况。

（二）身体状况

睑板腺囊肿好发于上睑，可单发也可多发，病程缓慢。

1. 症状 较小时无明显自觉症状，多偶然发现；囊肿较大时，病人可有眼睑沉重感和摩擦感。

2. 体征 在眼睑皮下可触及一圆形硬结，无痛感，边界清楚，与皮肤无粘连，可见睑结膜面呈紫红色丘状隆起。囊肿自行破溃于结膜面，排出的脂肪样物质可在睑结膜面形成肉芽肿，从而加重病人摩擦感。如继发感染，临床表现与内睑腺炎相似。

图片：睑板腺囊肿

（三）辅助检查

对于反复发作或老年病人，睑板腺囊肿刮除术后应将切除标本送病理检查，以排除睑板腺癌的可能。

（四）心理社会状况

对于反复发作的病人，要注意观察其情绪变化，鼓励其不要对治疗失去信心。了解病人及其家属对所患疾病的认知情况。

【治疗要点】

1. 睑板腺囊肿小而无症状者无须治疗，可自行吸收。

2. 囊肿稍大者可予热敷。

3. 较大囊肿经热敷后仍不消退，可行睑板腺囊肿刮除术治疗。

【常见护理诊断】

1. 有感染的危险 与用眼不卫生、未及时就医有关。

2. 焦虑 与睑板腺囊肿刮除术有关。

3. 知识缺乏：缺乏睑板腺囊肿预防、护理常识。

【护理措施】

1. 一般护理　嘱病人多休息，进食营养丰富的食物，多饮水，注意眼部清洁和用眼卫生。

2. 小而无症状的睑板腺囊肿　一般不需治疗。

（1）炎症早期，指导病人局部干湿热敷、超短波理疗，同时指导病人局部滴抗生素眼药水和涂眼膏。

（2）重症病人可全身应用磺胺药或抗生素。

（3）少数病人不治疗也可自愈。

（4）囊肿稍大者，也可穿刺抽出内容物，并注入糖皮质激素促进其吸收。

3. 大而有症状的睑板腺囊肿　应协助医生施行手术。局麻下用睑板腺囊肿夹固定囊肿，翻转眼睑。在结膜面作垂直于睑缘的切口，切开囊壁，刮除囊腔内容物，分离并剪除囊壁。术后切口不需缝合，压迫止血 5~10 分钟，结膜囊涂抗生素眼膏，盖无菌眼垫，包扎 1~2 日，滴用抗生素眼药水至反应消失。

4. 继发感染　处理与内睑腺炎相同。

【健康教育】

1. 睑板腺分泌旺盛者，应注意眼部卫生，保持清洁。

2. 反复发作或老年睑板腺囊肿病人应排除睑板腺癌。

3. 指导术后病人用药，嘱其按时换药和门诊随访。

三、睑内翻与倒睫

睑内翻（entropion）是指睑缘向眼球方向翻转，部分或全部睫毛随之倒向眼球刺激角膜的一种眼睑位置异常。

倒睫（trichiasis）是指睑缘位置正常，睫毛倒向眼球并接触眼球的一种反常现象。睑内翻与倒睫常同时存在，倒睫亦可单独存在。

【护理评估】

（一）健康史

了解病人眼部疾病史，如沙眼、结膜天疱疮、白喉性结膜炎；有无眼化学伤病史；婴幼儿出生时注意有无睑内翻等。

1. 瘢痕性睑内翻　上、下睑均可发生，多发生于单侧，常因睑结膜、睑板瘢痕性收缩或睑结膜烧伤引起，常见于沙眼、眼外伤病人。

2. 痉挛性睑内翻　常见于老年人下眼睑，又称老年性睑内翻，多发生于单侧。多因眼睑皮肤和皮下组织失去牵制眼轮匝肌的收缩作用，眼轮匝肌纤维向前上方滑动导致下眼睑边缘向内翻转。如果因炎症刺激引起眼轮匝肌反射性痉挛而导致睑缘向内翻转，称为急性痉挛性睑内翻。

3. 先天性睑内翻　多见于婴幼儿，常发生于双侧，又称“特发性睑内翻”，大多由于内眦赘皮、眼轮匝肌过度发育或睑板发育不良引起。

4. 倒睫　睫毛毛囊周围组织瘢痕收缩或眼睑赘皮牵拉都可改变睫毛生长方向，形成倒睫。

030103

图片：先天性睑内翻

（二）身体状况

1. 症状　常见症状有异物感、畏光、流泪、眼睑痉挛。

2. 体征　检查可见睑缘向眼球方向翻转，睫毛倒向眼球，摩擦角膜和球结膜，可见结膜充血、角膜上皮脱落，也可发展为角膜溃疡、角膜新生血管及角膜瘢痕等。

3. 并发症　角膜上皮脱落、角膜炎、角膜溃疡及角膜瘢痕等。

（三）辅助检查

可行裂隙灯和荧光素钠角膜染色检查，可见角膜上皮脱落、角膜溃疡、角膜新生血管及角膜瘢痕等。

（四）心理社会状况

异物感、畏光、疼痛、视力下降可影响病人工作、生活，病人易出现焦虑情绪。需要手术的病人因害怕手术和担心手术的疗效，也易出现紧张心理。

【治疗要点】

1. 少数或分散的倒睫可行拔睫毛法、睫毛电解术。

2. 多数或密集的倒睫可手术治疗。

3. 睑内翻则应针对病因进行积极有效的处理。

【常见护理诊断】

1. 舒适改变：眼痛、畏光、流泪、眼睑痉挛　与睫毛刺激角膜有关。

2. 潜在并发症：角膜上皮脱落、角膜炎症及角膜瘢痕等。

3. 知识缺乏：缺乏睑内翻和倒睫的防治知识。

【护理措施】

1. 指导病人应用抗生素眼药水或涂眼膏，预防角膜并发症。

2. 针对病因进行积极有效的处理，协助医生施行手术。

（1）倒睫：对于少数或分散的倒睫可用拔睫毛法、睫毛电解术；多数或密集的倒睫可行睑内翻矫正术。

（2）睑内翻：瘢痕性睑内翻必须手术治疗，多采用睑板楔形切除术和睑板切断术；痉挛性睑内翻可手术切除多余的松弛皮肤和部分眼轮匝肌纤维，急性痉挛性睑内翻积极控制炎症；先天性睑内翻症状轻者随年龄增长、鼻梁发育可逐渐改善，不必急于手术，可用贴胶布法或缝线法使睑缘复位，若病儿已 5~6 岁睑内翻仍然较重可考虑手术治疗。做好外眼手术常规护理。

3. 做好心理护理，向病人耐心解释疾病的发生原因、治疗方法等，消除对手术和预后的焦虑情绪，树立战胜疾病的自信心，积极配合治疗。

知识拓展

睫毛的生长

睫毛长在上、下睑缘上。上睑睫毛多而长，通常有 100~150 根，下睑睫毛短而少，约 50~75 根。睫毛在毛发中的寿命最短，平均寿命为 3~5 个月，不断更新。一根发育的睫毛，自拔除后，一周即可长出 1~2mm，约经 10 周可达到原来的长度。儿童的睫毛最长，也最弯曲。在日常生活中常见一些父母为婴幼儿拔除睫毛，以期长出黑又亮的睫毛，这种做法是没有科学依据的，有时甚至会造成感染等意外，而破坏毛囊，造成睫毛的缺失。

【健康教育】

做好卫生宣教工作，提高对倒睫与睑内翻严重后果的重视程度，及时治疗，否则可能引起角膜并发症。

四、睑外翻与眼睑闭合不全

睑外翻(ectropion)指睑缘向外翻转离开眼球,睑结膜有不同程度的暴露在外,常合并睑裂闭合不全。

眼睑闭合不全(lagophthalmos)亦称“兔眼”,多因创伤、感染等瘢痕收缩致眼睑缩短、先天性眼睑缺损、重度睑外翻、面神经麻痹,不能遮盖眼球。全身麻醉或昏迷者亦可发生。

【护理评估】

(一)健康史

1. 观察病人有无眼睑皮肤瘢痕。大多因烧伤、溃疡、创伤或眼眶骨髓炎遗留。

2. 了解病人有无面神经麻痹史。

3. 重度睑外翻、全麻或昏迷、先天性眼睑缺损可发生睑裂闭合不全。

(二)身体状况

1. 常常有溢泪、畏光、疼痛等症状。

2. 长期睑外翻常有眼睑闭合不全,由于长时间使睑结膜不同程度地暴露在外,失去泪液的湿润,引起结膜充血、干燥、肥厚及角化,角膜下方暴露处继发感染形成暴露性角膜炎,角膜上皮脱落、溃疡,角膜新生血管及角膜瘢痕形成,严重影响视力。

(三)心理社会状况

病人因外观受到影响,容易产生自卑、孤独,不愿与他人交往。护士应评估病人的心理状况,了解疾病对其工作、学习、生活的影响。

【治疗要点】

1. 面神经麻痹性病人首先应去除麻痹原因,积极治疗面瘫。

2. 轻度睑外翻病人可在结膜囊内涂抗生素眼膏,再以眼垫遮盖。也可用“湿房”保护角膜。

3. 老年性睑外翻并严重眼睑闭合不全的病人可以行睑板楔状切除睑缘缩短术。

4. 瘢痕性睑外翻者应手术矫正,恢复睑缘正常位置,及时消除睑结膜暴露。

【常见护理诊断】

1. 自我形象紊乱:长期自我贬低　与睑裂闭合不全影响面容有关。

2. 潜在并发症:暴露性角膜炎、下睑皮肤湿疹、结膜表皮样变等。

3. 知识缺乏:缺乏睑裂闭合不全的防护知识。

【护理措施】

1. 睑裂闭合不全病人由于颜面容貌受损,可产生自卑感、孤独感。护士应与病人多谈心,进行心理疏导,增强其战胜疾病的信心。

2. 保持眼部湿润,结膜囊内涂大量抗生素眼膏,再以眼垫遮盖。严重睑裂闭合不全者,可用“湿房”方法,利用蒸发的泪液保持眼球的湿润;或戴软性角膜接触镜;或暂时性睑缘缝合,以保护角膜。

3. 有手术适应证的病人,可行手术矫正睑裂闭合不全,使睑缘恢复到正常位置,消除睑结膜暴露。

【健康教育】

指导病人正确擦拭眼泪的方法:擦眼泪时应从下眼睑往上擦拭眼泪。

五、上睑下垂

上睑下垂(ptosis)是指上睑部分或全部不能提起所形成的下垂状态,即眼睛向前方注视时上睑缘遮盖角膜上部超过 2mm。正常情况下，眼睛向前方平视时睑裂宽度约为 8mm，上睑遮盖上方角膜约 1~2mm。

【护理评估】

（一）健康史

1. 先天性上睑下垂　主要由于提上睑肌本身或支配提上睑肌的动眼神经发育不良引起，是一种常染色体显性遗传病。

2. 后天获得性上睑下垂　原因较多，如提上睑肌损伤、动眼神经麻痹、重症肌无力、交感神经疾病或机械性开睑运动障碍等。

（二）身体状况

1. 先天性上睑下垂　常双眼同时受累，表现为不同程度的睑裂变窄，常出现仰头视物、皱眉等现象（图 3-1-1）。常伴有其他眼睑发育异常，如内眦赘皮、小睑裂、内眦间距过宽或鼻梁低平等。重度上睑下垂病人，可引起剥夺性弱视。

2. 后天获得性上睑下垂　多单侧发病，平视时患眼上眼睑位置低于正常，为克服上睑对视力的遮挡，病人皱额抬眉，额纹加深，眉毛高竖（图 3-1-1）。常伴有神经或其他系统疾病症状和体征，如动眼神经麻痹可有其他眼外肌麻痹，提上睑肌损伤有外伤史，交感神经损伤可有 Horner 综合征，重症肌无力所致上睑下垂的特点是晨轻暮重、注射新斯的明后症状缓解等。

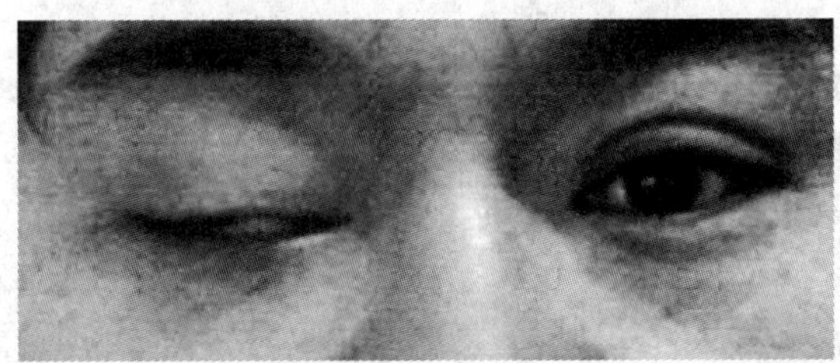
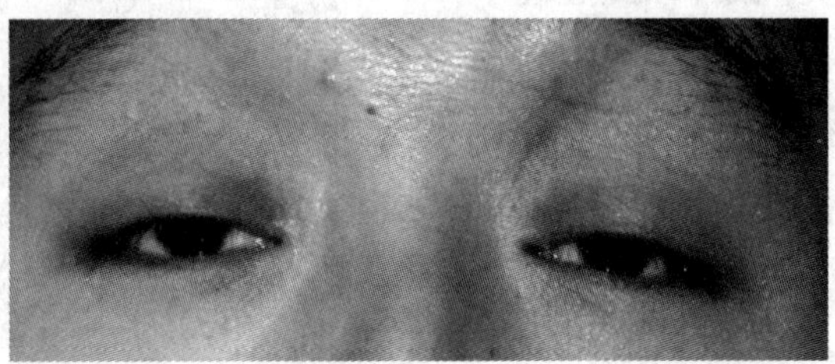

图 3-1-1　上睑下垂

左：单眼；右：双眼

（三）心理社会状况

病人因容貌、外观受影响，常有自卑心理，不愿与他人交往。

【治疗要点】

1. 先天性上睑下垂以手术治疗为主。如遮盖瞳孔，为避免弱视应尽早手术治疗，尤其是单眼病儿。

2. 后天获得性病人首先积极进行病因和药物治疗，无效则考虑手术治疗。

知识拓展

提上睑肌功能的评估方法与手术方式选择

上睑下垂手术方式的选择根据提上睑肌功能而定。提上睑肌功能的评估方法：用拇指阻断额肌的提睑力量，分别测定眼睑向上、向下注视时的运动距离。如距离超过 4mm，表明提上睑肌功能尚可，可选择提上睑肌缩短术；如距离不足 4mm，表示提上睑肌功能严重不全，则选择额肌悬吊术。

【常见护理诊断】

1. 自我形象紊乱：长期自我贬低　与面容受损有关。

2. 感知受损　与上睑下垂遮盖瞳孔有关。

3. 社交孤立的危险　与容貌受损有关。

4. 知识缺乏：缺乏上睑下垂相关预防、治疗的知识。

【护理措施】

1. 先天性上睑下垂　应及时手术治疗，重度者为避免发生弱视应尽早手术。

2. 后天获得性上睑下垂　首先进行病因治疗、药物治疗（如大量B族维生素药物、活血化瘀中药、能量合剂等）和理疗，系统治疗半年以上，无效再考虑手术治疗。常用手术方法有额肌悬吊术或提上睑肌缩短术等。做好术前术后护理工作，术后注意观察睑裂闭合、角膜暴露情况，及时采取有效护理措施，防止暴露性角膜炎等并发症的发生。

3. 做好病人的心理护理工作，与病人多交流，耐心进行心理疏导，消除自卑心理，积极配合治疗。

【健康教育】

做好卫生宣教，先天性上睑下垂为避免弱视发生应尽早矫正。

六、泪囊炎

泪囊炎（dacryocystitis）是指泪囊黏膜的卡他性或化脓性炎症，是常见的泪器疾病。泪囊炎可分为慢性泪囊炎、急性泪囊炎和新生儿泪囊炎。临床上以慢性泪囊炎较为常见，多发生于中老年女性，占70%~80%；急性泪囊炎常发生在慢性泪囊炎的基础上。

【护理评估】

（一）健康史

1. 慢性泪囊炎　多因鼻泪管狭窄或阻塞，泪液滞留于泪囊内，继发细菌感染刺激泪囊内壁黏膜所致。常见的致病菌为肺炎双球菌、葡萄球菌和链球菌等。泪道损伤、沙眼、慢性肥厚性鼻炎、鼻中隔偏曲、下鼻甲肥大等疾病易诱发慢性泪囊炎。

2. 急性泪囊炎　多在慢性泪囊炎基础上因侵入细菌毒力强大或机体抵抗力下降而发病，最常见的致病菌为金黄色葡萄球菌或溶血性链球菌，儿童常为流行性感冒嗜血杆菌感染。

（二）身体状况

1. 慢性泪囊炎　主要症状为溢泪和脓性分泌物。检查可见眼睑皮肤潮红、糜烂或伴有湿疹，泪囊区囊样隆起，内眦部结膜充血，分泌物增多，呈黏液脓性；挤压泪囊区或冲洗泪道时，可见脓性分泌物从泪小点溢出。

2. 急性泪囊炎　泪囊区皮肤红肿，触之坚实、伴有剧痛，患眼充血、流泪，有脓性分泌物，炎症可扩散至眼睑、鼻根、面颊部，甚至引起眶蜂窝织炎，常伴有耳前淋巴结肿大。数日后炎症渐局限形成脓肿，破溃后症状可有所减轻，部分病人可形成泪囊瘘管而长期不愈。同时可伴有畏寒、发热等全身表现。

图片：急性泪囊炎

3. 并发症　慢性泪囊炎可引起结膜炎、角膜炎和眼内炎等并发症。

知识拓展

新生儿泪溢

泪液排出部在胚胎发育中逐渐形成，其中鼻泪管形成最迟，常常到出生时鼻泪管下端仍有一黏膜皱襞部分或全部遮盖鼻泪管开口，没有完成"管道化"，一般在出生后数月内可自行畅通。如鼻泪管末端没有"管道化"或开口处被上皮碎屑堵塞，致使鼻泪管不通畅，就会表现为泪溢，如泪液和细菌潴留在泪囊中，则会引起继发性感染，形成新生儿泪囊炎。

（三）辅助检查

1. 慢性泪囊炎病人可进行泪道 X 线造影，能反映出泪囊的大小及阻塞部位。

2. 分泌物细菌培养及药物敏感试验，有助于选择有效抗生素。

3. 可作泪道冲洗、鼻腔检查等。

4. 急性泪囊炎病人血常规检查可见白细胞增高。

（四）心理社会状况

1. 慢性泪囊炎的反复发作，常常使病人失去治疗信心。部分病人因治疗效果不佳可出现烦躁、焦虑心理。病人因溢泪、眼睑皮肤潮红、糜烂等影响社会交际。

2. 急性泪囊炎病人由于起病急、症状重，常常有焦虑、烦躁心理。

【治疗要点】

1. 早期可热敷、理疗，局部滴抗生素眼药水、涂眼药膏。

2. 急性期切忌行泪道探通或泪道冲洗。

3. 如药物治疗无效，急性炎症消除后可进行泪道冲洗、泪道探通术或手术治疗。

【常见护理诊断／问题】

1. 慢性泪囊炎

（1）舒适改变：溢泪　与鼻泪管狭窄或阻塞、鼻泪管未管道化有关。

（2）潜在并发症：结膜炎、角膜炎、眼内炎等。

（3）知识缺乏：缺乏慢性泪囊炎相关预防、治疗知识。

2. 急性泪囊炎

（1）疼痛　与泪囊区急性感染有关。

（2）恐惧　与害怕手术有关。

【护理措施】

泪囊分泌物中含有大量致病菌，可作为眼部感染病灶对眼球构成潜在性威胁，容易引发结膜炎、角膜炎等；在施行内眼手术或眼外伤时，容易引起眼内感染，故应彻底治疗。

1. 慢性期护理重点

（1）指导用药：每次用药前先挤压泪囊区或行泪道冲洗，排空分泌物后，再滴抗生素眼药水或涂眼药膏，每日 4~6 次。

（2）局部处理：用生理盐水冲洗泪道，冲洗后注入抗生素药液。

2. 急性期护理重点

（1）指导正确热敷和短波物理治疗，以缓解疼痛。

（2）应用抗生素眼药水滴眼，必要时全身应用抗生素；脓肿形成后应及时切开排脓，放置引流条，待炎症完全消退、伤口愈合后，按慢性泪囊炎处理。

（3）急性期切忌进行泪道探通、泪道冲洗、挤压等操作，以免感染扩散引起眶蜂窝织炎。

3. 手术治疗　常用手术方法有泪道探通术、泪囊吻合术或泪囊摘除术。协助医生做好术前术后护理：

（1）术前向病人解释手术目的、手术方式的选择、术后注意事项，以消除其紧张情绪、恐惧心理。

（2）术前 3 天滴用抗生素眼药水、冲洗泪道，用 1% 麻黄素滴鼻，以清洁鼻腔

（3）术后病人取半卧位，有助于伤口积血引流和减少出血量；手术当天勿进过热饮食；嘱其不可用力擤鼻；切口加压包扎 2 日。观察病人有无流泪、疼痛、发热、伤口和鼻腔出血等情况。出血量较多时，可进行面颊部冷敷。如发现异常应及时报告医生。

（4）用 1% 麻黄素滴鼻，收缩鼻腔黏膜，有利于引流。

（5）术后第 3 天开始冲洗泪道，每天或隔天 1 次，观察吻合口通畅情况（图 3-1-2）。

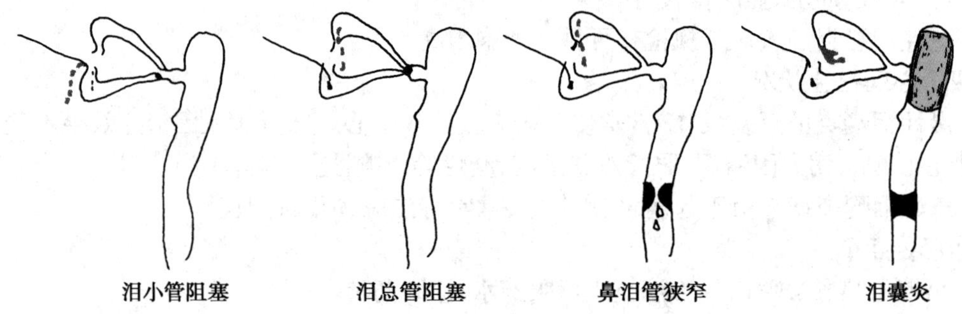

图 3-1-2　泪道冲洗及常见阻塞部位

（6）术后 7 天拆皮肤缝线、拔引流管，嘱病人定期复查。

【健康教育】

1. 做好卫生宣教，注意用眼卫生，积极治疗沙眼、慢性鼻炎、慢性鼻窦炎、鼻甲肥大、泪道损伤等疾病。

2. 积极治疗泪囊炎，明确慢性泪囊炎的潜在危险，预防并发症的产生。

3. 解释治疗急性泪囊炎的重要性，脓肿形成后切勿挤压。

（张 丹）

思考题

1. 什么是睑腺炎？睑腺炎的主要护理措施有哪些？

2. 名词解释：睑裂闭合不全、上睑下垂、麦粒肿。

3. 病例分析：病人，女性，67 岁，自诉左眼不自主流泪半年余。今来医院就诊，诊断为“慢性泪囊炎”。请问：如需手术治疗，应采取哪些护理措施？

自测题

第二节　结膜病病人的护理

学习目标

1. 掌握急性细菌性结膜炎、病毒性结膜炎的护理评估、护理诊断和护理措施。

2. 熟悉免疫性结膜炎、沙眼的护理评估、护理诊断和护理措施。

3. 了解翼状胬肉、干眼症的护理评估、治疗要点和护理措施。

4. 能正确运用护理程序评估结膜炎病人状况，进行有效沟通并做出正确护理诊断及健康指导。

5. 具有对传染性结膜炎病人及家属担心与恐惧心理进行疏导的能力；耐心、细致做好慢性结膜炎病人的卫生健康指导工作。

案例导学与思考

案例导学：

病人，男性，16岁，2天前感冒后发现双眼发红，灼热感。今天早晨起床后发现眼睛无法睁开，有大量黄色黏稠分泌物，其母亲怀疑其是"红眼病"，担心传染给家人及同学，于是陪同他来医院就诊。

思考：

1. 病人可能的临床及护理诊断是什么？该病会传染给他人吗？

2. 护士对病人及家人应提供哪些护理措施及健康指导？

结膜是一层覆盖在眼睑后面和眼球表面的薄而透明的黏膜，其表面大部分暴露于外界环境中，容易受各种病原微生物侵袭和物理、化学因素的刺激。正常情况下，由于眼睛表面的特异性和非特异性防护机制，使其具有一定的预防感染和使感染局限的能力，但当这些防御能力减弱或外界致病因素增强时，将引起结膜组织的炎症发生，其特征是血管扩张、渗出和细胞浸润，这种炎症统称为结膜炎（conjunctivitis）。结膜炎是眼科最常见的疾病之一，根据其致病原因可分为微生物性和非微生物性两大类，最常见的是微生物感染，致病微生物可为细菌、病毒或衣原体感染，偶见真菌、立克次体和寄生虫感染。

结膜炎的分类：①根据结膜炎的发病快慢可分为超急性（24小时内）、急性或亚急性（几小时至几天）、慢性结膜炎（几天至几周）。一般而言，病程少于3周者为急性结膜炎，而超过3周者为慢性结膜炎。②根据病因可分为感染性、免疫性、化学性或刺激性、全身疾病相关性、继发性和不明原因性结膜炎。③按结膜对病变反应的主要形态可分为乳头性、滤泡性、膜性或假膜性、瘢痕性和肉芽肿性结膜炎。

一、急性细菌性结膜炎

急性细菌性结膜炎（acute bacterial conjunctivitis）是由细菌感染所致的急性结膜炎症的总

称，俗称“红眼病”或“火眼”，以显著的结膜充血和大量黏脓性分泌物为主要特征，具有传染性及流行性，通常为自限性，病情在2周左右。临床上最为常见的是急性卡他性结膜炎和淋菌性结膜炎。

【护理评估】

（一）健康史

1. 超急性细菌性结膜炎　主要为奈瑟菌属细菌（淋球菌或脑膜炎球菌）感染而引起。其中成人淋菌性结膜炎多为生殖器－眼接触传播分泌物而感染，新生儿则多因出生时通过患有淋球菌性阴道炎的母体产道被感染。脑膜炎奈瑟菌感染最常见患病途径是血源性感染，多见于儿童，呈双侧。

2. 急性细菌性结膜炎　又称“急性卡他性结膜炎”，俗称“红眼病”。常见致病菌有肺炎双球菌、金黄色葡萄球菌、流感嗜血杆菌等。可散发感染，也可流行于学校、泳池等集体生活场所。通常为接触患眼分泌物或污染的脸盆、毛巾、水源或其他用具而感染。

3. 了解病人的生活环境及卫生习惯，自身或病儿母亲有无尿路感染史等，是否与急性期结膜炎病人有接触史。

知识拓展

奈瑟菌属

奈瑟菌属是一群革兰染色阴性双球菌，此菌属包括脑膜炎奈瑟菌、淋病奈瑟菌、干燥奈瑟菌、微黄奈瑟菌、浅黄奈瑟菌、黏液奈瑟菌等。其中脑膜炎奈瑟菌及淋病奈瑟菌是引起人类疾病的病原菌，其他奈瑟菌多为人体呼吸道中寄生的正常菌群。

淋球菌对外界理化因素的抵抗力相当差，在完全干燥的环境中1~2h即死亡，但若附着于衣裤和被褥中，则能生存18~24h，在厚层脓液或湿润的物体上可存活数天。在50℃仅能存活5min。淋球菌对常用的黏膜杀菌剂抵抗力很弱，如1∶4000硝酸银溶液可使其在7min内死亡，使脓液中的淋球菌2min内死亡；1%苯酚溶液能在3min内将其杀灭。

（二）身体状况

1. 超急性化脓性结膜炎　潜伏期短，病情进展急剧，传染性极强。

（1）淋球菌性结膜炎：新生儿常于出生后2~5日发病，多双眼同时受累。检查可见眼睑、结膜高度水肿，可伴有假膜形成。初期分泌物为浆液性或血水样，继而转为黄色脓性分泌物，不断从睑裂溢出，故又称“脓漏眼”，常伴耳前淋巴结肿大。严重者可引发角膜炎、角膜溃疡、角膜穿孔，甚至引起眼内炎，最终导致失明。成人淋球菌感染症状通常较小儿轻。

（2）脑膜炎奈瑟菌性结膜炎：潜伏期为数小时至1天，常为双眼发病，多见于儿童，表现类似淋球菌性结膜炎，严重者可引起化脓性脑膜炎并危及生命。

2. 急性细菌性结膜炎（急性卡他性结膜炎）　起病较急，潜伏期1~3日，通常3~4日达高峰，随后逐渐好转，病程约2周。通常有自限性。双眼同时或先后发病。

（1）症状：病人自觉眼痒、异物感、灼热感、畏光、流泪、眼睑痉挛等症状，可伴有发热及全身不适等全身症状。

（2）体征：眼睑肿胀，可见结膜明显充血，球结膜水肿，有时伴有结膜下出血斑点，有大量黏脓性分泌物，白喉杆菌感染的结膜炎可见睑结膜上假膜形成。视力一般不受影响。

图片：细菌性结膜炎大量脓性分泌物

3. 并发症 细菌性结膜炎可引起角膜炎、角膜溃疡、角膜穿孔、眼内炎、慢性泪囊炎等。

（三）辅助检查

结膜刮片、分泌物涂片可见大量多形核白细胞及细菌，必要时亦可作细菌培养、药物敏感试验，以指导临床用药。

（四）心理社会状况

部分病人对结膜炎的预防知识缺乏，不注意个人卫生与环境卫生，可能导致感染在人群中扩散。当异物感、灼热感、结膜充血明显时病人可出现紧张的心理反应。如病人被隔离，容易产生孤独、自卑心理。

【治疗要点】

应以预防为主，去除病因，抗感染治疗。可结膜囊冲洗、局部或全身使用抗生素，防止交叉感染。

【常见护理诊断/问题】

1. 舒适改变：眼痒、异物感、灼热感及分泌物增多 与结膜炎症反应有关。
2. 潜在并发症：角膜炎、角膜溃疡、角膜穿孔、眼内炎、慢性泪囊炎等。
3. 有感染传播的危险 与细菌性结膜炎的传染性有关。
4. 知识缺乏：缺乏细菌性结膜炎的预防、治疗知识。

【护理措施】

1. 一般护理 保持环境安静，让病人充分休息，合理饮食，应多吃有营养、多纤维、少刺激的食物。局部冷敷可减轻症状。

2. 局部清洁、用药

（1）清除分泌物：分泌物少时可用无菌棉签拭去，分泌物多时常用生理盐水或3%硼酸溶液冲洗结膜囊。表面覆盖伪膜时，先除去伪膜后再进行冲洗。淋菌性结膜炎首选1000~5000U/ml青霉素溶液冲洗。

（2）指导病人应用抗生素：根据分泌物细菌学检查，选用敏感抗生素。急性卡他性结膜炎可选用0.25%氯霉素、0.1%利福平、氧氟沙星等眼药水，晚上涂抗生素眼膏，常用的有四环素、红霉素及金霉素眼膏等；淋球菌性结膜炎应局部和全身同时应用大剂量青霉素、头孢曲松等；并发角膜炎时，按照角膜炎治疗原则及时进行治疗。

（3）禁忌热敷、包盖患眼：热敷能增加结膜囊温度，有利于细菌繁殖，包盖患眼同时妨碍分泌物排出，不利于结膜囊清洁，反而加剧炎症。进行局部冷敷或配戴有色眼镜可减少光线刺激，缓解病人不适感。

（4）严格实行消毒隔离制度：急性期应及时隔离病人，滴眼液和眼药膏应专人专用，禁止互用，防止交叉感染。

【健康教育】

1. 积极开展卫生宣教，向病人家属讲授结膜炎预防知识，提倡一人一盆一巾，勤洗手、勤洗脸。注意个人卫生，养成良好的卫生习惯，与病人接触后，立即用肥皂洗手，避免揉眼。

2. 严格消毒病人用过的手帕、毛巾、脸盆等物品及使用过的医疗器械。医护人员接触病人后，必须洗手消毒。加强传染源的管理，防止交叉感染。接触淋球菌性结膜炎病人时，应戴防护眼镜。

3. 建议结膜炎病人不要到浴室、游泳池等公共场所活动。同时对游泳池、学校、浴池、幼儿园、工厂等公共场所定期进行卫生宣传、检查,并加强卫生管理。

4. 患有淋球菌性尿道炎的病人,要注意每次便后立即洗手。患有淋球菌性尿道炎的孕妇,须在产前治愈;对未愈产妇的婴儿出生后应常规滴用 1% 硝酸银滴眼液一次或涂 0.5% 四环素眼膏,并严密观察,以便于及时预防、治疗新生儿淋球菌性结膜炎。

二、病毒性结膜炎

病毒性结膜炎(viral conjunctivitis)由多种病毒引起,有自限性,传染力强,好发于夏秋季节,多为双眼发病,曾引起世界各地多次大流行,临床上以流行性出血性结膜炎和流行性角结膜炎最常见。

【护理评估】

(一)健康史

1. 流行性角结膜炎　由 8、19、29 和 37 型腺病毒感染引起。潜伏期为 5~7 天。

2. 流行性出血性结膜炎　由 70 型肠道病毒感染引起。常在 18~48 小时内发病,多为双眼发病,有自限性,一般持续 7 天左右。

图片:流行性出血性结膜炎

3. 病人常有不良的生活卫生习惯,了解病人有无病毒性眼病接触史。

(二)身体状况

1. 症状　双眼先后发病,自觉眼痛、痒、畏光、流泪、异物感等,部分病人可有头痛、发热、咽痛等全身症状。并伴耳前淋巴结肿大和压痛。

2. 体征　检查可见眼睑水肿、结膜充血水肿、睑结膜滤泡增生、分泌物呈水样,常侵犯角膜,流行性出血性角膜炎病人球结膜下多有点状、片状出血。

3. 并发症　病毒性结膜炎可引起角膜炎、角膜溃疡等。

(三)辅助检查

结膜刮片可见单核细胞增多,培养可分离出病毒。PCR 检测,血清学检查可以协助病原学诊断。

(四)心理社会状况

病人因有明显的眼痛、畏光、流泪、结膜下出血等,担心会影响视力,易出现紧张、焦虑等心理反应。

【治疗要点】

以局部抗病毒治疗为主。局部冷敷和使用血管收缩剂可减轻症状;眼部滴用抗病毒药物。

【常见护理诊断/问题】

1. 舒适改变:自觉剧烈眼痛、畏光、流泪、异物感及分泌物增多等　与病毒性结膜炎有关。

2. 潜在并发症:角膜炎、角膜溃疡等。

3. 有传播感染的危险　与眼分泌物有传染性有关。

4. 知识缺乏:缺乏病毒性结膜炎的防护知识。

【护理措施】

1. 一般护理　同细菌性结膜炎。

2. 指导用药

(1)指导病人滴眼药水:使用抗病毒眼药水,每 1~2 小时滴眼 1 次。为预防混合感染,同时应用抗生素眼药水；发生角膜炎时可合并滴用糖皮质激素，如 0.02% 氟米龙。角膜上皮病变可给予人工泪液或促进角膜上皮修复的药物滴眼。

（2）病情严重者应配合全身抗病毒治疗。

3. 密切观察病情的变化　如眼痛、畏光、流泪等症状加重时，注意有无角膜炎发生。

【健康教育】

预防交叉感染，做好传染性眼病的消毒和隔离，指导病人养成良好的卫生习惯，避免辛辣食物和饮酒，以清淡食物为主。

三、免疫性结膜炎

免疫性结膜炎（immunologic conjunctivitis）又称变态反应性结膜炎，是结膜对外界过敏原的一种超敏性免疫反应，临床上以春季结膜炎和泡性角结膜炎最常见。

【护理评估】

（一）健康史

1. 春季结膜炎　多见于儿童、青少年及 20 岁以下男性，可能是由空气中的花粉、动物羽毛、灰尘、微生物或其他物质引发的变态反应所致。季节性强，常侵犯双眼反复发作，可持续 5~10 年，无传染性，有自限性。

2. 疱性角结膜炎　多发生于结核病、营养不良、身体抵抗力较差的女性、儿童及青少年。可能是由于多种微生物蛋白质（如金黄色葡萄球菌蛋白、细菌中的结核菌素及真菌、衣原体或寄生虫蛋白等）引起的一种变态反应。

（二）身体状况

1. 春季结膜炎　又名春季卡他性结膜炎，常见症状有双眼难以忍受的奇痒和灼热感，角膜受累时可有畏光、流泪，呈黏稠丝状分泌物。夜间症状加重。好发男性青年，可有家族过敏史。按病变部位可分 3 型：①睑结膜型：上睑结膜呈硬而扁平的肥大乳头，外观形似铺路石样，乳头形状不一，包含毛细血管丛。②角结膜缘型：上下睑结膜均出现小乳头，角膜缘充血、结节，外观呈黄褐色或污红色增厚的胶状物，多见于黑色人种。③混合型：上述两种表现同时存在。

图片：春季结膜炎的睑结膜型–巨大乳头呈铺路石样改变

2. 疱性角结膜炎　一般有轻微异物感，如侵犯角膜，有明显角膜刺激征：异物感、畏光、流泪等。检查可见球结膜局限性充血，出现直径约 1~4mm 灰红色实性疱疹，易溃破，顶部易形成溃疡。

3. 并发症　免疫性结膜炎由于长期使用糖皮质激素，可引起青光眼、角膜炎、白内障等。

（三）辅助检查

分泌物涂片染色可见嗜酸粒细胞增多。

（四）心理社会状况

病人常因反复发作，治疗效果差而感到烦躁和丧失信心。

【治疗要点】

寻找病因并对症处理、抗过敏治疗，角膜受累者按角膜炎治疗。

【常见护理诊断 / 问题】

1. 舒适改变　与结膜变态反应有关。

2. 潜在并发症：角膜炎、激素性青光眼、白内障等。

3. 知识缺乏　缺乏免疫性结膜炎的防治知识。

【护理措施】

1. 协助病人积极寻找病因并进行治疗。

2. 指导病人用药

（1）局部用药：根据医嘱急性期选择激素间歇疗法：常用的有 0.5% 醋酸可的松滴眼剂、0.1% 地塞米松滴眼剂等。一般 24 小时可缓解症状，48 小时病灶可消失。急性期病人在开始时眼部滴药 2 小时 1 次，症状减轻后迅速降低滴药频率，同时提醒病人不能随意使用和停用。

注意：糖皮质激素眼药水虽可减轻症状，但长期应用可引起激素性青光眼、白内障等，应将不良反应事先告诉病人及家属。春季结膜炎可同时滴用 2% 色甘酸钠滴眼剂；泡性角结膜炎可同时使用抗生素眼药水。

（2）加强身体锻炼，注意营养，给予适当支持治疗；3% 硼酸液洗眼或湿敷眼睑皮肤可有止痒、消炎作用；使用不含防腐剂的人工泪液可以稀释炎症介质，改善因角膜缺损引起的异物感。

（3）病变累及角膜者，局部应滴用抗生素眼药水，以预防感染。

（4）全身应用复合维生素 B、钙剂。病情严重者应配合全身应用抗过敏药物治疗。

【健康教育】

（1）做好卫生宣教，避免接触可疑过敏原，患病季节不宜食用虾、蟹等易过敏的食物。

（2）加强体育锻炼，增加营养，提高机体抵抗力。

（3）病人外出时配戴有色眼镜，尽量减少阳光、花粉、灰尘的刺激。

四、沙眼

沙眼（trachoma）是由沙眼衣原体感染引起的一种慢性传染性结膜角膜炎，是常见的致盲眼病之一。因在睑结膜面形成粗糙不平的外观，形似沙粒，故名“沙眼”。沙眼的发病率、严重程度与个人卫生习惯、居住条件密切相关。目前随着我国生活水平的提高、卫生知识的大力宣传、医疗条件的有效改善，沙眼的发病率已大大降低。

知识拓展

衣　原　体

衣原体是介于细胞和病毒之间，属于立克次纲，衣原体目。20 世纪 50 年代以前该病曾在我国广泛流行。沙眼衣原体由我国汤飞凡、张晓楼等于 1955 年用鸡胚培养的方法在世界上首次分离出来。衣原体耐寒怕热，紫外线和肥皂水对其无杀灭作用，对低温抵抗力较强，即使在 −50℃以下尚能存活；但不耐高温，且对消毒剂敏感，如遇上 70℃以上高温、75% 乙醇、0.1% 甲醛溶液或 1% 苯酚则很快被杀灭。

【护理评估】

（一）健康史

1. 沙眼衣原体感染结膜、角膜所致。传染源为患眼的分泌物，人通过直接接触或接触污染物间接传播，节肢昆虫也是传播媒介。

2. 了解病人有无沙眼接触史。

（二）身体状况

多发生于学前及低龄儿童，常双眼患病，潜伏期 5~14 日，经过 1~2 月急性期之后进入慢性期。

1. 症状　轻症沙眼可完全无自觉症状或仅有轻微的刺痒、异物感、分泌物，重者因后遗症和并发症累及角膜，有眼痛、畏光、流泪等刺激症状，可有视力减退。

图片：睑结膜乳头增生－乳头中心扩张的毛细血管呈轮辐样散开

2. 体征　沙眼衣原体首先侵犯上睑结膜和上睑结膜穹隆部。检查时其特征如下：

（1）结膜血管模糊充血：上睑结膜及穹隆部结膜血管充血扩张，血管周围有炎症细胞浸润，使透明的结膜变得浑浊肥厚，血管轮廓不清。

（2）乳头增生：睑结膜粗糙不平，是由扩张的毛细血管和增生的上皮细胞形成，表现为细小的红色突起。

图片：下睑结膜滤泡－滤泡直径 2mm，呈半透明隆起样改变

（3）滤泡形成：由结膜上皮细胞下淋巴细胞的浸润和聚集形成，表现为粟粒样、大小不一的黄白色半透明小泡。

（4）角膜血管翳：沙眼衣原体侵入角膜上皮后导致角膜缘血管侵入角膜，同时伴有细胞浸润而形成，是沙眼早期诊断的依据之一。由于血管细小，必须在放大镜或裂隙灯下才可看见。角膜血管翳记录方法：将角膜水平分为四等分，血管翳侵入上 1/4 以内者为“P+”，达到 1/4~1/2 者为“P++”，达到 1/3~3/4 者为“P+++”，超过 3/4 者为“P++++”（图 3-2-1）。

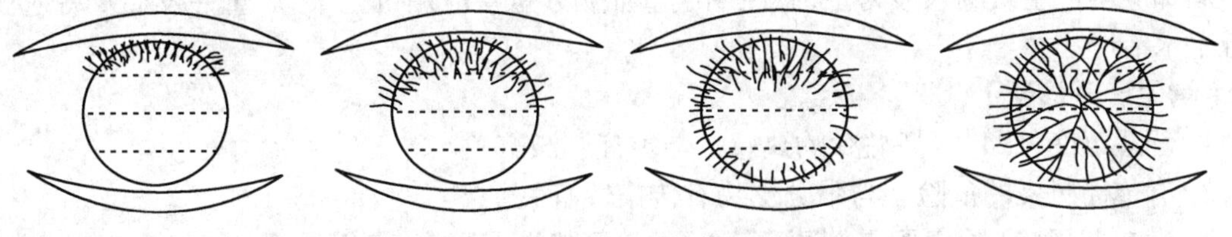

图 3-2-1　沙眼角膜血管翳分级示意图

（5）瘢痕形成：结膜的滤泡和乳头发生变性、坏死，逐渐被结缔组织所代替，形成白色瘢痕，这表明沙眼病变转入退行期病变阶段。

3. 并发症及后遗症

（1）睑内翻与倒睫：是沙眼最常见的并发症，多发生于上睑，主要是由于睑板肥厚变形，睑结膜瘢痕收缩导致睑缘向内翻转，形成睑内翻。睫毛根部附近瘢痕形成，改变了睫毛生长方向而形成倒睫。

（2）上睑下垂：因睑结膜和睑板有炎性细胞浸润和组织增生，重量增加，同时 Müller 肌的提上睑作用受病变影响而减弱，所以引起上睑呈下垂状态。

（3）实质性角结膜干燥症：因睑结膜瘢痕阻塞泪腺的排出口，结膜的杯状细胞和副泪腺亦遭到破坏，使泪液减少。结膜角膜无正常泪膜保护而干燥浑浊，上皮逐渐角化，严重影响视力，甚至失明。

（4）慢性泪囊炎：沙眼病变累及泪道黏膜，使鼻泪管狭窄或阻塞而引起慢性泪囊炎。

（5）睑球粘连：穹隆部结膜因瘢痕收缩变浅或完全消失，严重者眼球活动受限。

（6）角膜浑浊：严重的角膜血管翳、睑内翻、倒睫、角膜溃疡及角结膜干燥角化均可导致角膜浑浊。

4. 1979年我国制定的沙眼诊断依据

（1）上穹隆和上睑结膜血管模糊充血，乳头增生或滤泡形成，或两者皆有。

（2）用放大镜或裂隙灯显微镜检查可见角膜血管翳。

（3）上穹隆部或上睑结膜出现瘢痕。

（4）结膜刮片有沙眼包涵体。

具有第一项及其他三项之一即可诊断。

5. 1979年全国第二届眼科学术会议制定的沙眼分期方法

Ⅰ期（活动期）：上穹隆部及上睑结膜有活动性病变（血管模糊充血、乳头增生、滤泡形成、角膜血管翳）。

Ⅱ期（退行期）：有活动性病变，同时出现瘢痕。

Ⅲ期（完全瘢痕期）：仅有瘢痕，活动性病变完全消失，无传染性。

（三）辅助检查

睑结膜刮片可发现沙眼包涵体；细胞学检查可见淋巴细胞和浆细胞；荧光抗体染色法、酶联免疫法和PCR测定沙眼衣原体具有高敏感性和高特异性。

（四）心理社会状况

症状轻者有的不重视，任其发展；沙眼病程长、容易复发，病人对坚持用药缺乏信心；一旦症状加重或出现并发症及后遗症，则感焦虑不安。

【治疗要点】

局部应用抗生素滴眼液为主，急性期或重症病人全身应用抗生素，严重并发症及后遗症可进行手术治疗。

【常见护理诊断】

1. 舒适改变：眼痒、异物感、灼热感　与炎症刺激有关。

2. 有传播感染的危险　与眼分泌物有传染性有关。

3. 潜在并发症：睑内翻与倒睫、上睑下垂、角结膜干燥症、慢性泪囊炎、睑球粘连、角膜浑浊等。

4. 知识缺乏：缺乏沙眼的防护认识。

【护理措施】

1. 指导病人局部用药　治疗沙眼常用眼药水有0.1%利福平、0.3%氧氟沙星滴眼液，每日4~6次，晚上涂红霉素或金霉素眼膏，坚持用药1~3个月，重症病人需用药半年以上。

2. 全身用药　沙眼急性期或重症沙眼，可口服阿奇霉素、强力霉素、螺旋霉素等。

3. 机械疗法　乳头增生较多的沙眼病人，可行沙眼摩擦术，即用消毒纱布或海螵蛸棒摩擦乳头和滤泡；滤泡较多的沙眼病人，可进行滤泡压榨术，即用沙眼挤压镊挤出滤泡的内容物。

4. 并发症治疗　对于出现后遗症和并发症的沙眼病人，可进行手术治疗，如睑内翻矫正术、睫毛电解术、角膜移植术等。

【健康教育】

1. 宣传沙眼的危害及预防知识。告知已感染沙眼者及早治疗、坚持治疗，减少并发症发生。

2. 沙眼具有传染性，易引起流行，应预防为主，防治结合。

3. 养成良好的个人卫生习惯，不用脏手、纸擦眼；提倡一人一巾一盆，并经常洗、煮、晒，定期消毒使其清洁。

五、翼状胬肉

翼状胬肉（pterygium）是眼科常见病，是睑裂区增生肥厚的球结膜及结膜下组织侵入角膜表面形成的一种慢性炎症性病变。因其呈三角形，形状酷似昆虫的翅膀，故名为翼状胬肉。多发生于地球赤道部和长期户外工作者，如渔民、农民、地质工作者等。

【护理评估】

（一）健康史

1. 病因尚不清楚，可能与自身遗传、营养缺乏、过敏反应、泪液分泌不足及解剖因素有关；环境因素（如紫外线辐射、干燥、风沙、烟尘等）过度刺激亦可能与本病有关；过度劳累和长期夜间工作可能是本病的诱因。

2. 本病多发生于地球赤道部和长期户外工作者，如渔民、农民、地质工作者等。

3. 本病男性多于女性，中老年多见。

（二）身体状况

常双眼患病，多发生于睑裂区鼻侧。多数病人无自觉症状或仅有轻度不适。如胬肉牵引角膜可引起散光，如侵及瞳孔区可引起视力下降。在睑裂区可见肥厚的球结膜呈三角形侵入角膜，表面有血管走行。翼状胬肉分为头、颈、体三部分：三角形尖端称头部，角膜缘称颈部，球结膜上称体部。翼状胬肉分进展期和静止期：进展期胬肉组织充血肥厚，头部有点状浸润，生长快；静止期胬肉组织较薄，不充血，头部无浸润，发展缓慢或多年不发展，受到刺激后，可转入进展期。

图片：翼状胬肉外观

（三）心理社会状况

因本病可影响病人美观和视力，且手术复发率高，病人多有紧张、焦虑心理。严重者会对病人的工作和学习产生影响。

【治疗要点】

小而静止的翼状胬肉保守治疗，如胬肉侵入瞳孔区影响视力和美观者，可进行手术治疗。

【常见护理诊断】

1. 感知紊乱　与翼状胬肉发展至近瞳孔区牵拉角膜引起散光，侵入瞳孔区引起视力下降有关。

2. 知识缺乏：缺乏翼状胬肉相关防治知识。

【护理措施】

1. 小而静止的翼状胬肉一般不需要治疗，应做好病情解释工作。

2. 静止期胬肉不侵入瞳孔区者，一般不予手术，以免手术刺激可能促其发展；进展期胬肉未侵入瞳孔区不影响视力者，局部可用糖皮质激素眼药水滴眼。

3. 协助医生施行手术　如果翼状胬肉发展至瞳孔区或引起明显散光时应手术切除。手术方式有胬肉切除术、胬肉转位术等，为防止复发，手术应在滴药控制炎症后进行，术后可用放射线照射或1∶5000噻替派溶液滴眼。

【健康教育】

1. 告知病人应避免接触与发病有关的因素，户外活动时戴防风眼镜或遮光眼镜，尽可能减少紫外线、风沙、粉尘等对眼部的刺激,减缓翼状胬肉的发展,定期复查其进展情况。

2. 积极治疗眼部慢性炎症。

3. 对于术后病人应注意用眼卫生,外出时戴防护镜,定期复查,观察是否复发。

六、干眼症

干眼症又称角结膜干燥症(keratoconjunctivitis sica, KCS),是指任何原因引起的泪液分泌数量下降或质量改变,或泪膜功能异常者,通常伴有眼部不适或眼表组织病变。

泪液中水占98%,还含有免疫球蛋白、葡萄糖、Na^+、K^+、Cl^- 等。泪膜是指通过眼睑瞬目运动,将泪液均匀覆盖于角结膜表面形成的超薄膜。泪膜从外至内分3层,分别是由脂质层、水样层、黏蛋白层构成(图3-2-2),任何一层结构的异常均可导致干眼症。

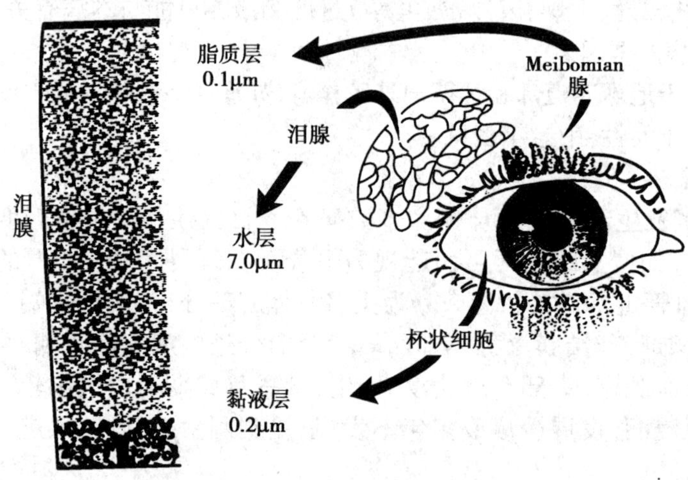

图3-2-2 泪膜的形成

【护理评估】

(一)健康史

1. 常见于40岁以上。

2. 有沙眼病史或角膜接触镜佩戴史。

3. 部分病人有长时间使用电脑、看电视的习惯,或者长时间处于空调或烟尘环境。

(二)身体状况

1. 最常见症状为眼部干涩感、异物感、烧灼感、畏光、视物模糊和视疲劳。部分病人不能忍受有烟的环境。

2. 如果合并其他全身疾病则具有相应疾病的症状,如口干、关节痛、皮肤病损等。

(三)辅助检查

1. 泪河宽度 正常宽度为0.5~1.0mm,≤0.35则提示为干眼。

2. 泪液分泌实验 常用Schirmer试验。观察时间为5分钟,正常值为10~15mm,低于10mm为低分泌,低于5mm为干眼。

3. 泪膜稳定性检查 泪膜破裂时间(BUT)最常用。正常值为10~45秒,<10秒为泪膜不稳定。

4. 角膜上皮活性染色 常用角膜荧光素染色和虎红染色,可观察角膜上皮缺损和判断泪河的高度，观察干燥失活的上皮细胞。

5. 泪液的渗透压测定　作为诊断干眼的标志性指标，如大于316mmol/L，提示干眼可能。

6. 其他检查　乳铁蛋白含量测定、角膜地形图、泪膜镜、泪液蒸发仪等。

（四）心理社会状况

干眼病是一种慢性疾病，需要长期用药；病人容易产生视觉疲劳，影响工作、学习。护士应评估病人的心理状况，了解其对干眼症的认知程度和平时用眼习惯。

【治疗要点】

消除病因，缓解症状。干眼病可由多种因素引起，如全身疾病、生活、工作环境、长期使用某种药物或化妆品等，明确并消除引起干眼的原因是最佳治疗方法，但大多数病人的主要治疗目标是缓解症状。

【常见护理诊断／问题】

1. 舒适改变：眼部干涩感、异物感、烧灼感、视疲劳　与角结膜缺乏泪液、睑板腺功能障碍有关。

2. 知识缺乏：缺乏干眼症的预防和保健知识。

【护理措施】

1. 遵医嘱给予人工泪液滴眼。干眼病是慢性病，要鼓励病人坚持用药。

2. 重度干眼症选用0.05%~0.1%的环孢素A滴眼剂，注意观察药物反应。

3. 口服多西环素50mg，每天2次，坚持数月。同时注意药物不良反应，如对光敏感、牙釉质异常；8岁以下儿童、孕妇、哺乳期妇女慎用。

4. 指导病人科学用眼，减少视疲劳的发生。

知识拓展

人工泪液

人工泪液就是模仿人体泪液的成分做出的一种替代品。它是一种眼药水，可以起到滋润眼睛的作用。使用了人工泪液后可以有效地缓解症状，让病人的眼睛表面重新形成一种人工保护膜。但应注意，人工泪液与人体产生的泪液还是有所不同，常用的人工泪液多添加防腐剂（苯扎溴铵），而长期滴用含防腐剂的人工泪液会造成眼表角结膜上皮细胞的损害。此外，人工泪液所含的有效成分玻璃酸钠及羧甲基纤维素钠并非泪液固有成分，长期应用会稀释自然泪液，破坏泪膜和促进泪液释放的反射弧，引起眼部的刺激，甚至加重干眼病的症状。

【健康教育】

1. 注意用眼卫生，避免用眼疲劳。避免长时间看电脑、电视、手机，需长时间使用电脑的病人在使用电脑时要保持正确姿势，视线稍向下，眼与屏幕距离40~70cm；一般在使用电脑1~2小时后休息10~15分钟，并向远处眺望。

2. 保留泪液，减少蒸发。指导病人戴硅胶眼罩、湿房镜或潜水镜，鼓励病人常做瞬目动作，保持眼睛湿润。

3. 屈光不正的病人，配戴眼镜要验光配镜准确、度数合适，如配戴角膜接触镜，要避免使用劣质的护理液。

4. 室内要保持通风，使用空调时应增加环境湿度，避免接触烟雾、风尘环境。在调整室内灯光，应以眼睛舒适为准。

（张　丹）

思考题

1. 归纳结膜炎病人的临床特点及护理要点。
2. 对沙眼病人制定一份完整的健康教育方案。
3. 简述干眼病病人的护理措施。

自测题

第三节　角膜病病人的护理

学习目标

1. 掌握细菌性、真菌性、单纯疱疹病毒性角膜炎病人的护理评估和护理措施。
2. 熟悉角膜炎的护理诊断、治疗要点。
3. 了解角膜炎的病因。
4. 能正确运用护理程序，对角膜炎病人进行整体护理。
5. 具有以病人为中心的护理理念，能够主动感受病人的心理，缓解其恐惧、焦虑的情绪。

角膜是眼的重要的屈光介质，位于眼球前方。角膜疾病是我国主要的致盲性眼病之一。角膜疾病有炎症、外伤、营养不良、变性、先天异常和肿瘤等，其中最常见的是感染性角膜炎。感染性角膜炎根据感染的病原体可分为细菌性、真菌性、病毒性、衣原体性和棘阿米巴性等。

角膜炎的病因虽然不同，但其病理变化过程基本相同，可以分为：浸润期（图 3-3-1）、溃疡形成期（图 3-3-2）、溃疡消退期、愈合期。角膜炎的症状主要为角膜刺激症状，包括眼痛、畏光、流泪、眼睑痉挛，伴不同程度视力减退。体征有睫状充血或混合充血、角膜浑浊（角膜炎性浸润、角膜溃疡）、虹膜睫状体炎性反应，严重病人可以出现角膜穿孔、角膜瘘、眼内感染、眼球萎缩、角膜新生血管、角膜瘢痕等严重并发症。治疗以局部药物治疗为主，根据感染的病原体不同可选用抗菌素、抗真菌药、抗病毒药物；药物治疗无效者可手术治疗，如角膜移植术。

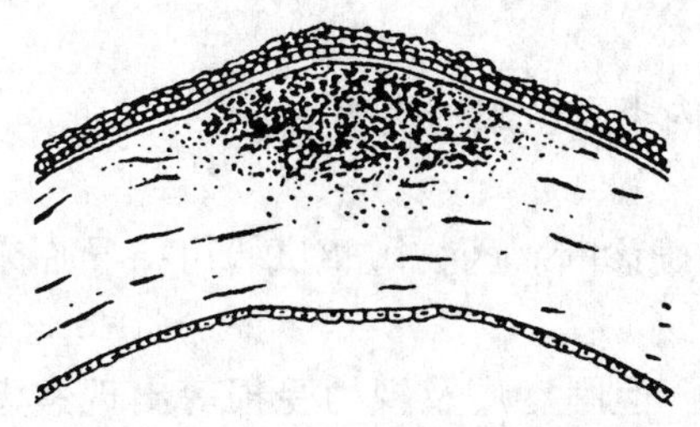

图 3-3-1　角膜浸润示意图

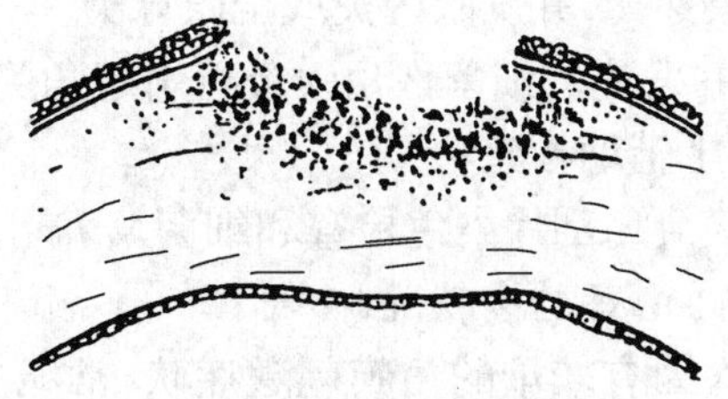

图 3-3-2　角膜溃疡示意图

案例导学与思考

案例导学：

病人，女性，60 岁，平时常有睫毛倒向眼球而不适，没重视，今天眼部不适加重，出现眼红、眼痛剧烈、畏光、流泪、眼睛睁不开、视力模糊等症状，病人感到紧张来就诊。

思考：

1. 该病人可能的临床诊断和护理诊断是什么？

2. 护士可以提供哪些护理措施？

一、细菌性角膜炎

细菌性角膜炎（bacterial keratitis）是由细菌感染引起的化脓性角膜炎，又称细菌性角膜溃疡，常继发于角膜上皮外伤之后，可为医源性感染。常见致病菌有葡萄球菌、肺炎双球菌、链球菌、铜绿假单胞菌等。临床上常见的有匐行性角膜溃疡和铜绿假单胞菌性角膜溃疡。

患有慢性泪囊炎、倒睫等外眼疾病以及长期配戴角膜接触镜，或患有糖尿病、营养不良、长期使用糖皮质激素或免疫抑制剂等，均可诱发感染。

【护理评估】

（一）健康史

了解病人有无角膜外伤史、长期佩戴角膜接触镜史，有无营养不良及糖尿病史，有无长期使用糖皮质激素或免疫抑制剂史，有无免疫缺陷病，有无睑内翻、倒睫及慢性泪囊炎病史。

（二）身体状况

1. 症状与体征　起病急，常于外伤后 24~48 小时内发病，病人常有眼痛、畏光、流泪和眼睑痉挛等角膜刺激症状和不同程度的视力下降。检查可见眼睑、球结膜水肿，睫状充血或混合充血，角膜呈局限性灰白色浸润，迅速扩大、坏死、脱落，形成溃疡，甚至穿孔。

图片：匐行性角膜溃疡

（1）匐行性角膜溃疡：起病急、进展快、症状重，溃疡向角膜中央呈匐行性发展，形成圆形或椭圆形溃疡，边界清楚，表面附着有黄白色脓液，有进行缘和静止缘，常伴有黄白色前房积液，是典型的细菌性角膜溃疡。

图片：铜绿假单胞菌性角膜溃疡

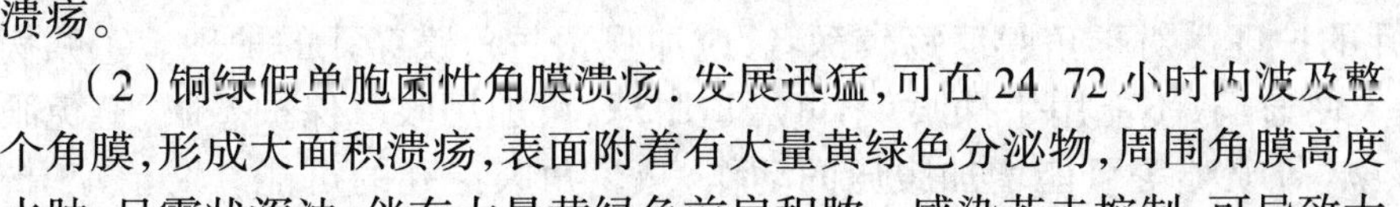

（2）铜绿假单胞菌性角膜溃疡：发展迅猛，可在 24~72 小时内波及整个角膜，形成大面积溃疡，表面附着有大量黄绿色分泌物，周围角膜高度水肿，呈雾状浑浊，伴有大量黄绿色前房积脓。感染若未控制，可导致大

面积角膜穿孔，并发眼内炎或全眼球炎。

2. 并发症　细菌性角膜炎可引起角膜穿孔、眼内炎及全眼球炎等。

（三）辅助检查

角膜溃疡刮片染色检查和细菌培养可进一步明确诊断。药物敏感试验可指导临床用药。

（四）心理社会状况

病人因有较重的角膜刺激症状，常能主动就医。但因疼痛及视力受损等出现焦虑不安及悲哀心理。

【治疗要点】

去除病因，积极控制感染，促进溃疡愈合，减少瘢痕形成，防止并发症。药物治疗无效或角膜即将穿孔或已穿孔者应选择角膜移植术。

1. 药物治疗　及时使用抗菌素，以局部用药为主；有虹膜睫状体炎时及时散瞳。

2. 手术治疗　药物治疗无效、角膜已穿孔或即将穿孔时可考虑手术治疗，如行角膜移植术。

【常见护理诊断/问题】

1. 感知受损：视力障碍　与角膜浸润、角膜溃疡有关。

2. 急性疼痛　与角膜炎症刺激有关。

3. 潜在并发症：角膜穿孔、化脓性眼内炎及全眼球炎等。

4. 焦虑　与担心病情和害怕失明有关。

5. 知识缺乏：缺乏细菌性角膜炎的相关防治知识。

【护理措施】

1. 一般护理　嘱病人多休息，加强营养，多食富含维生素和蛋白质的食物；避免光线刺激，病房光线应暗，可配戴有色眼镜和包盖患眼；热敷可促进血液循环，促进炎症吸收，减轻刺激症状。

2. 用药护理　遵照医嘱正确用药。

（1）应用抗生素：针对不同细菌感染选用敏感抗生素，迅速控制感染，以局部用药为主。根据病情需要确定眼药水滴用次数，急性期应频繁滴眼。严重病例开始可5分钟滴眼一次，30分钟后改为15~30分钟滴眼一次，症状缓解后1~2小时一次，或行球结膜下注射；睡前涂眼膏；病情严重者应配合全身用药。常用药物有头孢菌素，如头孢唑林；氨基糖苷类，如妥布霉素、庆大霉素；氟喹诺酮类，如诺氟沙星、氧氟沙星等。

（2）散瞳：为预防和控制虹膜睫状体炎应散瞳，常滴用1%阿托品，每日2~3次，以减轻虹膜刺激症状，预防虹膜后粘连。滴药后嘱病人压迫泪囊区3~5分钟，防止引起中毒反应。

（3）其他治疗：为减缓角膜溃疡发展，可局部应用半胱氨酸等胶原酶抑制剂；为促进溃疡愈合，可口服大量维生素C、维生素B。

3. 密切观察病情　密切观察角膜溃疡的形态、范围，分泌物颜色、性状，瞳孔大小，前房等情况，发现异常及时报告医生，以便及时调整治疗和护理措施，预防发生并发症。

4. 预防角膜穿孔的护理　对于角膜溃疡较深者，应加强预防角膜穿孔的护理。①嘱病人应卧床休息，保持大便通畅，不能用手揉眼，不可压迫眼球，可加用眼罩保护患眼，避免眼球遭受碰撞；避免咳嗽、打喷嚏等可能增加腹压的动作，减少角膜穿孔的可能。②治疗、护理时操作要轻柔，避免压迫眼球；球结膜注射时应避开角膜溃疡部位，避免在同一部位反复注射。

5. 加强隔离防护 指导病人做好手、眼卫生和床边隔离措施。对铜绿假单胞菌性角膜溃疡病人，一定要做好消毒隔离工作，以防止医院交叉感染。所用药物和物品应专人专用，用后及时消毒。每天更换的敷料，要进行集中焚毁处理。病房应有专人负责，医护人员要加强自身防护，避免交叉感染。

6. 手术护理 对有角膜穿孔危险的病人可行治疗性角膜移植；治愈后严重影响视力者可行增视性角膜移植术，做好角膜移植术手术护理（具体见第二章相关内容）。

知识拓展

角膜移植术

角膜移植术是治疗因角膜病变导的视力障碍的有效方法，是重要的复明手段。角膜移植术即用异体的透明角膜代替病变角膜，从而让失明者重获视力。该手术不仅手术费用高，而且角膜源非常紧缺，目前虽已研制出高分子材料人工角膜，但尚未在临床广泛应用，遗体器官捐赠是获得角膜源的主要途径。

7. 心理护理 关心病人，耐心向病人详细介绍角膜炎的病变特点及转归过程，告知目前所采用的治疗方法，增强其战胜眼疾的信心，积极配合治疗和护理。

【健康指导】

1. 防止角膜外伤，如有发生应及时就医，尽早治疗，防止感染。
2. 积极治疗睑内翻、倒睫、沙眼和慢性泪囊炎等疾病，消除角膜炎的诱发因素。
3. 角膜异物剔除时应严格无菌操作；配戴角膜接触镜者，应注意操作卫生，避免角膜划伤及感染。
4. 眼科常用荧光素钠和眼部表面麻醉剂，应定期消毒，每周一次，避免被铜绿假单胞菌污染而致医源性感染。
5. 角膜炎病人可配戴有色眼镜、包盖患眼以避免强光刺激。

案例导学与思考

案例导学：

病人，女性，27岁，熬夜后感冒，出现左眼红、眼痛、畏光、流泪，伴明显视力下降1天，入院治疗。病人2年前出现过相似情况。检查：视力右眼1.2，左眼0.4，左眼睫状充血，角膜中央可见树枝状上皮缺损。病人精神紧张。

思考：

1. 该病人主要存在哪些护理诊断？
2. 护士应采取哪些护理措施？

二、单纯疱疹病毒性角膜炎

单纯疱疹病毒性角膜炎（herpes simplex keratitis，HSK）是由单纯疱疹病毒感染引起的角膜炎症，其发病率和致盲率居角膜病首位。本病具有单眼反复发作等特点，临床上多为单纯疱疹病毒原发感染后的复发。多次反复发作后使角膜浑浊逐渐加重，最终导致失明。

单纯疱疹病毒性角膜炎多数是由单纯疱疹病毒（HSV）Ⅰ型感染所致，少数由Ⅱ型引起。原发感染后病毒常潜伏在三叉神经节内，当受凉、疲劳或使用免疫抑制剂或糖皮质激素等药物使机体抵抗力低下时，潜伏的病毒被激活而引起复发感染。

【护理评估】

（一）健康史

了解病人有无上呼吸道感染、疲劳、全身或局部使用糖皮质激素、免疫抑制剂史；有无单纯疱疹病毒感染的病史；本次发病以来的用药情况及治疗效果。

（二）身体状况

1. 症状与体征

（1）原发感染：常见于幼儿，表现为眼睑皮肤疱疹、急性滤泡性或假膜性结膜炎等，可有树枝状角膜炎表现。常伴有发热、耳前淋巴结肿大、唇部或皮肤疱疹等全身表现，呈自限性。

（2）复发感染：主要见于成年人，多为单侧，患眼常有轻微疼痛、畏光、流泪、眼睑痉挛症状，若病变侵犯角膜中央区，可伴有视力下降。

根据临床表现不同分为以下类型。①上皮型角膜炎：是最常见的类型。发病初期，角膜上皮呈灰白色点状排列成行或成簇浸润，继而形成小水疱，小水疱破裂后相互融合，形成树枝状角膜溃疡。随病情进展，炎症范围逐渐扩大向四周及基质层发展而形成地图状角膜溃疡。②神经营养性角膜病变：由于神经营养障碍、泪膜不稳定及眼药的毒性等引起，多发生在单纯疱疹病毒感染的恢复期或静止期，病变多位于睑裂区，呈圆形或椭圆形，可局限于上皮层或基质层浅层，亦可向基质层深层发展，甚至导致角膜穿孔。③基质型角膜炎：包括盘状角膜炎和坏死性基质型角膜炎。常见为盘状角膜炎，炎症局限于角膜中央基质，呈灰白色、圆盘状水肿浑浊，边界清晰，角膜上皮完整，可伴后弹力层皱褶和虹膜睫状体炎。坏死性基质型角膜炎角膜基质层有炎性坏死浸润灶，胶原溶解坏死，角膜上皮广泛坏死，终致溃疡穿孔，常伴有角膜新生血管及瘢痕形成。④角膜内皮炎：表现为角膜内皮水肿、内皮后沉着物，可分为盘状、弥漫性和线状三种类型，其中以盘状角膜内皮炎最为常见。

图片：单纯疱疹病毒性角膜炎的不同临床表现

2. 并发症　病毒性角膜炎可引起角膜穿孔、虹膜睫状体炎、眼内炎等。

（三）辅助检查

角膜上皮刮片可见多核巨细胞、病毒包涵体；酶联免疫法发现病毒抗原；角膜病灶分离培养可见单纯疱疹病毒；聚合酶链反应（PCR）可检测角膜、房水、玻璃体、泪液中的病毒DNA。

（四）心理社会状况

由于本病病程较长且有反复发作、视力下降等原因，病人常对治疗缺乏信心，易产生焦虑、抑郁、悲观心理。

【治疗要点】

抗病毒，减轻炎症反应，防止并发症及混合感染。必要时可手术治疗。

【常见护理诊断】

1. 感知受损：视力障碍　与角膜炎性浸润、溃疡有关。

2. 舒适改变：眼痛　与角膜炎症有关。

3. 潜在并发症：角膜穿孔、眼内炎等。

4. 焦虑　与病程长、疾病反复发作、视力障碍等有关。

5. 知识缺乏：缺乏单纯疱疹病毒性角膜炎的防护知识。

【护理措施】

1. 一般护理　指导病人充分休息，减少眼球运动；避免强光刺激。

2. 用药护理　遵医嘱指导病人正确用药。

（1）抗病毒药物：以局部用药为主，采用滴眼药水、涂眼膏的方法。根据病情需要决定滴眼次数，急性期1~2小时滴眼1次，晚上涂抗病毒眼膏。常用药物有更昔洛韦、阿昔洛韦、疱疹净眼药水、利巴韦林、屈氟尿苷、酞丁安等。

（2）散瞳药物：有虹膜睫状体炎时应及时使用散瞳剂，如1%阿托品。

（3）皮质类固醇：盘状角膜炎在使用抗病毒药物的基础上可同时滴用糖皮质激素眼药水或球结膜下注射，但要注意激素的使用剂量、疗程，不宜长期使用，以免产生严重并发症。

（4）广谱抗生素的使用：对合并细菌或真菌感染者，应使用广谱抗生素。

3. 严密观察病情　密切观察角膜浑浊的形态、病变范围、瞳孔大小及分泌物颜色、性状等，发现异常及时报告医生。

4. 心理护理　多与病人沟通，关心病人，耐心地对病人进行疏导，消除其焦虑心情，使病人增强信心，积极配合治疗、护理。

【健康教育】

1. 做好卫生宣教工作，让病人了解本病发病特点、发展及转归，加强锻炼，增强体质，避免诱发因素。

2. 指导病人合理用药，避免滥用抗生素和糖皮质激素。

3. 合理饮食，补充维生素和高蛋白，少吃辛辣刺激食物，避免烟、酒等。

三、真菌性角膜炎

真菌性角膜炎（fungal keratitis）是由致病真菌引起的感染性角膜疾病。近年来由于抗生素和激素的广泛应用，真菌性角膜炎的发病率呈上升趋势，其致盲率也极高。多在植物性角膜外伤后继发真菌感染。常见的有曲霉菌属、镰刀菌属、念珠菌属和酵母菌属等。

【护理评估】

（一）健康史

了解病人有无植物性眼外伤病史，如农作物枝叶、稻草、树枝或谷物皮壳擦伤角膜；有无长期应用广谱抗生素、糖皮质激素等使机体抵抗力低下的诱因。

（二）身体状况

起病缓慢、自觉症状轻、客观体征重、病程长。

1. 症状　多数病人仅有异物感、畏光、流泪等轻微刺激症状。

2. 体征　角膜病灶呈白色或灰白色，微隆起，无光泽，表面干燥而粗糙，附着有牙膏样或苔垢状物，病灶形状不规则但边缘清晰。溃疡周围可有“伪足”或“卫星灶”。角膜溃疡灶最终可穿孔。可有灰白色黏稠的前房积脓。由于真菌穿透性强，可引起眼内炎。

图片：真菌性角膜炎

（三）辅助检查

角膜病灶刮片检查及培养可见真菌菌丝或孢子；角膜共焦显微镜检查可直接发现病原微

生物。

（四）心理社会状况

病人因眼部不适、病程长而出现紧张焦虑心理；少数病人因本病主观症状轻而未重视，未及时治疗，导致病情延误和加重。

【治疗要点】

选用有效的抗真菌药物积极控制感染；防治并发症；治疗无效可行手术治疗。

【常见护理诊断】

1. 感知受损：视力障碍　与角膜炎症有关。
2. 舒适改变：眼痛　与角膜炎症刺激有关。
3. 潜在并发症：角膜穿孔、眼内炎等。
4. 焦虑　与病程长及担心视力不能有关。
5. 知识缺乏：缺乏真菌性角膜炎的相关防治知识。

【护理措施】

1. 一般护理　病人保证充分休息，避免强光刺激，减少眼球运动。
2. 用药护理

（1）遵医嘱正确使用抗真菌药物。常用药物有0.25%二性霉素、0.5%咪康唑等。以局部用药为主，白天滴眼药水，每30分钟~1小时滴眼一次，睡前涂眼膏。症状严重者，可用咪康唑或两性霉素B行球结膜下注射。病情严重者可口服抗真菌药物如伊曲康唑，或静脉滴注氟康唑或咪康唑等。为防复发，愈后仍需坚持用药一段时间。

（2）散瞳药物：伴有虹膜睫状体炎时应及时应用复方托吡卡胺或1%阿托品散瞳。

（3）禁止使用皮质类固醇激素。

3. 眼局部热敷，改善局部血液循环，促进炎症消退。
4. 密切观察病情，预防并发症发生。
5. 心理护理　关心病人，耐心地对病人进行心理疏导，消除其紧张焦虑情绪，增强信心，积极配合治疗、护理。

【健康教育】

1. 防止角膜外伤感染，尤其是植物性外伤，如有发生，应及时就医、治疗。
2. 一经确诊为真菌性角膜炎，应禁用糖皮质激素。
3. 指导病人正确用药，告诉病人坚持用药防止复发的重要性。

知识拓展

角膜软化症

角膜软化症是由于缺乏维生素A的高度营养障碍造成的早期角膜、结膜上皮干燥、变质，晚期出现角膜基质细胞坏死、破溃。多见于3岁以下儿童，常为双眼受累。与维生素A的摄取量不足、吸收不良、消耗量过多有关。眼部体征主要为结膜特别是睑裂部分的特殊干燥及角膜基质的坏死变化。临床过程分四个阶段：夜盲期、干燥前期、干燥期、角膜软化期。角膜软化症治疗原则是改善营养，补充维生素A，防止严重并发症。

（祝　蓉）

思考题

1. 细菌性角膜溃疡病人的身体状况如何？可以采取哪些护理措施？
2. 单纯疱疹病毒性角膜炎病人的角膜损害有哪几种类型？可以采取哪些护理措施？
3. 真菌性角膜溃疡病人的身体状况如何？可以采取哪些护理措施？

自测题

第四节　白内障病人的护理

学习目标

1. 掌握白内障的定义；掌握年龄相关性白内障的分类；掌握年龄相关性白内障皮质性临床分期、治疗要点、护理措施。
2. 熟悉先天性、糖尿病性白内障的护理评估、护理措施。
3. 了解白内障的分类、病因及发病机制。
4. 能正确运用护理程序，对白内障病人进行整体护理。
5. 具有以病人为中心的护理理念，能够主动了解病人的感受，缓解其恐惧、焦虑的情绪。

案例导学与思考

案例导学：

病人，男性，75 岁，平时身体健康，10 年前左眼开始出现视力下降，逐渐加重，近来发现左眼视力严重下降，右眼视力也下降，其余无不适，现来医院就诊。检查：右眼视力 0.4，左眼视力为手动 /20cm。

思考：

1. 该病人可能的临床诊断和护理诊断是什么？
2. 护士可以采取哪些护理措施？

透明的晶体发生浑浊即称为白内障（cataract）。白内障是主要的致盲性眼病，其发病率和致盲率均居致盲性眼病之首。白内障的发生和许多因素有关，如老化、营养不良、外伤、紫外线照射、全身性疾病、遗传、内分泌紊乱、中毒及一些先天性疾病，均可影响晶体的代谢而发生白内障。

白内障分类的方法有多种：根据发病的时间可分为先天性和后天性；根据发病的原因可分为年龄相关性、外伤性、糖尿病性、并发性、辐射性、药物中毒性白内障等；据晶状体浑浊的部位不同可分为皮质性、核性、囊下性（图 3–4–1）。

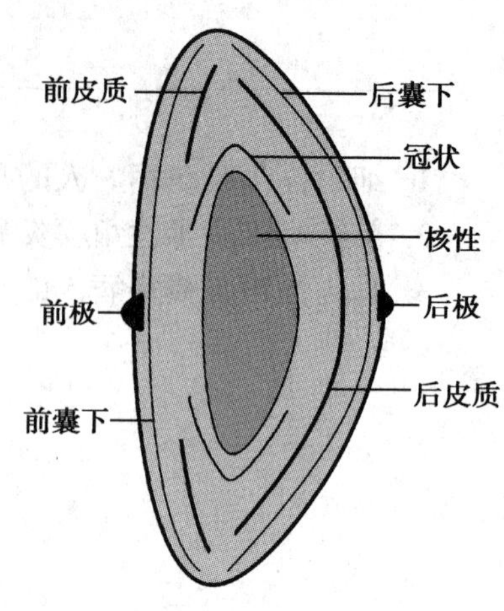

图 3–4–1 晶状体浑浊部位示意图

白内障的主要治疗方法为手术治疗，迄今尚无有效药物。

一、年龄相关性白内障

年龄相关性白内障（age related cataract）是白内障中最常见的类型，多发生在 50 岁以上的老年人，是随着年龄增长，晶状体老化并发生浑浊的一种白内障。发病率随年龄增长而上升。多双眼发生，可先后发病。

【护理评估】

（一）健康史

了解病人起病的时间、起病急缓、发展速度和治疗过程等；了解病人的职业、既往病史、家族病史、生活习惯等，如有无糖尿病、高血压等病史，有无营养不良等。

（二）身体状况

主要表现为双眼呈无痛性、渐进性视力下降，最终只剩光感。早期病人常出现眼前固定不动的黑影。可出现单眼复视或多视、屈光改变等表现。根据晶状体开始浑浊的部位不同将其分为皮质性、核性、后囊膜下白内障。

1. 皮质性白内障　最常见，根据病程可分为 4 期。

（1）初发期：视力不受影响。检查见晶状体赤道周边皮质呈灰白色楔形浑浊，楔形尖端指向瞳孔，瞳孔区未受累。该期发展缓慢，可经数年才进入下一期。

（2）膨胀期（未成熟期）：视力明显下降。检查见浑浊进入瞳孔区，瞳孔区呈灰白色不均匀浑浊；晶状体皮质因吸收水分而致体积增大，可诱发急性闭角型青光眼；虹膜投影呈阳性是此期特点。

030401
图片：皮质性白内障

（3）成熟期：视力明显下降至仅有眼前手动或光感。检查见晶状体完全浑浊，瞳孔区呈均匀乳白色；晶状体体积恢复；虹膜投影消失。

（4）过熟期：晶状体皮质液化溶解成乳糜状，囊膜皱缩，核失去支撑。当核下沉离开瞳孔区时，视力可有所提高。由于核下沉，上方前房变深，虹膜失去支撑而出现虹膜震颤。囊膜破裂，液化的皮质流入房水，可引起晶状体过敏性葡萄膜炎；皮质沉积于前房角，可引起晶状体溶解性青光眼。晶状体悬韧带退行性改变，可引起晶状体脱位。

2. 核性白内障　较少见，发病较早，一般 40 岁左右发生，进展缓慢。早期不影响视力，随着病变发展，核颜色逐渐加深，由黄色变为黄褐色、棕色、黑色而至视力下降。早期晶状体核密度增加，屈光指数明显增强，可出现近视增加或老视减轻。

图片：核性和后囊膜下白内障

3. 后囊膜下白内障　晶状体后囊浅层皮质出现棕黄色浑浊，外观似锅巴状。因浑浊位于视轴区，早期即有明显视力下降。

（三）辅助检查

1. 眼电生理及光定位检查　排除视网膜或视神经疾病。

2. 角膜曲率及眼轴长度检查　计算手术植入人工晶体的度数。

（四）心理社会状况

病人因视力障碍影响外出参加社交活动会产生孤独感和焦虑；或因需要手术治疗而恐惧；注意评估病人的生活和工作环境、职业等。

【治疗要点】

迄今尚无疗效肯定的药物，故以手术治疗为主，常选用的手术方法：白内障囊外摘除术联合人工晶体植入术、白内障超声乳化联合人工晶体植入术、白内障激光乳化联合人工晶体植入术等。早期可试用药物治疗，如口服维生素 C、维生素 E 等，滴用谷胱甘肽滴眼液，以延缓白内障的进展。

知识拓展

人工晶状体

人工晶状体又称人工晶体，是指人工合成材料制成的一种特殊透镜。它的成分包括硅胶、聚甲基丙烯酸甲酯、水凝胶等。人工晶状体的形状功能类似人眼的晶状体，具有重量轻、光学性能高、无抗原性、无致炎性、无致癌性和能生物降解等特性。按照放置位置分类，可以分为前房固定型人工晶体、虹膜固定型人工晶体、后房固定型人工晶体；按照硬度及手术切口大小分类，可分为硬质人工晶体、可折叠人工晶体；按照功能分类，可分为多焦点人工晶体、可调节人工晶体、非球面人工晶体等。

【常见护理诊断/问题】

1. 感知受损：视力障碍　与晶状体浑浊有关。

2. 潜在并发症：继发性青光眼、过敏性葡萄膜炎、术后伤口感染等。

3. 自理缺陷　与白内障引起视力下降有关。

4. 有受伤的危险　与视力障碍及术后双眼包盖有关。

5. 焦虑　与视力下降和担心手术效果有关。

【护理措施】

（一）一般护理

1. 向病人介绍周围环境，将床旁桌椅及常用物品摆放固定，活动空间不留障碍物，防止病人绊倒。教会病人使用床旁传唤装置。根据病人生活自理能力，给予一定的生活帮助。

2. 饮食护理　保证营养的前提下给予清淡易消化食物，保持大便通畅。

（二）用药护理

白内障早期可遵医嘱试用谷胱甘肽、卡他林等眼药水滴眼，口服维生素 C、E、B_2 等药物，以延缓白内障进展。

（三）病情观察

注意观察有无眼压升高、眼部充血、眼痛等，防止发生晶状体溶解性青光眼及过敏性葡萄膜炎。

（四）心理护理

年龄相关性白内障病人年龄大、视力差及行动不便，更需要耐心细致的照顾和护理。多做心理疏导多沟通，减少其孤独感及对手术的焦虑和恐惧感。

（五）手术护理

按内眼手术常规进行术前、术后护理。

1. 向病人介绍手术时机、手术方式

（1）手术时机：以前认为成熟期是手术最佳时期。随着显微外科手术的开展，目前认为视力下降影响工作和生活质量，即可手术。

（2）手术方式：①白内障囊外摘除术（extracapsular cataract extraction，ECCE），手术破除前囊膜，将晶状体皮质及核摘除，保留后囊膜，便于术后植入后房型人工晶状体（图 3-4-2）；②白内障超声乳化吸除术，是应用超声波能量将浑浊的晶状体核和皮质乳化后吸除，保留后囊膜的方法，具有切口小、手术时间短、不需要缝合、视力恢复快等特点，是目前认为最安全有效的白内障手术方法之一；③白内障激光乳化吸除术，用激光对浑浊的晶状体进行切割，然后吸除，是较超声乳化术切口更小、对组织损伤更小的手术方法，但目前该技术尚不够成熟。

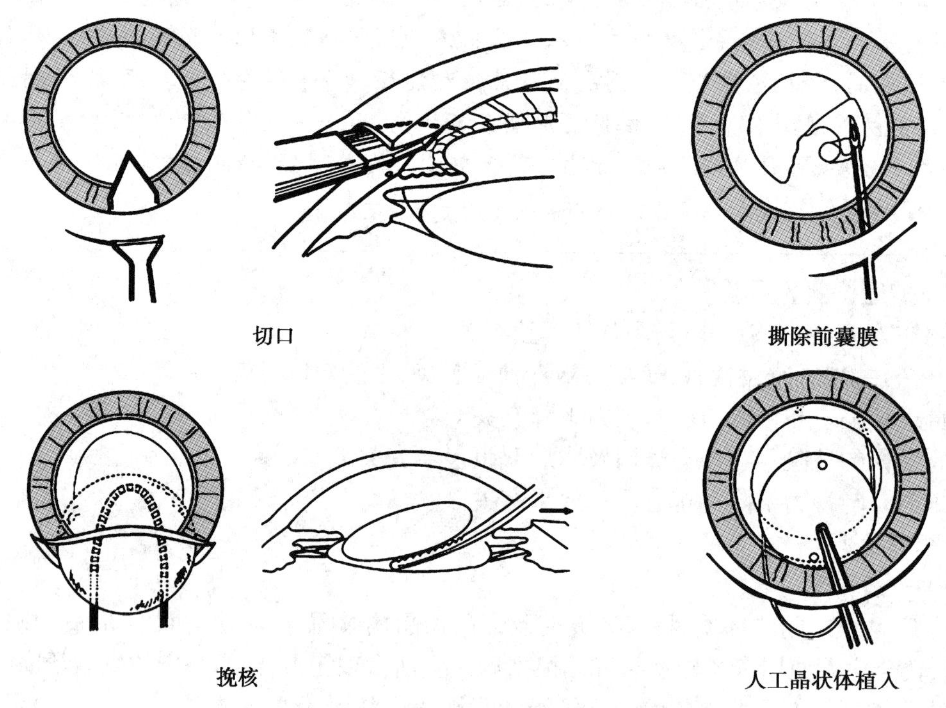

图 3-4-2　白内障囊外摘除术示意图

2. 术前护理　按内眼手术病人护理常规。

（1）协助病人进行各项术前检查，并说明检查目的、意义。需要进行的检查项目主要有：①眼部检查，包括视功能、角膜、晶状体、眼压、角膜曲率半径和眼轴长度等；②全身检查，包括血压、血糖、心电图、X 线胸片、肝功能、血常规、尿常规、凝血功能等。

（2）术前遵医嘱常规用药：如抗生素、散瞳剂等；教会病人术前、术中及术后注意事项。

3. 术后护理　按内眼手术病人护理常规。术后常规遮盖患眼、遵照医嘱用药；注意观察病情，指导病人避免咳嗽、负重、弯腰等，预防并发症发生；未植入人工晶状体的，应指导病人术后配镜（+10D~+12D）矫正。

【健康教育】

1. 向病人及家属讲解年龄相关性白内障的防治知识，出现眼胀痛、眼红等应及时到医院就诊。

2. 手术后定期复诊，观察屈光变化，根据需要配戴合适眼镜。

3. 教会病人正确使用眼药水。

二、先天性白内障

先天性白内障（congenital cataract）是指出生时即存在或出生后1年内发生的晶状体浑浊。多因遗传或胎儿先天发育障碍所致，约50%先天性白内障的发生与遗传有关，是一种常见的儿童眼病，是引起儿童失明和弱视的重要原因，可单眼或双眼发病，有时伴有其他眼病或其他全身性先天异常。表现为各种形态与部位的晶状体浑浊。大多数在出生前即已存在，小部分在生后才逐渐形成，多为双侧。

【护理评估】

（一）健康史

了解有无家族遗传病史；母体在怀孕期间特别是前3个月，有无病毒感染或药物、放射线或全身病变等影响胎儿的晶状体发育。

（二）身体状况

1. 先天性白内障多为婴幼儿，常为双侧、静止性，少数出生后继续发展。

2. 视力障碍程度可因晶状体浑浊发生部位、形态和程度不同而异，有的可不影响视力，有的视力下降明显，甚至只剩光感；部分婴幼儿因发育阶段的黄斑生理性视刺激不足，而出现形觉剥夺性弱视。

3. 先天性白内障可按晶状体浑浊的形态、部位不同，分为膜性、核性、绕核性、前极、后极、粉尘状、冠状、点状、花冠状、珊瑚状和全白内障等，其中最常见的类型为绕核性白内障。

4. 常合并其他眼病如先天性小眼球、斜视、眼球震颤等。

（三）辅助检查

针对不同情况选择一些实验室检查，如血糖、尿糖、酮体、染色体等检查。

（四）心理社会状况

一般情况下病儿家长对孩子的视力障碍非常担心，对治疗效果有迫切期待，对手术有紧张、焦虑甚至恐惧心理，对病儿的未来充满忧虑。

【治疗要点】

对视力影响不大者可不予手术，可定期随访；对视力下降者应尽早进行手术治疗，宜在出生后3~6个月手术，最迟不超过2岁，以免发生形觉剥夺性弱视，术后无晶体眼需进行屈光矫正和视功能训练。

【常见护理诊断/问题】

1. 感知受损：视力下降 与晶状体浑浊有关。

2. 潜在并发症：弱视、斜视及眼球震颤。

3. 家庭应对无效 与家庭主要成员缺乏相关防护知识有关。

4. 焦虑 与担心手术效果和病儿的未来等有关。

【护理措施】

1. 对视力影响不大者，一般不需治疗，定期随访。

2. 对明显影响视力者，应尽早手术治疗，以免发生形觉剥夺性弱视。手术护理参照第二章眼科手术病人的护理。

3. 感染风疹病毒者不宜过早手术，以免因手术使潜伏在晶状体内的病毒释放而引起虹膜睫状体炎、眼球萎缩。

4. 无晶状体眼者需进行屈光矫正和视功能训练。屈光矫正方法有框架眼镜、角膜接触镜、人工晶状体植入等。

5. 已发生弱视病儿，应指导家长进行正确的弱视训练，如遮盖疗法、光学药物压抑法、精细动作训练等。

【健康教育】

1. 给家庭主要成员讲解本病有关防护知识，以便病人能够得到正确的家庭护理。

2. 做好社区宣教工作，重视孕早期的保健护理和优生优育，避免先天性白内障的发生。

三、糖尿病性白内障

糖尿病性白内障（diabetic cataract）是指白内障的发生与糖尿病有直接关系的白内障，临床上分为两种类型：真性糖尿病性白内障和糖尿病合并年龄相关性皮质性白内障。一般认为，由于糖尿病人血糖升高，晶状体中的葡萄糖增多，转化为不能通过晶状体囊膜的山梨醇，在晶状体内大量积聚，使晶状体内渗透压升高，吸收水分，纤维肿胀变性而浑浊。

【护理评估】

（一）健康史

了解病人糖尿病发病的情况、治疗经过以及目前血糖的控制情况；了解病人视力下降的速度、目前的视力情况；了解病人有无糖尿病家族史，家庭经济情况及应对情况等。

（二）身体状况

1. 有不同程度的视力障碍。

2. 合并老年性白内障与老年性白内障临床表现相似，但发病率高，发病早，进展快，容易成熟。

3. 真性糖尿病性白内障多见于1型青少年糖尿病病人，常为双眼同时发病，发展异常迅速，早期在前后囊下出现点状或雪片状浑浊，而后在短时间内发展为完全性浑浊。

4. 真性糖尿病性白内障常伴有屈光变化。血糖迅速升高时，血液中无机盐含量减少，渗透压降低，房水渗入晶状体内，使其凸度增加形成近视；血糖迅速降低时，晶状体内水分渗出，晶状体变扁平而形成远视。

5. 糖尿病性眼部其他并发症：糖尿病性视网膜病变、新生血管性青光眼。

（三）辅助检查

实验室检查如血糖、尿糖、糖化血红蛋白，了解病人血糖控制情况；眼电生理及光定位检查，了解视网膜或视神经功能；角膜曲率及眼轴长度检查，计算手术植入人工晶体的度数。

（四）心理社会因素

糖尿病为终身性疾病，因此部分病人及家属对治疗、护理比较熟悉容易产生挑剔心理；漫长的康复治疗过程和并发症的出现会使病人焦虑不安，或对治疗失去信心；了解视力障碍对病人学习、工作、生活的影响，家庭经济状况和社会的支持情况。

【治疗要点】

积极治疗糖尿病；视力下降严重者，控制血糖后可行白内障摘除术，如无糖尿病增殖性视网膜病变，可联合植入后房型人工晶体。

【常见护理诊断 / 问题】

1. 感知受损：视力下降　与晶状体浑浊及并发症有关。

2. 潜在并发症：手术后感染、出血、其他眼部合并症　与糖尿病有关。

3. 自理缺陷　与视力减退有关。

4. 焦虑　与视力障碍、原发病等有关。

5. 知识缺乏：缺乏对糖尿病及糖尿病性白内障的防治知识。

【护理措施】

1. 一般护理　加强饮食护理，以低糖、低脂、适当蛋白质、高纤维、高维生素为主，饮食定时定量；生活起居规律。对于自理缺陷的病人，协助做好各种生活护理；协助熟悉周围环境，减少和避免意外事故的发生。

2. 对早期白内障病人，应积极治疗原发病控制血糖，并给予白内停、卡他林眼药水，口服维生素 C、E、B_2 等药物，以延缓浑浊继续加重，尽可能保存视力。如有糖尿病性视网膜病变，宜同时治疗眼底病变。

3. 晶状体浑浊严重者，应行手术治疗。因糖尿病性白内障术后易发生出血、感染，故术前应将血糖控制在正常范围，并严格掌握手术适应证。术后密切观察病情，以防术后并发症发生，或及时发现、及时处理。

4. 心理护理　认真做好心理护理，鼓励病人树立战胜疾病的信心，正确对待疾病，以积极的心态对待生活，消除悲观焦虑心理，以良好稳定的心态接受治疗。

【健康教育】

1. 对病人及家属进行糖尿病及糖尿病性白内障的有关知识宣传。

2. 指导病人严格按照糖尿病食谱进食，特别注意定时定量。

3. 遵医嘱正确应用降血糖药物，密切观察血糖变化。

4. 学习、吃饭、运动、休息等要有规律。

知识拓展

药物及中毒性白内障

长期接触化学药品或使用某些药物可导致不同程度的晶体浑浊，称为药物及中毒性白内障。迄今为止已发现 50 余种结构不同的物质可导致药物及中毒性白内障。常见的药物有糖皮质激素、氯丙嗪、缩瞳剂等，化学药品有三硝基甲苯、二硝基酚、萘和汞等。根据接触药物和化学药品史及晶状体浑浊的形态、位置等，可以作出诊断。临床护理中应注意合理用药，如长期接触一些可能致白内障的药物和化学药品时，应定期检查晶状体；如果发现有药物和中毒性白内障，应停用药物，脱离与化学药品的接触；当白内障明显到影响工作和生活时，可手术摘除白内障和植入人工晶体。

（祝　蓉）

思考题

1. 年龄相关性皮质性白内障病人的身体状况和护理诊断有哪些？
2. 年龄相关性白内障病人手术护理措施有哪些？
3. 先天性白内障的治疗原则是什么？

自测题

第五节　青光眼病人的护理

学习目标

1. 掌握青光眼、眼压的定义；掌握急性闭角型青光眼的护理评估内容及护理措施。
2. 熟悉原发性开角型青光眼的护理评估内容及护理措施。
3. 了解急性闭角型青光眼和原发性开角型青光眼的病因及辅助检查方法；了解先天性青光眼治疗原则。
4. 能正确运用护理程序评估病人状况，进行有效沟通并做出正确护理诊断及健康指导。
5. 具有以病人为中心的护理理念，能够主动了解病人的感受，帮助病人解除痛苦。

案例导学与思考

案例导学：

病人，女性，52 岁，一天前跟家人吵架后突感左眼胀痛、视力模糊，伴同侧头痛、恶心呕吐，经休息后未见缓解，自行服用感冒药，当晚睡眠质量很差，心情非常急躁和焦虑，遂在女儿陪同下来院就诊。

思考：

1. 说出此病人目前的主要护理问题。
2. 为进一步明确诊断，针对该病人还需进行哪些辅助检查？并制定现阶段护理计划。

青光眼（glaucoma）是一组以视神经萎缩和视野缺损为主要临床表现的疾病，主要与眼压病理性升高有关。在全球青光眼是仅次于白内障的致盲眼病，所以若能早发现、早诊断、早治疗，可有效地降低致盲率。

眼球内容物作用于眼球壁的压力称为眼压。正常而稳定的眼压对保护视功能有很大作用。正常眼压范围为 10~21mmHg，双眼的眼压差值应 ≤ 5mmHg，24 小时眼压波动范围应

≤ 8mmHg。眼压的稳定性主要通过眼球内容物中房水循环的动态平衡来维持，一旦平衡失调，将会导致眼压的波动，眼压改变对眼组织和视功能都将会造成严重的影响。大多数病理性眼压增高是青光眼的主要危险因素，但视神经对眼压的耐受程度有很大个体差异。临床上部分病人的眼压已超过统计学的正常上限，长期随访并不出现视神经损害和视野缺损，称为高眼压症；也有部分病人眼压在正常范围内，却发生了青光眼典型的视神经萎缩和视野缺损，称为正常眼压性青光眼。因此，高眼压并不都是青光眼，正常眼压也不能排除青光眼。

根据前房角形态、病因机制及发病年龄 3 个主要因素，将青光眼分为原发性青光眼、继发性青光眼和先天性青光眼三大类：

1. 原发性青光眼（primary glaucoma）　指没有明确病因的一类青光眼。又可根据眼压升高时前房角是否开放，分为原发性开角型青光眼和原发性闭角型青光眼。

2. 继发性青光眼（secondary glaucoma）　是由眼部其他疾病或全身疾病等明确病因所致的一类青光眼。

3. 先天性青光眼（congenital glaucoma）　是胚胎期和发育期内眼球房角组织发育异常所引起的一类青光眼。可分为婴幼儿型青光眼、青少年型青光眼、先天性青光眼伴有其他先天异常。

一、急性闭角型青光眼

急性闭角型青光眼（acute angle-closure glaucoma）是因前房角的急性闭塞导致房水排出障碍，引起眼压急剧升高，并伴有相应症状和眼前段组织病理改变为特征的眼部疾病。急性闭角型青光眼是我国最常见的青光眼类型，女性多见，男女比例约为 1∶3，多发生在 40 岁以上，50~70 岁者最多。可双眼先后或同时发病，有遗传倾向。

知识拓展

世界青光眼日历届主题

世界青光眼日是由世界青光眼联合会和世界青光眼病人联合会共同发起的一项全球性行动，旨在提高青光眼的知晓率。2008 年 3 月 6 日被选为第一届世界青光眼日，其主题是"防治青光眼，健康看奥运"；2009 年第二届世界青光眼日主题是"战胜青光眼，我与你同行"；2010 年第三届世界青光眼日主题是"关爱家人"；2011 年第四届世界青光眼日主题是"发现青光眼——为青光眼病人在有生之年保住有用视力"；2012 年第五届世界青光眼日主题是"别让青光眼黯淡您的生活"；2013 年第六届世界青光眼日主题是"世界天天都精彩，别让青光眼成为阻挡您欣赏世界的阻碍"；2014 年第七届世界青光眼日主题是"战胜隐形视力杀手——青光眼"；2015 年第八届世界青光眼日主题是"重视早期筛查，减少视功能损害"；2016 年第九届世界青光眼日主题是"打败盗取视力的窃贼——青光眼"；2017 年第十届世界青光眼日主题是"像监测血压一样监测眼压，像保护生命一样保护视力"。

【护理评估】

（一）健康史

1. 解剖因素　有遗传倾向的解剖结构变异，如角膜小、前房浅、房角窄、晶状体相对较厚、眼轴短等。眼前段相对狭小，晶状体的前表面与虹膜紧贴增加了房水流经瞳孔的阻力，引起瞳孔阻滞，后房压力增大，推挤虹膜向前呈膨隆状，进一步加重前房浅、房角窄，甚至房角关闭，致使眼压急剧升高，引起疾病发作。

2. 诱发因素　情绪波动、近距离用眼、过度疲劳、季节变化、抗胆碱药物散瞳或在暗处停留时间过长等，常诱发急性闭角型青光眼急性发作。这些因素可使瞳孔扩大，周边虹膜松弛，使前房变浅更加严重，从而诱发急性闭角型青光眼。

（二）身体状况

急性闭角型青光眼根据临床表现分为六个临床阶段。

（1）临床前期：可分为两种情况。一类常为一眼已发病，未发病眼即使无任何症状也可诊断进入临床前期；另一类是指虽无闭角型青光眼发作史，但有急性闭角型青光眼家族史，检查可见前房浅、虹膜膨隆、房角狭窄等解剖学特征，暗室激发试验阳性，也诊断为临床前期。

（2）先兆期：一过性或多次反复的小发作。发作时突感雾视、虹视、眼胀、轻度头痛，休息后可自行缓解，多不留下永久损害，可多次发作。

（3）急性发作期：病人自觉剧烈头痛、眼胀痛、畏光、流泪，视力急骤下降，甚至仅存光感，可伴恶心、呕吐。检查：眼睑水肿，睫状充血或混合充血，角膜上皮水肿呈雾状，瞳孔散大，对光反应迟钝或消失，前房极浅，房角大部分关闭，眼压升高，一般可达 50mmHg 以上，指测眼压坚硬如石。高眼压缓解后，眼前段常留下永久性组织损伤，如角膜后色素沉着、虹膜节段性萎缩及色素脱落、青光眼斑（晶状体前囊下点、片状灰白色浑浊），称“青光眼三联症”，是急性闭角型青光眼急性发作的重要标志。

（4）间歇期：又称缓解期，小发作或急性发作期后，不用药物或只用少量缩瞳剂可使眼压降至正常，症状和体征减轻或消失。主要诊断标准：①有明确的小发作史；②房角大部分开放；③不用药物或仅用缩瞳药物就可维持正常眼压。

（5）慢性期：急性发作或反复小发作后，房角已广泛粘连，小梁网功能遭受严重损害，眼压中度升高，视力进行性下降，眼底可见视盘呈病理性凹陷，伴有视野缺损和视力下降。

（6）绝对期：高眼压持续升高，眼组织特别是视神经遭到严重损害，视力已降至无光感且无法挽救，偶尔可因眼压过高或角膜变性而剧烈疼痛。

（三）辅助检查

眼压检查、视野检查及前房角镜检查等。可疑病人可进行暗室试验，即在暗室内，病人保持清醒且睁眼 1 小时后，在暗室内弱光下再测眼压，如较实验前明显升高，超过 8mmHg 则为阳性。

（四）心理社会状况

评估病人的性别、年龄、性格特征和对本病的认知程度。评估病人的情绪状况，有无紧张、焦虑等心理表现。

【治疗要点】

应积极采用药物迅速降低眼压以减少眼组织损害，待眼压恢复正常后，选择合适的手术治疗。若药物治疗不能将眼压降至正常，应尽早手术降眼压。

【常见护理诊断 / 问题】

1. 急性疼痛　眼痛、头痛与眼压升高有关。
2. 感知受损　与眼压升高导致角膜水肿、视网膜及视神经损害有关。
3. 焦虑　与对急性闭角型青光眼的担心有关。
4. 睡眠型态紊乱　与眼压升高致眼痛、头痛及内心焦虑有关。
5. 知识缺乏：缺乏急性闭角型青光眼相关的防治知识。

【护理措施】

1. 一般护理　嘱病人应保持情绪稳定，避免情绪激动；避免在黑暗环境停留时间过久；进食清淡、维生素和纤维素丰富的食物，保持大便通畅；不喝浓茶、咖啡，不宜一次性大量饮水，少量多次饮水（一次饮水量不超过 300ml）；保证睡眠充足，穿衣以宽松舒适为宜。术后对双眼包盖病人，应给予日常生活护理及专人帮助。

2. 用药护理

（1）缩瞳剂：应用缩瞳剂后可使房角重新开放。常用药物为 1% 毛果芸香碱滴眼液，对急性发作的病人可频繁滴眼，1 次 /5 分钟。眼压控制后逐渐减少滴眼次数，3~6 次 / 天。滴眼后压迫泪囊区 2~3 分钟，以防发生中毒反应。如病人出现恶心、呕吐、流涎、肌肉抽搐、出汗等症状，应立即停止用药，必要时用阿托品解毒。

（2）β- 肾上腺素能受体阻滞剂：主要作用为抑制房水生成。常用 0.5% 噻吗洛尔滴眼液或 2% 卡替洛尔滴眼液点眼，2 次 / 天。房室传导阻滞、窦性心率过缓、支气管哮喘和严重的呼吸道疾病者要避免使用。

（3）碳酸酐酶抑制剂：主要作用为抑制房水生成。临床可分为全身和局部两种剂型。全身用药以乙酰唑胺为代表，每次 125~250mg，1~3 次 / 天，首次剂量加倍。服用此药可出现面部和四肢麻木、尿路结石等不良反应，长期服用此药可出现代谢性酸中毒。局部用药可用 1% 布林佐胺（派立明滴眼液），可减少全身不良反应，常见的不良反应为视物模糊、眼部不适及味觉异常。该药为磺胺类，过敏者禁用。

（4）高渗脱水剂：通过提高血浆渗透压从而降低眼压。常用 20% 甘露醇快速静脉滴注，半小时内快速滴完。此药降眼压起效快，但维持时间短。对于年老体弱、肾功能不全病人或有心血管疾病的病人，应密切注意全身状况，以防发生意外。

（5）前列腺素衍生物：此类药物增加葡萄膜巩膜途径房水流出率。已用于临床的代表药物有：0.005% 拉坦前列素滴眼液，每晚 1 次。此药物不良反应较小，仅在眼局部可见眼睑皮肤及虹膜色素沉着，睫毛增长等。

3. 手术护理　急性闭角型青光眼根本治疗方法为手术，应根据病情选择合适的手术方式。常用手术方式有周边虹膜切除术、小梁切除术等（图 3-5-1）。目的是为了改善和恢复房水排出通道，以降低眼压。

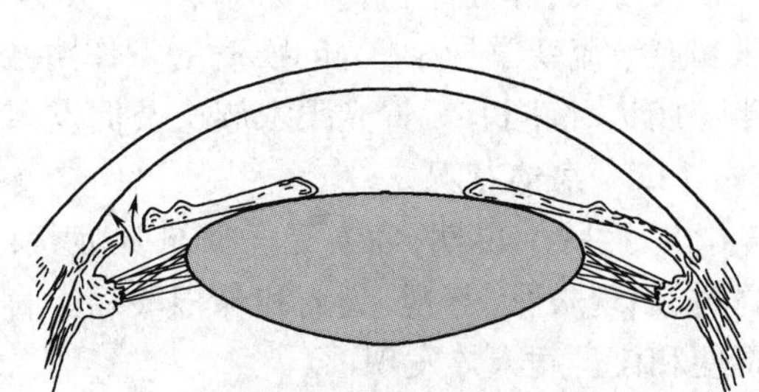

图 3-5-1　急性闭角型青光眼周边虹膜切除术原理示意图
上图：术前有瞳孔阻滞及虹膜膨隆；下图：术后膨隆消除，房角增宽

（1）术前护理：①向病人讲解青光眼的手术方法、目的及预后（特别是视力的预后），使病人消除恐惧，配合护理工作；②了解病人全身状况，采取必要护理措施。病人如有发热、月经来潮、全身或局部感染等情况通知医师，可延期手术；③按内眼手术前常规准备，术前 3 天点抗生素滴眼液、冲洗结膜，冲洗泪道，告知病人术后视力不提高或可能下降的原因；④告知局麻病人术前进食易于消化食物，不要过饱，以防术中呕吐。全麻病人要在术前 6 小时禁食水。

（2）术后护理：①体位：术后 1 天卧床休息，

前房积血病人应采取半卧位并减少头部运动；②按摩：为了保证滤过手术后的滤道畅通，促进房水排出，可做眼球按摩：病人双眼向上注视，操作者示指指腹置于病人下眼睑，手指自下向上轻轻作半圆形按摩，正常每次3~5分钟，每日2~3次，速度先慢后增速，不要用力过强，按摩后可见滤泡隆起。教会病人按摩方法，切不可用力过猛；③换药：术后每日换药，观察全身及眼局部病情变化，注意观察眼垫有无松动、渗血、渗液，观察眼前节的角膜、前房、瞳孔变化、眼压及滤过区状态，询问病人有无眼部疼痛，有情况及时报告医生；④用药：遵医嘱给予全身及局部用药；⑤出院：术后3~4个月内，每周测眼压1次，每月检查眼底1次。

4. 心理护理 青光眼病人急躁易怒，要耐心地做好病人心理疏导工作，教会病人控制情绪的方法，积极配合治疗与护理。

【健康指导】

1. 青光眼不要长时间阅读，不宜在暗室停留时间过长；避免情绪波动；保持大便通畅；不暴饮暴食，少量多次饮水。

2. 向病人讲解青光眼相关知识，指导病人及家属进行青光眼的自我监测以便及时诊治。

3. 合理用药、密切观察眼压，规律用药对控制眼压十分重要。

4. 指导病人术后1个月经常进行自我眼球按摩，以促进滤泡的形成，切不可用力过猛。

5. 积极宣传青光眼的相关知识，指导有青光眼家族史的病人进行定期检查，以便早期诊断与治疗。

二、原发性开角型青光眼

原发性开角型青光眼（primary open angle glaucoma，POAG）又称慢性单纯性青光眼或慢性开角型青光眼，起病慢，表现为眼压升高、房角始终开放、杯/盘比增大、视野缺损等特征。年龄多分布在20~60岁，随着年龄增高，发病率增高，具有种族和家族倾向性。病因尚不十分清楚，一般认为由于房水排出系统病变使房水流出阻力增加造成眼压升高。组织学检查提示小梁网胶原纤维及弹性纤维变性，内皮细胞脱落或增生，小梁网增厚，网眼变窄或闭塞，小梁网内及Schlemm管内壁下有细胞外基质沉着，Schlemm管壁内皮细胞的空泡减少等病理改变。但确切的发病机制尚未阐明。

【护理评估】

（一）健康史

评估病人的发病年龄，起病时间、起病缓急；评估有无近视眼及视网膜静脉阻塞、糖尿病、甲状腺功能低下、心血管疾病和血液流变学异常；询问疾病的发作次数、有无规律、有无伴随症状；询问有无青光眼家族史及促发因素。

（二）身体状况

1. 症状 早期，病人无任何自觉症状，少数病人眼压升高时，出现眼胀、雾视、头痛和鼻根酸痛。直到晚期出现行动不便和夜盲病人才发现。

2. 体征 ①眼压：早期表现为不稳定，波动大。随着病情发展，眼压逐步升高，多不超过60mmHg；②前房深度正常，虹膜平坦，房角开发，眼底可见视盘凹陷进行性扩大（图3-5-2），局限性盘沿变窄和垂直杯盘比增大，双眼对照观察

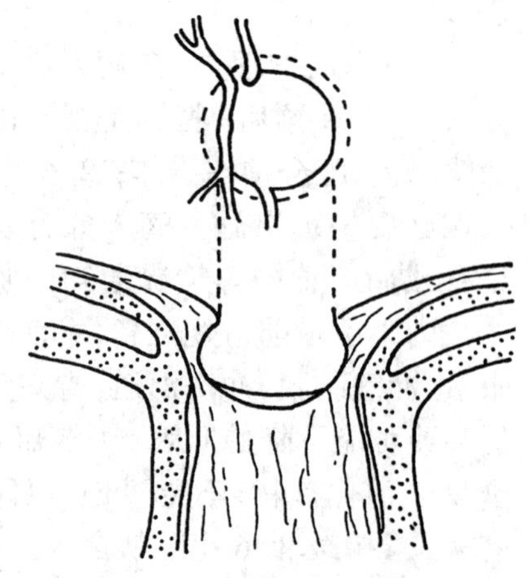

图3-5-2 青光眼视乳头凹陷

可见双眼杯盘比不对称，杯盘比差值大于 0.2。视野检查可见视野缺损，早期多表现为旁中心暗点，弓形暗点，随病情进展形成环形暗点，视野向心形缩小，晚期仅存颞侧视岛和管状视野（图 3-5-3），最终视力可完全丧失。一般来说，视野改变与视神经盘凹陷等体征的严重程度相对应。

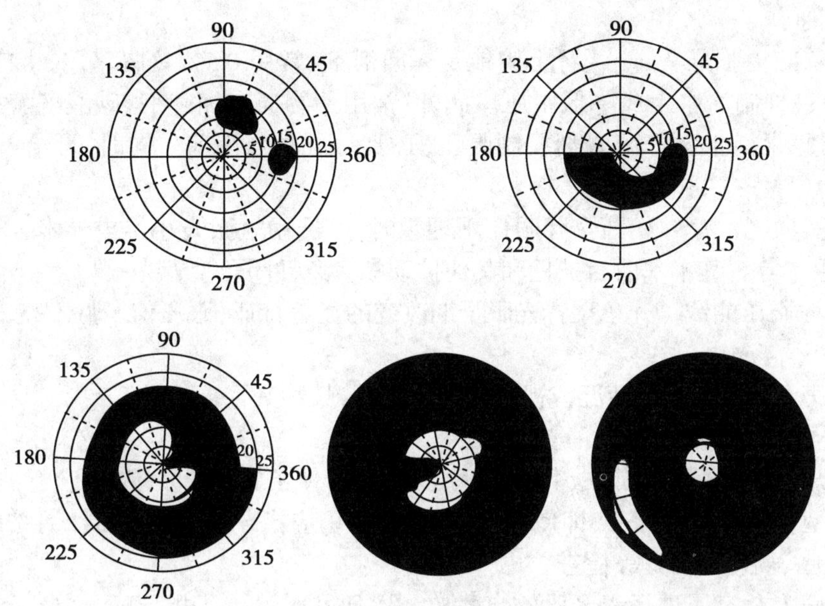

图 3-5-3　开角型青光眼视野改变

（三）辅助检查

24 小时眼压监测、中心视野检查、眼底检查、视觉电生理检查及激发试验（饮水试验）等。

知识拓展

视乳头杯盘比

杯盘比（cup-discratio，C/D）：视乳头凹陷（杯，cup）与视乳头（视盘，disc）之间的比例即为杯盘比（C/D），比例是垂直之比。两者的比值客观的反映了视神经的状况，正常多在 0.3 以下，双侧对称。若 C/D 大于 0.6 或两眼 C/D 差值大于 0.2 时可视为异常，杯盘比是诊断青光眼的体征之一，但不是唯一体征。如果 C/D 偏大一时又找不到原因，应该定期复查眼底及视野，如果数次复查都没有变化说明可能是正常，如果多次复查发现视野有进行性损害的话，说明有原发病存在。

（四）心理社会状况

病人早期无症状或症状很轻，往往到了后期视力、视野有显著损害时，方被察觉，此时病情已经严重，病人及家属易产生焦虑、悲哀、绝望心理。

【治疗要点】

采用药物、激光和手术等综合疗法，控制眼压，维护视觉功能。

【常见护理诊断/问题】

1. 感知受损：视野缺损和视力下降　与眼压升高、视神经纤维受损有关。

2. 自理能力缺陷　与视神经损害导致视力和视野改变有关。

3. 焦虑　与担心本病预后不良有关。

【护理措施】

1. 药物治疗　临床首选β-肾上腺能受体阻滞剂，常用0.5%噻吗洛尔、0.25%倍他洛尔滴眼液等，通过抑制房水生成降低眼压。此外，常用药物还有缩瞳剂、碳酸酐酶抑制剂、高渗脱水剂、前列腺素衍生物等滴眼剂控制眼压，必要时可联合用药。同时，可给予视神经保护药物。

2. 手术及激光治疗　如药物降眼压不理想时，可选用氩激光小梁成形术、小梁切除术及非穿透小梁手术等。其手术前后护理和其他护理参考急性闭角型青光眼。

3. 24小时眼压曲线　开角型青光眼早期改变的显著特征：眼压值虽然不高，但极不稳定，波动范围大。

4. 观察病人的视野改变情况　视野缺损明显者，鼓励其寻求帮助。

【健康指导】

1. 对有开角型青光眼家族史者，嘱病人定期检查，便于做到早发现、早诊断、早治疗。

2. 开角型青光眼经治疗后，即使眼压得以控制，仍应指导病人每3~6个月按时进行复查，包括眼压、眼底、视野和视力等检查。

3. 指导病人及家属进行青光眼的自我监测以便及时诊治。指导病人制定治疗、护理、生活计划，指导合理用药。

三、先天性青光眼

先天性青光眼（congenital glaucoma）系胎儿发育过程中，前房角发育异常，小梁网及Schlemm管系统的房水引流功能下降，导致眼压升高的一类青光眼。根据发病年龄分为婴幼儿型青光眼和青少年型青光眼。

【护理评估】

（一）健康史

病因尚未充分阐明，与遗传有一定的关系，属常染色体显性、隐性或多因素遗传病，常伴有其他先天异常如虹膜缺损、白内障及心脏病等。青少年型青光眼为房角结构发育不全或未发育，或房角组织被一层中胚叶残膜覆盖，阻塞房水排出通道，导致眼压升高而发病。多见双眼发病，男性多见。

（二）身体状况

1. 婴幼儿型　见于新生儿或婴幼儿时期。常出现视力障碍、畏光、流泪、眼睑痉挛等症状，80%在1岁内得到确诊。检查可见：①眼球增大，前房加深，可见轴性近视；②角膜上皮水肿，呈雾状浑浊，有时可发生后弹力层破裂及条状基质浑浊，角膜横径常超过12mm；③眼压升高，眼底可见青光眼性视盘凹陷，且出现早而进展快。

2. 青少年型青光眼　6~30岁发病，眼压增高，早期一般无自觉症状，发展到一定程度可出现虹视、眼胀、头痛等症状。本病除眼压有较大波动外，视野、眼底表现同原发性开角型青光眼。高眼压可使眼轴变长，因此常伴有轴性近视。

（三）辅助检查

视野检查、超声波测量眼轴长度、在全麻下可进行眼压测量及前房角镜检查等。

（四）心理社会状况

手术是治疗先天性青光眼的主要措施，一经确诊应尽早手术。对于手术，病人或病人父母担心手术的预后是否成功，担心失明。年龄大的儿童可因病情或手术产生焦虑、紧张、恐惧及孤单的心理。

【治疗要点】

治疗以手术为主，一旦确诊应及早手术治疗。术前用药物控制眼压，术后及时进行屈光不正、弱视等视功能障碍治疗。

【常见护理诊断/问题】

1. 感知受损：视力障碍　与眼压升高导致视神经受损有关。
2. 潜在并发症：前房出血、眼球破裂等。
3. 无能性家庭应对　与家庭主要成员缺乏该病防治知识和技能不足有关。

【护理措施】

1. 若病儿眼球明显增大，要特别注意保护病儿眼球，避免受到意外伤害而出现眼球破裂。
2. 对于年龄较大的病儿要正确引导，做好心理护理工作，消除自卑情绪，恢复小朋友间的正常交往。
3. 一旦确诊应及早手术治疗，控制眼压，保护视神经，挽救视功能。常用的手术方式如房角切开术、小梁切开术或房角分离术等。
4. 婴幼儿青光眼眼压控制后，应尽早进行防治弱视工作。

【健康指导】

1. 向病儿家属介绍本病有关防治知识，婴幼儿出现畏光、流泪、不愿睁眼时，应及时到医院检查。如确诊为本病，应积极进行手术治疗。
2. 做好卫生宣教，提倡优生优育、避免近亲结婚。
3. 注意营养补充，防止营养不良，引起眼或身体发育异常。
4. 如合并有身体其他器官发育异常要同时进行积极治疗。

思考题

1. 急性闭角型青光眼的病因及药物护理措施有哪些？
2. 原发性开角型青光眼的临床表现有哪些？
3. 简述先天性青光眼的护理措施。

自测题

（董　丛）

第六节 葡萄膜及视网膜病病人的护理

学习目标

1. 掌握虹膜睫状体炎的身体状况及护理措施；掌握视网膜动脉阻塞及视网膜静脉阻塞病人的治疗要点及护理措施；掌握视网膜脱离的身体状况及治疗要点。

2. 熟悉糖尿病性视网膜病变及高血压性视网膜病变的身体状况及护理措施。

3. 了解中心性浆液性脉络膜视网膜病变的身体状况。

4. 能正确运用护理程序评估葡萄膜及视网膜病人状况，进行有效沟通并做出正确护理诊断及健康指导。熟练应用专科护理操作对病人进行护理。

5. 具有以病人为中心的护理理念，具有高度的责任心，能够主动了解病人的感受，帮助病人解除痛苦。

案例导学与思考

案例导学：

病人，男性，20 岁，某省队跳水运动员，3 小时前训练结束后突感左眼视力下降，左眼上方物体遮挡感，无疼痛，遂来院就诊。检查：右眼视力 0.6，左眼视力 30cm/ 手动，矫正视力：右眼 1.0，左眼无提高。左眼前段检查正常，散瞳检查眼底可见玻璃体轻度浑浊，下方视网膜青灰色隆起，波及黄斑区，后极部发现 2 个马蹄形裂孔。初步诊断：左眼视网膜脱离。

思考：

1. 病人主要护理诊断有哪些？入院后应采取什么体位？

2. 当前病人护理重点是什么？

一、葡萄膜炎

葡萄膜炎（uveitis）是指发生于葡萄膜、视网膜、视网膜血管以及玻璃体的炎症。葡萄膜炎为眼科常见病，多发于青壮年，常反复发作。

葡萄膜炎的分类方法很多：按病因分为感染性和非感染性；按病理改变分为肉芽肿性、非肉芽肿性；按病程分可为急性葡萄膜炎、亚急性葡萄膜炎和慢性葡萄膜炎；按发病部位分为前葡萄膜炎（虹膜炎、虹膜睫状体炎、前部睫状体炎）、中间葡萄膜炎、后葡萄膜炎和全葡萄膜炎，此分类方法目前最常用，并对病程进行了规定，小于 3 个月为急性，大于 3 个月为慢性。本节主要介绍临床上最常见的虹膜睫状体炎。

【护理评估】

（一）健康史

虹膜睫状体炎病因较为复杂，可分为感染性和非感染性两大类。

1. 感染性因素　主要是由细菌、病毒、寄生虫等病原体通过血液播散，直接侵犯葡萄膜所致。

2. 非感染性因素　又分为内源性和外源性两类。

（1）内源性：主要由于免疫反应以及对变性组织、坏死肿瘤组织的反应所致，是葡萄膜炎的主要病因。如交感性眼炎、风湿性关节炎、Bechet 病、系统性红斑狼疮等均可引起葡萄膜炎。

（2）外源性：主要是由于外伤、手术等各种物理损伤和酸、碱及药物等化学损伤所致。

（二）身体状况

1. 症状　①突发性眼痛、畏光、流泪：虹膜睫状体三叉神经末梢受到刺激，睫状肌痉挛和肿胀组织压迫导致；②视力减退：角膜水肿、房水浑浊、晶状体色素沉着、睫状肌痉挛性近视、黄斑水肿等导致视力减退。

2. 体征　①睫状充血或混合性充血；②角膜后沉着物（keratic precipitates，KP），房水中进入大量炎症细胞和纤维蛋白，沉积于角膜后表面。常见角膜后沉着物有粉尘状 KP、羊脂状 KP、色素性 KP 等（图 3-6-1）；③房水浑浊：裂隙灯下可见光束增强，形成 Tyndall 现象，又称房水闪辉，是由于蛋白进入房水造成，为炎症活动期的体征；④虹膜改变：虹膜充血、水肿，纹理不清。渗出物将虹膜和角膜黏着，出现虹膜周边前粘连。可出现虹膜结节，晚期虹膜萎缩（图 3-6-2）；⑤瞳孔改变：瞳孔缩小，光反射迟钝或消失。虹膜部分后粘连不能拉开，散瞳后出现多种形状的瞳孔外观，如果虹膜发生 360° 粘连，称瞳孔闭锁（图 3-6-2）。

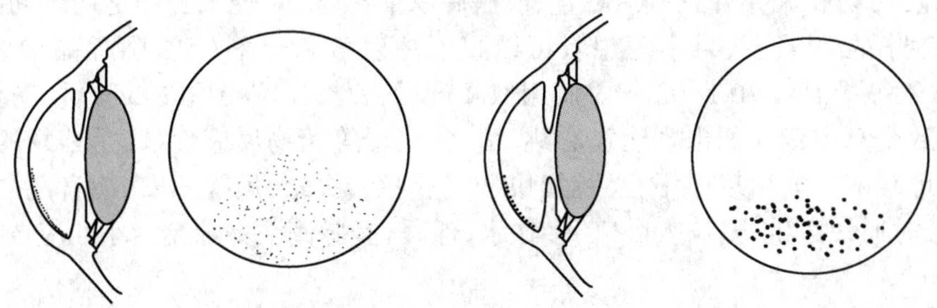

图 3-6-1　葡萄膜炎时角膜后沉着物

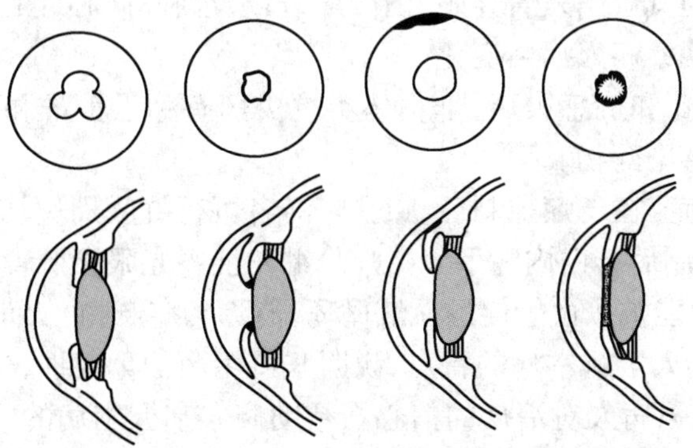

图 3-6-2　虹膜粘连及瞳孔闭锁

3. 并发症　并发性白内障、继发性青光眼、瞳孔闭锁、低眼压和眼球萎缩等。

图片：裂隙灯显微镜下前房发白的光束

（三）辅助检查

血常规、血沉、HLA-B27 抗原分型等实验室检查，病原学检查有无病原体。

（四）心理社会状况

虹膜睫状体炎会引发病人视力下降，对潜在并发症和反复发作的担忧，易造成病人紧张、焦虑、悲观等心理表现。通过与病人交流，了解病人对虹膜睫状体炎的认知程度，有无紧张、焦虑等心理表现。

【治疗要点】

应用散瞳剂、糖皮质激素、非甾体类抗生素等药物，以达到扩瞳、防止眼组织破坏及并发症发生的作用，其中治疗的关键是散瞳。

【常见护理诊断/问题】

1. 急性疼痛　与睫状神经刺激引起的眼痛有关。

2. 感知受损：视力障碍　与房水浑浊、角膜水肿和角膜后沉着物、晶状体色素沉着、继发性青光眼、并发性白内障及黄斑水肿有关。

3. 焦虑　与视力下降、病程长且反复发作有关。

4. 潜在并发症：继发性青光眼、并发性白内障、低眼压及眼球萎缩等。

【护理措施】

1. 药物治疗的护理　遵医嘱及时应用下列药物，并注意观察病情变化。

（1）散瞳：可防止和拉开虹膜后粘连，缓解睫状肌痉挛，减轻水肿和疼痛。局部常用后马托品眼膏或阿托品眼膏，效果不理想者可结膜下注射散瞳合剂（1% 阿托品、1% 可卡因和 0.1% 肾上腺素等量混合）0.1~0.2ml。滴用散瞳剂后，要按压泪囊区 2~3 分钟，防止药物经鼻黏膜吸收而致全身中毒。如出现明显心跳、面红、口干等药物反应症状，是药物的正常反应，休息片刻即可缓解。如出现口干、心跳加快、面色潮红、头晕、烦躁不安、胡言乱语等症状，要立即停药，及时通知医生，嘱病人卧床、多饮水、保暖，静脉滴注葡萄糖。小儿应选择低浓度散瞳剂。

（2）糖皮质激素：可抑制炎症反应，减少渗出。常用 0.5% 醋酸可的松、0.1% 地塞米松滴眼液。一般不宜反复给予糖皮质激素结膜下注射，避免给病人带来痛苦和并发症。严重者可全身应用糖皮质激素，但其可引发青光眼、白内障、黄斑水肿、向心性肥胖、胃出血、骨质疏松等并发症。因此，要严密观察病人病情变化。

（3）非甾体类抗炎药和抗感染药：非甾体类抗炎药有吲哚美辛和双氯芬酸钠。根据感染的病原体，选择应用抗感染药物。

（4）积极治疗并发症：在炎症控制后，瞳孔阻滞者可行虹膜周边切除术或 YAG 激光治疗。并发性白内障待炎症控制后行白内障手术治疗。继发性青光眼参照青光眼处理。

2. 热敷　局部热敷能扩张血管促进血液循环，消除炎症产物，从而减轻炎症反应。

3. 心理护理　让病人了解本病的特点，说明坚持用药的重要性，告知病人本病可能反复，及时发现，坚持治疗，增强病人对治疗的信心。帮助病人掌握本病的保健知识，加强病人的心理护理，解除病人的焦虑心理，密切配合治疗。

【健康指导】

1. 指导病人正确用药和局部热敷，并积极配合治疗和防治复发。

2. 提醒病人避免强光刺激强光，外出时戴防护眼镜。

3. 本病易反复发作，应嘱病人预防感冒，戒烟酒，定期复查，如有全身性自身免疫性疾病或眼部感染，及时就医，避免发生并发症。

知识拓展

几种常见的特殊葡萄膜炎

常见的特殊葡萄膜炎有如下几种：

1. 强直性脊椎炎伴发的葡萄膜炎　主要累及中轴骨骼的特发性炎症疾病，病人常诉腰骶部疼痛和僵直，早晨更甚（晨僵），约20%~25%并发急性、非肉芽肿性前葡萄膜炎。

2. Vogt-小柳原田综合征　又称葡萄膜大脑炎综合征，是以双侧肉芽肿性全葡萄膜炎为特征的疾病，常伴有脑膜刺激征、听力障碍、白癜风、毛发变白或脱落。

3. Behcet病（贝赫切特综合征）　又称白塞病，是一种全身性免疫系统疾病，主要表现为反复口腔和会阴部溃疡、皮疹、下肢结节红斑、眼部虹膜炎、食管溃疡、小肠或结肠溃疡及关节肿痛等。

4. 交感性眼炎　是指一眼穿通伤或内眼手术后的双侧肉芽肿性葡萄膜炎。受伤眼称为诱发眼，未受伤眼称为交感眼，交感性眼炎为其总称。

5. Fuchs综合征　是一种以虹膜脱色素为特征的慢性非肉芽肿性葡萄膜炎，多为单眼。

6. 急性视网膜坏死综合征　是一种由病毒感染（主要为水痘－带状疱疹病毒和单纯疱疹病毒感染）引起的视网膜坏死、视网膜血管炎、玻璃体浑浊和后期的视网膜脱离。

7. 伪装综合征　是一类能够引起葡萄膜炎表现但又是非炎症性疾病的疾病。

8. 感染性葡萄膜炎　是由病原体引起的葡萄膜炎或视网膜炎，而感染性眼内炎是指病原体引起的玻璃体炎症和前房炎症为主要改变的炎症。

二、视网膜动脉阻塞

视网膜动脉阻塞（retinal artery occlusion，RAO）是指视网膜动脉血流受阻而使视网膜缺血、缺氧，导致视功能急剧下降的疾病。视网膜中央血管为终末血管，当动脉阻塞时，该血管供应的视网膜营养中断，若处理不及时终将失明。

【护理评估】

（一）健康史

此病多发生在有高血压、糖尿病、动脉硬化的病人。病人多为心血管病的老年人。常见原因主要为血管栓塞、血管痉挛、血管壁的改变、血栓形成以及血管外部的压迫等。

（二）身体状况

1. 症状　视网膜中央动脉阻塞表现为突然发生一眼无痛性急剧下降至手动或光感，部分病人可有阵发性黑矇的先兆。视网膜分支阻塞者则表现为视力不同程度下降，视野某一区域突然出现遮挡感。

030602

图片：左眼视网膜中央动脉阻塞樱桃红斑

2. 体征　视网膜中央动脉阻塞病人瞳孔中等程度散大，患眼瞳孔直接对光反射明显迟钝或消失，而间接光反射存在。眼底检查可见视网膜后极部呈灰白色水肿，黄斑区因无神经纤维层，视网膜水肿轻，可透见其深面的脉络膜红色背景，与其周围灰白水肿的视网膜形成鲜明的对比，即“樱桃红斑”。分支阻塞者，该动脉分布区的视网膜灰白色水肿，有时可见到栓子阻塞的部位。

（三）辅助检查

临床常用辅助检查有荧光素眼底造影、视野检查、血沉、血脂检查等。

知识拓展

荧光素眼底血管造影术

荧光素眼底血管造影术（fundus fluorescein angiography，FFA）是将造影剂荧光素钠从肘静脉注入，经过血液循环到视网膜及脉络膜血管中，在特定波长光激发下形成黄绿色荧光，整个过程可以用高速眼底摄像机或照相机实时记录下来。它将眼底病的诊断方法从主观转变为客观的科学鉴定，也就是从眼底镜下形态学的静态观察转变为循环动力学的动态研究。可以在眼的解剖组织、生理病理、临床诊断以及动物实验等各个领域中得到广泛应用。但在这一检查过程中会出现一些不良反应，个别病例还会造成严重后果，甚至危及生命。

（四）心理社会状况

因本病可引起视力急剧下降，病人很难接受事实，常有焦虑、恐惧心理，担心预后。应评估病人年龄、性别、文化程度以及对疾病的认知。

【治疗原则】

争分夺秒，积极抢救。立即迅速降低眼压、扩张血管、吸氧和溶栓，务求视力恢复到最大限度，同时积极治疗原发病。

【常见护理诊断/问题】

1. 感知受损：视力突然下降丧失或视野缺损　与视网膜动脉阻塞有关。
2. 焦虑　与视力突然下降或视野遮挡有关。
3. 自理缺陷　与视功能障碍有关。
4. 知识缺乏：缺乏本病相关防治知识。

【护理措施】

1. 用药护理

（1）血管扩张剂：急诊时应立即吸入亚硝酸异戊酯或舌下含服硝酸甘油；给予球后注射罂粟碱、乙酰胆碱或托拉苏林可促使血管扩张；静脉滴注葛根素或其他扩血管药物。

（2）对疑有血栓形成或纤维蛋白原增高的病人，可应用纤溶制剂，如静脉滴注尿激酶，用药期间应监测血纤维蛋白原。

（3）给予维生素 B_1、B_{12} 等神经营养药物。

2. 协助或指导病人按摩眼球，降低眼压，改善灌注。具体方法：闭合双眼后，用手掌鱼际肌放在眼睑上压迫眼球 5~10 秒钟，然后立即松开数秒钟，再压迫，重复 5~10 次。

3. 配合前房穿刺放出房水　解释前房穿刺目的：能够降低眼内压，使视网膜动脉扩张，促使栓子被冲到血管远端，减少视功能的受损范围。配合医生做好前房穿刺术。

4. 吸氧　白天每小时吸入 10 分钟的 95% 氧及 5% 二氧化碳混合气体，晚上每 4 小时吸入一次，以增加脉络膜毛细血管血液的氧含量，从而缓解视网膜缺氧状态，二氧化碳还可扩张血管。

5. 协助病因治疗　进行全身检查，特别注意颈动脉及心血管系统的异常体征，以寻找病因，积极治疗全身疾病，预防另一只眼发病。

6. 加强生活护理　病人视力未恢复期间要协助病人或指导家属做好生活护理。

【健康指导】

1. 积极治疗高血压、糖尿病等慢性疾病。

2. 介绍本病的特点，使病人学会本病预防和简单的自救方法。

3. 指导病人注意休息，保持环境安静，饮食清淡，选择低脂肪、低胆固醇饮食，禁烟酒。

三、视网膜静脉阻塞

视网膜静脉阻塞（retinal vein occlusion，RVO）是临床常见的眼底血管病，常为单眼发病，是致盲性疾病之一。根据阻塞部位不同，可分为视网膜中央静脉阻塞和视网膜分支静脉阻塞。老年人常见。

【护理评估】

（一）健康史

病人发病常为多因素致病，均有血管壁的改变，与高血压、动脉硬化、血液高黏度、血液流变学和血流动力学异常等有密切关系。询问病人的年龄，有无高血压、高血脂、动脉粥样硬化、糖尿病等病史，有无劳累、情绪激动、嗜酒、使用雌激素、全身脱水等发病诱因。

（二）身体状况

1. 症状　视网膜中央静脉阻塞表现为视力不同程度下降。视网膜分支静脉阻塞如果阻塞位置位于主干或黄斑分支视力会有不同程度减退，其他分支阻塞视力多不受影响。分支静脉阻塞病人相应区域出现视野缺损。

030603

图片：视网膜静脉阻塞

2. 体征　主要表现为患眼视网膜静脉高度粗迂曲扩张，血管呈暗红色，沿静脉走行片状或火焰状出血，絮状白斑，视网膜静脉管壁的渗漏引起视网膜水肿，病程久者可见一些黄白色硬性脂质渗出及黄斑囊样水肿。视力损害的程度则依据黄斑区出血及囊样水肿的有无及轻重而不同，一般视力损害较严重。视网膜静脉阻塞可分为非缺血型和缺血型两种类型。缺血性视网膜静脉阻塞可产生血管生长因子，致视网膜新生血管生成，易于反复出血，可致玻璃体浑浊、牵拉性视网膜脱离、虹膜新生血管及新生血管性青光眼。

（三）辅助检查

临床常用辅助检查有荧光眼底造影、视野检查、视网膜电图检查及血液检查等，其中，荧光眼底造影对本病的诊断、分型、预后评价有重要意义。

（四）心理社会状况

视网膜静脉阻塞病程长，视力明显下降，病人在多次发作后易产生焦虑、悲观心理。

【治疗原则】

查找病因，如高血压、糖尿病、动脉硬化等，积极治疗原发病。对大面积毛细血管无灌注区或已产生新生血管者，应采用激光全视网膜光凝。玻璃体出血者可考虑玻璃体切割术或眼内冷凝术。

【常见护理诊断/问题】

1. 感知受损　与视网膜出血、渗出等因素引起的视力下降有关。

2. 焦虑　与视力下降、预后不良有关。

3. 潜在并发症：玻璃体积血、增殖性玻璃体视网膜病变、视网膜脱离、新生血管性青光眼等。

【护理措施】

1. 用药护理 遵医嘱给予药物治疗，用药期间注意观察药物的不良反应，向病人解释用药的目的和用法用量。注意溶栓抗凝治疗如尿激酶、链激酶的不良反应。

2. 激光护理 激光的应用能够封闭无灌注区以预防新生血管形成，也可以封闭新生血管或减少毛细血管渗漏。对需要激光治疗的病人需向病人解释此项操作的目的、过程、注意事项及治疗的积极意义。指导病人做好注视训练。治疗后如有玻璃体积血要高枕卧位。

3. 手术护理 如玻璃体出血6个月后不吸收或出现视网膜脱离时，可行玻璃体切割术。术前及术后护理同内眼护理常规。

【健康指导】

1. 病人视力未恢复期间协助病人生活护理。

2. 指导病人严格按医嘱用药，定期复查，如有异常及时来医院就诊。

3. 饮食注意低脂肪、低胆固醇、清淡易消化，保持大便通畅。

四、高血压性视网膜病变

高血压性视网膜病变（hypertensive retinopathy，HRP）是指由于高血压导致视网膜血管内壁损害的总称，其眼底病变与年龄、血压升高程度、病程等有关，可发生于任何原发性或继发性高血压。在高血压发病初期，眼底动脉血管的管径粗细不均。随着病程的进展，视网膜毛细血管前小动脉及毛细血管的管壁开始渗漏血浆，致视网膜水肿、渗出等。

【护理评估】

（一）健康史

可发生于慢性高血压病人，也可发生于急性高血压病人。急性高血压视网膜病变常见于妊娠高血压综合征、恶性高血压及嗜铬细胞瘤。

（二）身体状况

1. 慢性高血压性视网膜病变 临床根据病变进展和严重程度采用Keith-Wagener分类将高血压性视网膜病变分为四级：

Ⅰ级：视网膜动脉收缩、变窄，反光带加宽，动静脉交叉处压迹虽不明显，但透过动脉管壁看不到其下面的静脉血柱。

Ⅱ级：动脉硬化，呈铜丝或银丝状外观，动静脉交叉处血管偏移，远端膨胀或被压呈梭形。

Ⅲ级：动脉管径明显变细，视网膜水肿渗出，可见棉绒状及片状出血和微血管瘤。

Ⅳ级：在Ⅲ级基础上出现视乳头水肿、动脉硬化等并发症。

2. 急性高血压性视网膜病变 多见于40岁以下的青壮年人，突然出现的急剧血压增高，眼底主要改变为视乳头水肿和视网膜水肿。同时见视网膜火焰状出血、硬性渗出、棉绒斑和脉络膜梗塞灶。

（三）辅助检查

血压检查、血常规检查、尿常规检查、肾功能检查及眼底荧光造影检查等。

（四）心理社会状况

高血压性视网膜病变发病缓慢，大多数病人发现时已出现明显视力下降，同时病人还有全身疾病困扰，病人出现焦虑、紧张等情绪。

【治疗要点】

去除病因，将血压控制在正常范围之内。对症治疗眼部病变。

【常见护理诊断 / 问题】

1. 感知受损　与视网膜及视神经损害引起的视力下降有关。
2. 焦虑　与视力下降、反复发作等有关。
3. 知识缺乏：缺乏高血压性视网膜病变的防治知识。

【护理措施】

1. 积极治疗高血压，将血压控制在正常范围之内。
2. 应用维生素 C、路丁、碘剂及血管扩张剂，促进视网膜水肿、渗出和出血的吸收。
3. 积极做好心理护理，增强病人疾病恢复的自信心。
4. 病人视力未恢复期间协助病人生活护理。

【健康指导】

1. 改变不良的生活习惯，如戒烟酒、保证充足睡眠，适当运动，保持乐观情绪。
2. 指导病人严格按医嘱服用降压药，定期复查，如有异常及时来医院就诊。
3. 指导病人进低脂肪、低胆固醇、低盐、清淡易消化食物。

五、糖尿病性视网膜病变

糖尿病性视网膜病变（diabetic retinopathy，DR）是糖尿病的严重并发症之一，指在糖尿病的病程中引起的视网膜循环障碍，造成一些毛细血管无灌注区的局限性视网膜缺氧和增殖性变化而引起视网膜结构和功能的该变，是当前主要的致盲性眼病之一。

糖尿病性视网膜病变确切的发病机制和途径尚不清楚，糖尿病主要损害视网膜的微小血管。长期的高血糖对视网膜微循环造成损害，视网膜毛细血管内皮细胞受损，出现渗漏现象，造成周围组织水肿、出血、毛细血管闭塞，闭塞区附近的毛细血管产生大量的微动脉瘤。同时视网膜长期水肿，留下硬性脂质存留以及黄斑囊样水肿。按 DR 发展阶段和严重程度，临床上分为非增殖性（单纯型或背景型）和增殖性。

知识拓展

糖尿病眼病的并发症

糖尿病是一种内分泌障碍性疾病，可影响全身各器官。糖尿病与眼睛的关系尤为密切，国外有人统计，15%~20% 的盲人由糖尿病引起。糖尿病最常见的眼部并发症有：①糖尿病性视网膜病变：这是最常见也是最严重的糖尿病眼部并发症。②糖尿病性白内障：糖尿病不仅可并发晶状体浑浊，还可促使老年性白内障的发生。③眼外肌麻痹：糖尿病常可影响动眼神经和外展神经功能，有时还会发生麻痹性斜视，这可能与糖尿病引起多发性神经炎有关。④眼屈光异常：糖尿病病人由于血糖增高，往往会使房水中离子浓度降低，晶状体因过度吸水而凸度增大，导致近视性屈光不正，且常伴有散光。此外，还可并发出血性青光眼、视神经病变、眼部感染、虹膜睫状体炎、虹膜玫瑰疹等。

【护理评估】

（一）健康史

评估病人的糖尿病病史、血糖控制状况，是否合并其他糖尿病并发症。评估病人视力受损程度、病程、治疗经过等。

（二）身体状况

1. 症状　多数病人有糖尿病多饮、多尿、多食和体重下降等全身症状，眼部早期多无视觉异常，疾病发展到一定程度时出现视力逐渐下降、视物变形等表现。

2. 体征　非增生期糖尿病视网膜病变眼底表现：视网膜静脉扩张，动脉硬化，可见微动脉瘤、视网膜出血、硬性渗出、棉絮状白斑、视网膜水肿等表现。增生期糖尿病视网膜病变：在非增生期糖尿病视网膜病变眼底表现的基础上，可见毛细血管闭塞、视网膜新生血管、纤维血管膜形成、玻璃体积血、牵拉性视网膜脱离等。

（三）辅助检查

荧光素眼底血管造影对本病的诊断、分期及预后评估有重要参考意义。

（四）心理社会状况

糖尿病的控制程度与病程有密切关系，病人需要终生治疗。长期患糖尿病并伴有严重的视功能障碍，严重影响病人的生活质量和工作，因此病人有较重的焦虑不安、悲观情绪。

【治疗要点】

控制血糖在正常或接近正常水平。同时积极治疗高血压和高血脂。增生期糖尿病视网膜病变可行视网膜光凝治疗。玻璃体积血长时间不吸收或出现牵拉性视网膜脱离行玻璃体切割术。

【常见护理诊断/问题】

1. 感知受损：视力下降　与视网膜出血、渗出、黄斑囊样水肿等因素有关。
2. 潜在并发症：新生血管性青光眼、牵引性视网膜脱离、玻璃体积血或黄斑囊样水肿等。
3. 焦虑　与视力下降、血糖控制欠佳及病程长有关。
4. 知识缺乏：缺乏糖尿病性视网膜病变的防治知识。

【护理措施】

1. 为防止视力的进一步下降，我们要认识控制血糖的重要意义，在内科医师指导下积极控制血糖。向病人及其家属传授糖尿病的有关知识，向病人介绍饮食治疗的目的、意义及其具体措施，提高其自我护理能力。

2. 增生期糖尿病性视网膜病变可采用视网膜光凝术，以防止新生血管形成，并使已形成的新生血管退变，防止进一步恶化。对轻度的玻璃体浑浊可服用路丁、维生素C、碘剂等，若玻璃体积血长时间不吸收或牵拉性视网膜脱离可配合医生行玻璃体切割术。改善视网膜微循环还可以应用活血化瘀的中成药辅助治疗。

3. 视力严重下降的病人，因指导其家属加强病人生活护理，注意病人安全，防止意外。

【健康指导】

1. 糖尿病病人在全身控制血糖的同时要定期检查眼底，预防并及时发现糖尿病性视网膜病变。

2. 向病人及家属介绍本病发生的护理措施及预后，强调积极治疗糖尿病的重要性，消除病人及家属的焦虑、恐惧等并配合治疗。

3. 指导病人按医嘱用药和复查，发现异常及时就诊，如出现眼痛、头痛、虹视、雾视、视力突然下降、视野缺损，可能是并发症表现。

六、视网膜脱离

视网膜脱离（retinal detachment，RD）是指视网膜神经上皮层和色素上皮层分离。可分为孔源性视网膜脱离（原发性视网膜脱离）和非孔源性视网膜脱离（继发性视网膜脱离）。非孔源性视网膜脱离按其病因又可分为牵拉性视网膜脱离及渗出性视网膜脱离。

知识拓展

黄斑裂孔

黄斑裂孔是指黄斑部视网膜内界膜至感光细胞层发生的组织缺损，严重损害病人的中心视力。常发生于50岁以上的健康女性。该病起病隐匿，常在另一只眼被遮盖时才被发现。病人常主诉视物模糊、中心暗点、视物变形。根据病因分类，可分为特发性黄斑裂孔和继发性黄斑裂孔，继发性黄斑裂孔可由眼外伤性、黄斑变性、视网膜变性类疾病、高度近视等引起。

【护理评估】

（一）健康史

1. 孔源性视网膜脱离　最常见，由于视网膜萎缩牵引下出现视网膜神经上皮全层裂孔，并且在玻璃体对视网膜的牵引下，液化的玻璃体经此裂孔进入神经上皮视网膜下，使视网膜神经上皮层和色素上皮层分离，多见于高度近视和眼外伤后，亦可见于老年人、无晶状体眼、人工晶状体眼等。

2. 牵拉性视网膜脱离　是玻璃体内及玻璃体视网膜交界面的纤维增生膜造成牵拉性视网膜脱离，常见于糖尿病性视网膜病变、葡萄膜炎、视网膜血管病致玻璃体积血及眼外伤等疾病。

3. 渗出性视网膜脱离　是由于视网膜色素上皮或脉络膜的病变引起液体聚集在神经上皮下，见于原田病、葡萄膜炎、交感性眼炎、妊娠高血压综合征、恶性高血压、视网膜肿瘤等。

（二）身体状况

1. 症状　早期有眼前漂浮感、闪光感和幕样遮挡，当视网膜脱离累及黄斑区视力下降明显下降。

2. 体征　①孔源性视网膜脱离：眼底可见部分或视网膜呈灰白色隆起，不透明，多可找到视网膜裂孔，也可见格子样变性区，相应视网膜脱离区的视野缺损。②牵拉性视网膜脱离：病人除原发疾病视网膜表现外，视网膜脱离呈帐篷状外观，无视网膜裂孔。③渗出性视网膜脱离：视网膜脱离且无视网膜裂孔，具有全身或眼底相应疾患的表现。

图片：左眼视网膜脱离

（三）辅助检查

散瞳后用间接检眼镜检查眼底，眼底荧光血管造影、视野检查和眼部B超检查可协助诊断。

（四）心理社会状况

多数病人对视网膜脱离的认识不足，担心预后不好，常有紧张、焦虑等心理表现。护理人员要通过与病人交流，增加病人对视网膜脱离的认识，增强病人对治疗的信心，缓解病人紧张、焦虑的心理。

【治疗原则】

确定孔源性视网膜脱离者尽早手术，封闭裂孔，缓解和消除玻璃体牵拉。牵拉性视网膜脱离累及黄斑要做玻璃体手术治疗。渗出性视网膜脱离积极治疗原发病，大多不需要手术治疗。

【护理诊断】

1. 感知受损：视力下降及视野缺损　与视网膜的脱离有关。
2. 焦虑　与视功能损害及担心预后有关。
3. 潜在并发症：术后眼内出血、眼压升高、视网膜再脱离等。
4. 知识缺乏：缺乏视网膜脱离的防治知识。

【护理措施】

对于孔源性视网膜脱离病人应尽早封闭裂孔，行视网膜复位术，常见的闭合裂孔方法有激光光凝、透巩膜光凝、电凝或冷凝等。手术方式有巩膜外垫压术、巩膜环扎术和玻璃体切割联合视网膜复位术。牵拉性视网膜脱离病人无特效药物，可行玻璃体切割联合视网膜复位术。渗出性视网膜脱离主要针对原发病进行治疗。

（1）术前护理：①术眼散瞳，仔细查明视网膜脱离区和裂孔。若病程短并且视网膜下积液较多，不易查找裂孔时，应卧床休息，戴小孔眼镜，使眼球处于绝对安静状态，2~3 天后再检查眼底；②安静卧床，并使裂孔区处于最低位，减少视网膜脱离范围扩大的机会。

（2）术后护理：①包扎双眼，安静卧床休息一周，避免活动，以减少出血。②玻璃体注气或注油的病人应采取低头或俯卧位，待气体吸收后改为正常卧位。目的是帮助视网膜复位和防止晶状体浑浊。告知病人和家属保持正确体位与视网膜复位的关系和重要性，同时观察病人有无特殊体位引起的不适，及时给予指导。③玻璃体注气病人如出现眼痛，应及时给予止痛药或降眼压药，必要时适当放气。④出院后半年内勿剧烈运动或从事重体力劳动，按时用药，按时复查。如有异常，随时来诊。

【健康指导】

1. 向病人及家属介绍本病的特点及防治知识。
2. 高危人群如高度近视者、白内障摘除术后无晶状体眼者、老年人应避免剧烈运动和眼外伤。
3. 定期复诊，如有异常，及时就诊。鼓励病人密切配合治疗，争取早日康复。

七、中心性浆液性脉络膜视网膜病变

中心浆液性脉络膜视网膜病变（central serous choroidoretinopathy，CSC）简称中浆，是指黄斑区或者后极部由于色素上皮屏障功能受损，液体进入神经上皮下导致的神经上皮脱离，可伴有视网膜色素上皮层脱离。中心性浆液性脉络膜视网病变多发生在青壮年男性，发病年龄 20~45 岁，发病高峰在 40 岁前后。本病是一种自限性疾病，但也易复发，多次反复后可导致视功能不可逆性损害。

【护理评估】

（一）健康史

询问病人年龄、性别、起病时间、起病缓急、用药情况。评估病人是否有精神紧张、情绪波动、过度疲劳及大剂量全身应用糖皮质激素等诱发或加重因素。

（二）身体状况

1. 症状 患眼中心视力突然下降，视物变暗，患眼与健眼相比，视物变小，变远，直线变得扭曲，视野中央出现盘状阴影。

2. 体征 检眼镜下黄斑部或其附近有一个1~3PD（PD为视盘直径，1PD=1.5mm）大小、圆形或横椭圆形、境界清楚的神经上皮层浅脱离区。脱离区色泽较暗，中心凹反射光消失。病变后期可见视网膜下细小黄点，恢复期黄斑区出现色素紊乱。荧光造影时色素上皮脱离区在动脉前期就有荧光渗漏，随着造影过程其亮度逐渐增强，呈墨渍弥散型或喷射状上升（图3-6-3）。本病多于3~6个月自愈。

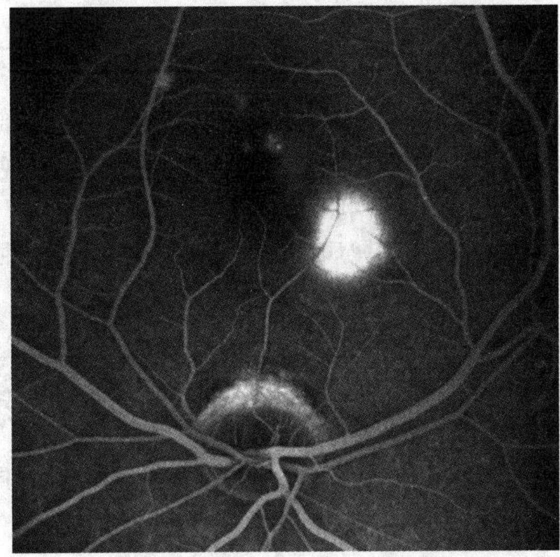

图 3-6-3 右眼中心性浆液性脉络膜视网膜病变 FFA 检查

（三）辅助检查

荧光素眼底血管造影可见典型的渗漏点。光学相干断层扫描（OCT）检查可见神经上皮隆起，其下液体呈无反射信号的液性暗区或者可见点片状或者稍高反射信号。

（四）心理社会状况

病人突然视力下降，往往有焦虑、烦躁、紧张等心理变化，护士应通过与病人的交流，解释病情及其良好的预后，并评估其对本病的认知程度和心理状态。

【治疗要点】

本病无特殊药物治疗，为自限性疾病，有自愈及复发倾向。应禁用糖皮质激素和血管扩张药。对明显的黄斑中心凹以外的荧光渗漏点，采用激光光凝治疗，促使积液吸收，缩短病程。

【常见护理诊断/问题】

1. 感知受损 视力障碍，与黄斑区RPE脱离有关。
2. 焦虑 与对中浆的预后担心有关。
3. 知识缺乏：缺乏中浆相关的防治知识。

【护理措施】

1. 病人要以预防为主，避免精神紧张、睡眠不佳、过劳，在寒冷天气减少外出。避免过度用脑及体力劳动，少看电视及书报。

2. 本病为自限性疾病，初次发病预后良好，无有效药物。长期发病未愈或多次复发者可行激光光凝渗漏点，缩短神经上皮层脱离时间，提高视力。

3. 视力下降明显者可佩戴凸透镜矫正，有视物变小、变形者应减少活动，防止碰撞。

【健康指导】

1. 向病人及家属介绍本病发生的机制、治疗方法及预后，消除病人及家属的焦虑、恐惧等。

2. 指导病人按医嘱用药和复查，在发现视力下降及视物变形时尽早到医院就诊。

3. 生活中应忌烟酒，尤其避免使用激素类药物。

思考题

1. 简述视网膜中央动脉阻塞的急救护理措施。
2. 简述视网膜静脉阻塞的主要临床表现。
3. 试述视网膜脱离的术前护理措施。
4. 总结糖尿病性视网膜病变和高血压性视网膜病变临床表现的区别。

自测题

（董　丛）

第七节　眼外伤病人的护理

学习目标

1. 掌握眼钝挫伤、眼球穿通伤、眼内异物伤、眼化学伤及辐射性眼外伤的护理评估和护理措施。
2. 熟悉眼钝挫伤、眼球穿通伤、眼内异物伤、眼化学伤及辐射性眼外伤的护理诊断。
3. 了解各种类型的眼外伤病因与发病机制及辅助检查方法。
4. 能正确运用护理程序，对眼外伤病人进行整体护理。
5. 具有关心和尊重眼外伤病人的意识，能够主动了解病人的感受，缓解其恐惧、焦虑的情绪。

案例导学与思考

案例导学：

病人，男性，40岁，左眼被人用弹珠射中30分钟，急诊入院。自觉左眼剧烈疼痛，视物模糊，不能睁眼，伤口有出血。被同事送来医院救治，病人情绪激动、极度紧张。检查：左眼睑水肿，皮下淤血，眼睑皮肤裂伤，结膜充血，角膜浑浊，未见其他异常。

思考：

1. 准确评估病情并指出病人存在的主要护理问题有哪些？
2. 护士应如何配合医生做好进一步的应急处理及对病人做好心理护理？

眼外伤（ocular trauma）是指机械性、物理性和化学性等因素直接作用于眼部，引起眼的结构和功能损害。由于眼的位置暴露、组织结构精细而脆弱，受伤后出现不同程度的视力障碍甚至眼球的丧失，是单眼失明的最主要原因。根据致伤原因可分为机械性和非机械性两大类。

机械性眼外伤包括眼钝挫伤、穿通伤和异物伤等；非机械性眼外伤包括热烧伤、化学伤、辐射伤和毒气伤等。在众多眼外伤中，机械性眼球外伤最为常见，而且损害极其严重。

一、眼钝挫伤

眼钝挫伤（ocular blunt trauma）是由机械性外力引起的眼部外伤，可造成眼球或眼附属器损伤，引起眼内多种结构和组织的病变。眼钝挫伤占眼外伤发病总数的1/3以上，严重危害视功能。

常见原因是各种钝器，如石块、木棍、铁块、玩具、球类、拳头、跌倒、交通事故以及爆炸产生的冲击波等，可引起直接损伤。除在打击部位造成直接损伤外，由于眼球是一个不易压缩的球体，钝力在眼球内和眼球壁传递，引起多处间接损伤。

【护理评估】

（一）健康史

询问病人有无明确外伤史，外伤发生的时间、地点、致伤物等，并详细了解病人致伤的过程。

（二）身体状况

根据眼球、眼附属器挫伤部位不同，表现有不同程度的视力障碍及相应的症状和体征：

1. 眼睑挫伤　轻者可引起眼睑水肿、皮下淤血，重者出现眼睑皮肤裂伤，泪小管断裂，提上睑肌损伤，眼眶骨折，眼睑皮下气肿。

2. 结膜挫伤　可引起结膜水肿、充血，结膜下淤血及结膜裂伤。

3. 角膜挫伤　可引起角膜上皮擦伤，角膜基层水肿、增厚及浑浊，后弹力层出现皱褶，角膜裂伤。

4. 巩膜挫伤　多见于巩膜最薄弱的角巩膜缘或眼球赤道部。表现为巩膜破裂、眼压降低、前房及玻璃体积血，眼球运动受限，无光感。

5. 虹膜睫状体挫伤　可引起外伤性虹膜睫状体炎、虹膜根部断离（虹膜根部有半月形缺损，瞳孔呈“D”字形）、外伤性瞳孔散大、前房积血、房角后退等。由于前房积血或前房角后退，使小梁网受损，房水排出受阻，可致眼压升高，引起外伤性青光眼。

6. 晶状体挫伤　可引起晶状体脱位、半脱位或外伤性白内障。

7. 脉络膜、视网膜及视神经挫伤　脉络膜破裂、出血，视网膜震荡或脱离，玻璃体积血以及视神经损伤。

030701

图片：眼钝挫伤临床表现

（三）辅助检查

1. X线、CT检查可明确眶壁有无骨折。

2. 超声波检查可协助判断眼内出血部位、玻璃体积血的程度、晶状体有无脱位、视网膜有无脱离及脱离程度、眶内有无血肿等。

（四）心理社会状况

该病多为意外损伤，了解病人有无焦虑、紧张及悲伤等心理表现。注意评估病人的年龄、职业、家庭状况及对本病的认知程度和心理状态。

【治疗要点】

根据挫伤部位、症状进行止血、止痛、抗感染、抗破伤风等一般外科处理及眼部专科处理，包括药物及手术治疗，积极防治并发症。

非手术治疗应注意观察视力、伤口、出血、眼压等情况及时调整方案。常见的手术治疗有：①眼睑的皮肤裂伤、严重结膜撕裂伤、角巩膜裂伤者，应手术缝合。②泪小管断裂应行泪小管吻合。③严重虹膜根部离断伴复视者，可考虑虹膜根部缝合术。④前房积血多者，尤其有暗黑色血块伴眼压升高，经药物治疗眼压仍不能控制者，应做前房穿刺术放出积血；有较大血凝块时，可手术切开取出血块，避免角膜血染；⑤晶状体浑浊可行白内障摘除术，晶状体脱位导致的继发性青光眼可手术治疗。⑥玻璃体积血者，伤后 3 个月以上未吸收可考虑做玻璃体切割手术，若伴有视网膜脱离应及早手术治疗，争取视网膜复位。

【常见护理诊断 / 问题】

1. 感知受损：视力障碍　与眼内积血和眼内组织损伤等因素有关。

2. 疼痛　与眼组织损伤及眼压升高等因素有关。

3. 潜在并发症：继发性青光眼、前房积血、玻璃体积血、视网膜脱离等。

4. 有感染的危险　与局部创口的预防感染措施不当以及机体抵抗力低有关。

5. 焦虑　与担心预后有关。

【护理措施】

1. 非手术治疗的配合

（1）眼睑挫伤：眼睑水肿及皮下淤血者，通常数日至 2 周逐渐吸收，早期可指导病人冷敷，减少出血，后期热敷，促进吸收。

（2）结膜挫伤：结膜水肿、球结膜下淤血及结膜裂伤，应遵医嘱使用抗生素眼药水预防感染。

（3）角膜上皮擦伤：遵医嘱涂抗生素眼药膏，通常 24 小时即可愈合，角膜基质层水肿者选用糖皮质激素治疗。

（4）外伤性虹膜睫状体炎：遵医嘱应用散瞳剂、糖皮质激素点眼或涂眼。

（5）前房积血：应嘱病人取半卧位休息，适当应用镇静剂和止血剂，眼压升高时应用降眼压药物。鼓励多进食富含纤维素、易消化的软食，保持大便通畅，避免用力排便、咳嗽及打喷嚏。

（6）视网膜震荡与挫伤：遵医嘱使用皮质类固醇、血管扩张剂及维生素类药物，注意观察药物的不良反应。

（7）视网膜出血：应嘱病人卧床休息，使用止血药物。

（8）脉络膜破裂：无特殊处理，嘱病人早期卧床休息。

2. 手术护理　按照眼科手术护理常规，做好对手术病人的护理工作。

3. 病情观察　密切观察视力和眼局部伤口的变化，眼钝挫伤常引起眼组织多部位损伤，并发症较多且较重。因此，应监测视力、眼压、出血、疼痛等情况。

4. 心理护理　眼外伤多为意外损伤，直接影响视功能和美观，病人一时很难接受，应耐心向病人解释病情，给予心理疏导，使病人情绪稳定，配合治疗与护理。

【健康教育】

1. 嘱病人保持平和心态，避免不良情绪刺激，积极配合治疗。

2. 宣传安全防护常识，严格执行安全生产制度，改善劳动条件和环境，提高自我防护能力，发生眼挫伤应及时到医院就诊，以免延误治疗时间。

3. 非住院病人，应教会病人或家属局部用药的方法和注意事项。

二、眼球穿通伤

眼球穿通伤（perforating injury of eyeball）是指眼球被锐器刺入或异物碎片造成眼球壁的

全层裂开。眼球穿通伤伴有眼内异物是严重危害视力的眼外伤。眼球穿通伤按其损伤部位分为角膜穿通伤、角巩膜穿通伤和巩膜穿通伤三类。预后与穿通伤的部位、程度、致伤物的性质、是否合并感染等有密切关系。

常见锐器如刀、针、剪等刺入眼球或由金属碎片溅入眼内发生损伤。可致单纯角膜或巩膜损伤,也可合并眼内晶状体或视网膜的损伤,严重的损伤可导致失明及眼球萎缩,是致盲的主要因素。

【护理评估】

(一)健康史

询问病人有无明确的外伤史,并详细了解外伤发生的时间、地点、致伤过程、致伤物的性质、致伤部位、受伤后的处理经过等。

(二)身体状况

1. 症状　眼痛、畏光、流泪、视力下降等。

2. 体征

(1)角膜穿通伤:单纯性角膜穿通伤,伤口小且规则,一般可自行闭合,眼部检查时仅见角膜线状条纹;复杂性角膜穿通伤,伤口大而不规则,常伴有虹膜脱出并嵌顿于伤口处,前房变浅。若伤及晶状体,可使晶状体局限性浑浊或破裂。

图片:角膜穿通伤

(2)角巩膜穿通伤:常引起虹膜睫状体、晶状体和玻璃体损伤、脱出及眼内出血。

(3)巩膜穿通伤:较小的伤口常不易发现,伤口处可有结膜下出血。较大的伤口多伴有脉络膜、视网膜的损伤及玻璃体积血,常有玻璃体和色素膜脱出。

3. 并发症

(1)继发感染:眼球穿通伤后,细菌侵入,可引起外伤性虹膜睫状体炎、化脓性眼内炎,甚至发生全眼球炎,是视力丧失的主要原因。

(2)交感性眼炎:眼球穿通伤后炎症反应持续不退,经一段潜伏期后另一眼也发生非化脓性葡萄膜炎,使眼球遭到严重破坏,伤眼称为诱发眼,另一眼称为交感眼。

(3)眼球内异物:由异物引起的穿通伤常伴有异物存留于眼内。

(三)辅助检查

1. X 线、CT 检查　可明确眶壁有无骨折,有无异物存留、异物性质及定位。

2. 超声检查　可协助判断有无眼球壁破裂,眼内积血的程度,有无眼内容物脱出。

(四)心理社会状况

注意评估病人的年龄、性别、职业、家庭状况及对本病的认知程度,了解病人的情绪状况,有无焦虑、绝望及自卑心理。

【治疗要点】

眼球穿通伤是眼科急症,应清创缝合伤口,防治感染和防止并发症。

1. 处理伤口　伤口小于 3mm、对合整齐、无眼内组织嵌顿、前房深度正常,可不缝合。大于 3mm 或伤口不规则时,应在显微镜手术条件下尽可能原位缝合。脱出的虹膜、睫状体、脉络膜、视网膜等组织如嵌顿于伤口处,受伤时间在 24 小时内且无明显污染,应用抗生素溶液反复冲洗后还纳眼内,污染严重和坏死时应剪除。脱出的晶状体、玻璃体应彻底清除。

2. 防治感染　对所有眼球穿通伤病人,均应视受伤情况采用局部及全身应用抗生素和糖皮质激素,常规注射破伤风抗毒素等。

3. 并发症处理　合并眼内异物，一旦确诊，即应及早手术取出，但是手术取出异物必须以重建和恢复视功能为目的。交感性眼炎预后较差，摘除伤眼对交感性眼炎治疗无益，目前交感性眼炎的治疗主要为全身和局部应用大剂量糖皮质激素，疗效不好时可酌情选用免疫抑制剂治疗。

【常见护理诊断／问题】

1. 感知受损：视力下降　与眼内积血和眼内组织损伤等因素有关。

2. 疼痛　与眼组织损伤等因素有关。

3. 潜在并发症：外伤性白内障、虹膜睫状体炎、继发性青光眼、交感性眼炎等。

4. 焦虑　与担心预后有关。

【护理措施】

1. 手术护理　眼球穿通伤是眼科急症，治疗原则是及时缝合伤口以恢复眼球的完整性。视功能及眼球外形恢复无望者，行眼球摘除术。需手术的病人应做好手术前后护理工作。

2. 用药护理　遵医嘱局部及全身应用抗生素和糖皮质激素，肌内注射破伤风抗毒素等，密切观察眼内感染情况。感染性眼内炎，应充分散瞳，可行玻璃体内注射抗生素及糖皮质激素，如果上述治疗无效，宜尽早行玻璃体切割术。

3. 病情观察　密切观察体温、视力和眼局部伤口的变化，眼穿通伤常引起眼组织多部位损伤，并发症较多且较重。

4. 心理护理　耐心向病人解释病情，给予心理疏导，使病人情绪稳定。对行眼球摘除术者，应向病人及家属详细解释进行手术的理由、手术方式及术后安装义眼等事宜，并做好病人的心理护理。

知识拓展

义　眼

义眼就是人工佩戴的假眼。佩戴义眼并不能够使病人的视力得到恢复，而是一种面部缺陷的补救措施。因此，由一些事故、恶疾造成的眼部残疾或缺失，可以用义眼改善外观容貌。目前义眼材料层出不穷，包括玻璃义眼、高分子义眼、水晶义眼等，运用最多的是高分子义眼，玻璃义眼、陶瓷义眼等材料已逐渐被市场淘汰。随着羟基磷灰石义眼台的出现，攻克了义眼活动性的难题，从根本上填补了义眼领域的空白。在义眼手术的过程中植入义眼台，使其活动性带动义眼片的活动，最终能够达到满意的逼真效果。

【健康教育】

1. 向病人及家属介绍交感性眼炎的临床表现，嘱病人一旦健眼出现不明原因的眼部充血、疼痛、视力下降时，应及时就诊。

2. 宣传安全防护常识，严格执行安全生产制度，改善劳动条件和环境，提高自我防护能力。

三、眼内异物伤

眼内异物伤（intraocular foreignbody）是指异物击穿眼球壁，存留于眼内，为眼球穿通伤的一种。异物进入眼球时的机械性损伤不仅可以破坏眼内组织，同时由于异物存留在眼内，增加了眼内感染的危险，还增加了交感性眼炎发生的概率。异物的化学作用还可引起眼内组织的破坏。

异物击穿眼球壁后，可直接损伤眼球各组织，合并感染则引起化脓性眼内炎。金属异物可分为磁性和非磁性，最常见的金属异物为铁，铁质或铜质异物还可以引起眼组织的化学和毒性反应。常见非金属异物为玻璃、碎石、木材等。

【护理评估】

（一）健康史

询问病人是否有明确的外伤史，了解病人致伤的过程，评估异物的性质（金属或非金属，磁性或非磁性），询问受伤后诊治的过程等。

（二）身体状况

异物穿进入眼球的部位不同，存在眼内的部位不同，临床症状和体征可有不同。

1. 症状　眼痛、视力下降、畏光、流泪等。

2. 体征

（1）病人有异物击伤史、眼球上可查到穿通伤痕或眼内组织有异物穿通伤损害痕迹。

（2）眼球内异物也可引起外伤性虹膜睫状体炎、化脓性眼内炎及交感性眼炎。

（3）铁质异物在眼内溶解氧化，对视网膜有明显的毒性作用，可产生铁质沉着症（铁红色），铜质异物在眼内组织沉积可产生铜质沉着症（铜绿色）。

（三）辅助检查

X 线、超声波、CT 可明确眼内有无异物并确定异物的性质。

（四）心理社会状况

注意评估病人的年龄、性别、职业、家庭状况及对本病的认知程度，了解病人的情绪状况，有无焦虑、绝望及自卑心理。

【治疗要点】

眼内异物一般应及早手术取出，但是手术取出异物必须以重建和恢复视功能为目的。因此，不仅要考虑取出异物，还要考虑伤眼功能、手术难度、病人双眼和全身情况。应权衡利弊，并非每例的异物都必须取出。前房和虹膜的异物，可经角虹膜缘切口以电磁铁或镊子将异物取出；晶状体内的异物已使晶状体浑浊影响视力，可一起摘除晶状体和异物；对玻璃体或球壁异物，应根据异物大小、位置、有无磁性、有无玻璃体和视网膜并发症，选择虹膜外吸法或玻璃体手术方法取出；对于外伤性白内障、玻璃体积血、异物成视网膜脱离等并发症，可伤后 1~2 周内再行手术处理。

【常见护理诊断 / 问题】

1. 感知受损：视力下降　与眼内积血和眼内组织损伤等因素有关。

2. 疼痛　与眼组织损伤等因素有关。

3. 潜在并发症：外伤性白内障、玻璃体积血、眼内炎、铁质沉着症、铜质沉着症、视网膜脱离、继发性青光眼、交感性眼炎等。

4. 焦虑　与担心视力不能恢复或容貌破坏有关。

【护理措施】

1. 手术护理　眼球内铁质、铜质异物对眼内组织有严重损害，须及早取出。对手术病人及时做好术前准备，可进行清洗面部血迹或污物，禁忌剪眼睫毛和结膜囊冲洗。

2. 用药护理　全身及眼局部应用抗生素防治眼内感染，酌情使用糖皮质激素以减轻眼内反应。感染性眼内炎者，可行玻璃体内注射抗生素、玻璃体切割术治疗。

3. 病情观察　密切观察视力和眼局部伤口的变化，有前房积血者应注意眼压变化和每日积血的吸收情况。注意观察有无铁质沉着症、铜质沉着症等并发症的发生。注意非受伤眼的观察，及早发现可能发生的交感性眼炎。

4. 心理护理　眼球异物伤，直接影响视功能和眼部外形，应耐心向病人解释病情及治疗情况，消除病人的恐惧、悲观等心理障碍，使病人情绪稳定配合治疗。

【健康教育】

1. 介绍眼内异物伤产生的常见原因，进行生活与生产安全教育，预防眼外伤的发生。

2. 出院后遵医嘱按时用药并定期复查，有眼内异物未取出者，择期行异物取出术。向病人介绍交感性眼炎的临床特点、治疗原则及其预后，及早发现，及早治疗。

四、眼化学伤

眼化学伤（ocular chemical injury）是指化学物品的溶液、粉尘或气体接触眼部，引起眼部损伤，也称眼化学性烧伤。

眼化学伤多发生于化工厂、实验室或施工场所，损伤的程度取决于化学物质的性质、浓度、量及与眼部的接触时间，最常见的是酸碱烧伤。酸性烧伤常见于硫酸、盐酸、硝酸等，低浓度的酸性物质仅对眼部有刺激作用，但强酸能使组织蛋白凝固坏死，凝固的蛋白不溶于水，能阻止酸性物质继续向组织深层渗透，损伤相对较轻。碱性烧伤多见于氢氧化钠、石灰、氨水等，碱能溶解脂肪和蛋白质，与组织接触后很快渗透到组织深层和眼内，使细胞分解坏死，故碱性眼化学伤范围广泛、层次深且边界不清，预后差。

【护理评估】

（一）健康史

询问有无化学物质进入眼内，发生的时间、地点、致伤过程，致伤物的性质、浓度、量，与眼部接触时间及是否进行眼部冲洗或其他急救处理等。

（二）身体状况

1. 症状　不同程度的眼痛、畏光、流泪、视力下降、眼睑痉挛等。

2. 体征　根据烧伤后组织损伤程度，可分为轻、中、重三级。

（1）轻度：多由弱酸或稀释的弱碱引起。表现为眼睑、结膜轻度充血、水肿；角膜上皮可有点状脱落或水肿，数日后恢复，一般不留瘢痕，视力多不受影响。

（2）中度：由强酸或较稀的碱性物质引起。眼睑肿胀明显，皮肤形成水疱或糜烂；结膜水肿，出现小片状缺血坏死；角膜浑浊，上皮完全脱落呈白色凝固，愈后可留有角膜斑翳，影响视力。

（3）重度：多由强碱引起。结膜广泛缺血性坏死，呈灰白色浑浊；角膜全层浑浊或呈瓷白色，角膜基质层溶解，形成溃疡甚至穿孔，造成葡萄膜脱出和感染性眼内炎；碱可渗入前房，引起虹膜睫状体炎，继发性青光眼及并发性白内障。晚期可致眼睑畸形、睑球粘连及结膜干燥症等。

030703

图片：碱化学烧伤

（三）辅助检查

1. 视力、眼部和裂隙灯显微镜检查等　提示有相应眼部损伤的体征。

2. 结膜囊 pH 测定　确定是酸性烧伤还是碱性烧伤。

（四）心理社会状况

眼化学伤为意外伤，病人出现视力障碍的同时伴有剧烈眼痛，常有焦虑及悲伤心理。评估病人的年龄、性别、职业、情绪状况及对本病的认知程度等。

【治疗要点】

争分夺秒，就地取材，彻底冲洗眼部，根据病情进一步选择药物或手术治疗。如果有球结膜角膜坏死，应早期手术切除坏死组织；晚期并发症的手术有矫正睑外翻、内翻、倒睫、睑球粘连、角膜血管翳、角膜移植术、继发性青光眼和并发性白内障等。

【常见护理诊断/问题】

1. 感知受损：视力障碍　与化学物质引起的眼组织损伤有关。

2. 疼痛　与化学物质刺激眼部组织有关。

3. 潜在并发症：角膜溃疡、穿孔、虹膜睫状体炎、继发性青光眼、并发性白内障及眼睑畸形等。

4. 焦虑、恐惧　与突然眼化学伤、视力下降甚至丧失及担心预后有关。

5. 知识缺乏：缺乏眼化学伤的相关防治知识。

【护理措施】

1. 急救护理　眼化学伤是眼科急诊，应争分夺秒现场彻底冲洗，立即用大量清水或其他水源反复冲洗伤眼，冲洗时要翻转上、下眼睑，嘱病人转动眼球，充分暴露穹隆部，彻底清除结膜囊内残留的化学物质。现场用大量清水或其他水源反复冲洗眼部至少30分钟，切忌包扎伤眼，尽快安全转送医院。

2. 进一步处理措施　送医院后，用生理盐水冲洗眼部，特别是结膜穹隆部与睑板下沟处，也可根据致伤物质用弱酸或弱碱溶液中和冲洗，根据病情进一步药物或手术治疗。

（1）酸性眼化学伤：常用2%碳酸氢钠溶液冲洗，并用5%磺胺嘧啶钠溶液行球结膜下注射。

（2）碱性眼化学伤：常用3%硼酸溶液冲洗，并用维生素C行球结膜下注射。严重碱烧伤者可行球结膜放射状剪开冲洗或前房穿刺冲洗术，放出碱性房水，减轻眼内反应，应在伤后8小时内进行。

（3）眼部石灰烧伤：可用10%酒石酸铵溶液以滴管滴入，然后用生理盐水冲洗，或用0.5%依地酸二钠滴眼。

（4）如有块状化学物质嵌入眼部组织内，可切开结膜用镊子夹除后行结膜下冲洗或行前房穿刺术。

（5）防治感染和并发症：遵医嘱做好眼部用药，防治感染和并发症，注意用药效果和反应。抗生素滴眼液滴眼或涂抗生素眼膏，控制感染。早期应用糖皮质激素，抑制炎症反应和新生血管形成，但在用药2~3周后，应停用。用1%阿托品滴眼液或眼膏散瞳，防止虹膜后粘连。用2.5%~5%半胱氨酸滴眼，防止角膜穿孔。

3. 病情观察　密切观察视力、眼睑、结膜、角膜及眼内结构等组织的变化，注意有无并发症的发生。

4. 手术护理　需手术的病人做好手术前后护理工作。

5. 心理护理　耐心向病人解释病情及治疗效果，消除病人紧张、悲观等心理，使病人情绪稳定，配合治疗和护理。如病人双眼视力受损，应协助做好生活护理。

【健康教育】

1. 指导病人及家属掌握用药的方法，定期门诊随访。如发现并发症，及时到医院就诊。

2. 加强卫生宣传教育，并使病人及家属了解眼化学伤的防护及急救知识，提高自我保护能力，避免或减少眼化学伤的发生。

五、辐射性眼外伤

辐射性眼外伤（radiative ocular trauma）是指电磁波谱中各种辐射线直接照射眼部所造成的损伤。临床上常见紫外线损伤、红外线损伤、可见光损伤、离子辐射性及微波损伤。在高原、海面、沙滩或冰川雪地上作业和旅游而发病者称日光性眼炎或雪盲。

【护理评估】

（一）健康史

询问病人有无电焊作业史，冰川雪地、海面和沙漠活动、玻璃加工、高温环境工作等诱发因素，是否接受治疗及经过等。

（二）身体状况

电光性眼炎的潜伏期长短取决于吸收紫外线的总量，以 3~8 小时多见，发病急，常在晚上或夜间发生，且多双眼同时发生。表现为双眼异物感、剧痛、畏光、流泪、眼睑痉挛、结膜水肿、充血，角膜上皮点状脱落，严重者角膜上皮大片剥脱。

图片：电光性眼炎

（三）心理社会状况

眼部剧烈疼痛、视力障碍，常有焦虑及悲伤心理。注意评估病人的年龄、职业、工作环境和对本病的认知程度。

【治疗要点】

辐射性眼外伤虽然病情来势凶猛，但预后较好，治疗主要是缓解疼痛。

【常见护理诊断/问题】

1. 感知受损：视力障碍　与眼组织损伤有关。

2. 疼痛　与角膜上皮受损有关。

3. 知识缺乏　缺乏辐射性眼外伤的相关防治知识。

【护理措施】

1. 止痛　指导病人眼部冷敷，眼部刺激症状明显者，局部可滴用表面麻醉药（如 0.5% 丁卡因液）1~2 次，可立即消除眼痛症状。

2. 预防感染　遵医嘱滴用抗生素眼药水，涂抗生素眼药膏并包扎。可滴用可的松眼药水或地塞米松眼药水，加上抗生素眼药水，如氧氟沙星滴眼液或洛美沙星滴眼液，以预防感染。随着结膜、角膜上皮的迅速修复，2~5 天后即可痊愈。

3. 生活护理　饮食要清淡，忌食辛辣、刺激性食物。注意休息，减少光的刺激，减少眼球转动和摩擦。告知病人勿用手揉眼，防止角膜上皮损伤、感染。

【健康教育】

1. 加强卫生宣传教育，教育有关人员注意劳动安全，电焊、紫外线灯、野外强光下应配戴防护罩或有色眼镜。

2. 不能长期用丁卡因滴眼液来止痛和预防电光性眼炎。

知识拓展

眼用盐酸丁卡因滴眼液

盐酸丁卡因滴眼液可以用于电光性眼炎的止痛，但若浓度过高（超过1%）、用量过大、点眼次数过多时，能使角膜再生减慢，产生角膜干燥或水肿，甚至使角膜上皮进一步发生损伤或脱落，所以不宜长期使用，以避免出现严重的角膜炎或其他眼部并发症。

思考题

1. 根据眼外伤分类，归纳眼外伤病人主要身心状况。
2. 说出眼化学伤的特点、临床表现、急救措施及护理要点。
3. 病例分析：病人，男性，40岁，右眼突然被铁片击伤，视力下降1小时，急诊来医院。病人眼痛，有热泪涌出感。检查：右眼无视力、光感，左眼视力4.8，右眼睑痉挛，结膜充血，角膜中央有一约3mm裂口，晶状体浑浊，前房变浅，入院后行右眼眼眶正侧位片检查，发现球内金属物。请思考：

（1）该病人的主要护理诊断有哪些？

（2）如何对该病人进行急救及专科护理？怎样进行健康教育重点？

自测题

（董　晓）

第八节　屈光不正、斜视与弱视病人的护理

学习目标

1. 掌握屈光不正、斜视与弱视的护理评估和护理措施。
2. 熟悉屈光不正、斜视与弱视的护理诊断及治疗要点。
3. 了解屈光不正、斜视与弱视的发病机制及临床分类。
4. 能正确运用护理程序，对屈光不正、斜视与弱视病人进行整体护理。
5. 具有全心全意为病人服务的观念和爱岗敬业的奉献精神。

案例导学与思考

案例导学：

病人，女性，16 岁，双眼视疲劳，看不清事物 1 个月。每天学习 10 余小时，近日来主诉看不清黑板，且看书时间过久会有眼胀、头痛、重影等现象，来医院眼科就诊。检查视力：左眼 0.4，右眼 0.3。未见其他异常。

思考：

1. 该病人主要护理诊断有哪些？
2. 如何对该病人进行健康教育？

眼球是一个复合光学系统。光线进入眼内，通过眼的屈光系统屈折后，在视网膜上形成一个清晰的倒立缩小的实像，这种生理功能称为屈光。光线在界面的偏折程度，可用屈光力来表达，屈光度（diopter，D）是屈光力的单位，1D 为 100 度。眼的屈光状态由屈光系统的屈光力大小和眼轴长度决定。

为了看清近距离目标，需增加晶状体的曲率，从而增强眼的屈光力，使近距离物体在视网膜上成清晰像，这种为看清近物而改变眼的屈光力的功能称为调节（accommodation）。通常认为调节产生的机制是：当看远处目标时，睫状肌松弛，睫状肌使悬韧带保持一定的张力，晶状体在悬韧带的牵引下，其形状相对扁平；当看近处目标时，环形睫状肌收缩，睫状冠所形成的环缩小，晶状体悬韧带松弛，晶状体由于弹性而变凸，从而使眼的屈光力增强（图 3-8-1）。

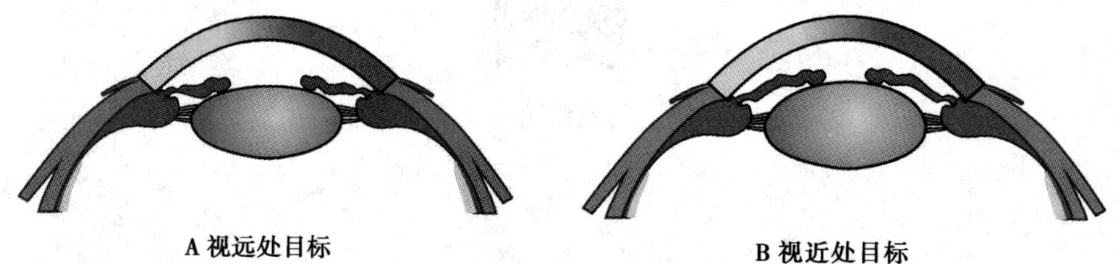

图 3-8-1　调节作用的机制

临床上将眼的屈光状态分为屈光正常（正视）和屈光不正（非正视）。当眼调节静止时，外界平行光线通过眼的屈光系统屈折后，聚焦在视网膜黄斑中心凹处，这种屈光状态称为正视（图 3-8-2）。若平行光线不能聚焦在视网膜黄斑中心凹处，这种屈光状态为非正视，即屈光不正。屈光不正包括近视、远视和散光三种类型。

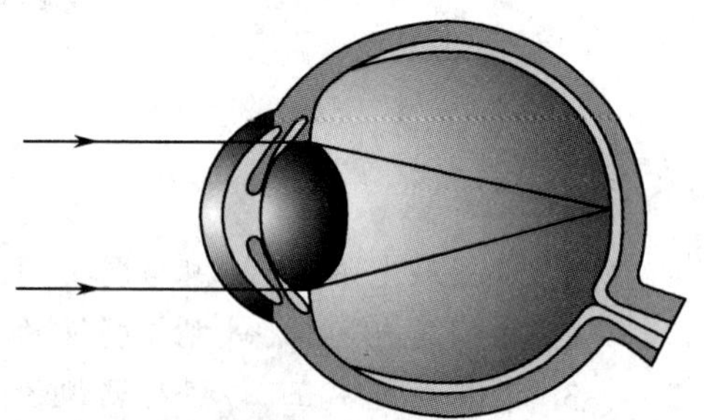

图 3-8-2　正视眼示意图

一、近视

近视（myopia）指眼在调节静止时，外界平行光线经眼的屈光系统屈折后，聚焦在视网膜之前的一种屈光状态，近视眼的远点在眼前某一点（图 3-8-3）。

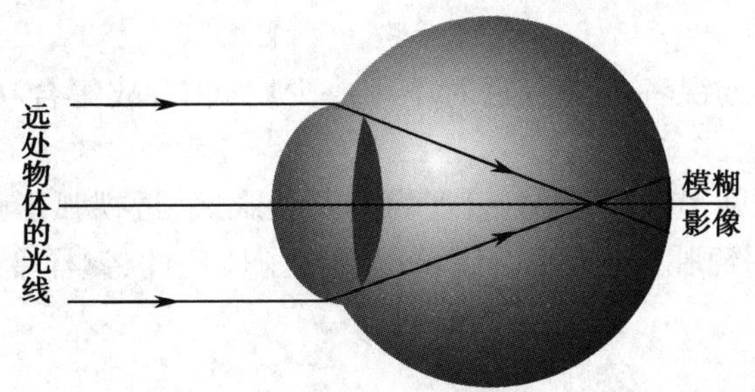

图 3-8-3　近视眼示意图

根据近视程度可分为 3 类：①低于 -3.00D 为轻度近视；② -3.00D~-6.00D 为中度近视；③高于 -6.00D 为高度近视。

根据屈光成分可分为 2 类：①轴性近视：由于眼轴过长所致，多见于病理性近视；②屈光性近视：眼轴在正常范围，由于角膜、晶状体弯曲度过强（如圆锥角膜、角膜移植术后及球形晶状体等）或房水、晶状体屈光指数增加（如急性虹膜睫状体炎、初发白内障、老年晶状体核硬化等）所致。

根据眼部是否发生病理变化可分为 2 类：①单纯性近视：发病率高，进展缓慢，近视程度一般为中低度数，远视力矫正可达到正常，眼底一般无异常改变；②病理性近视：幼年即开始发病，持续进行性加深且发展快，成年后仍在进展，一般近视度数高于 -6.0D，眼轴明显延长，眼底表现为豹纹状改变，常有黄斑变性、出血、视网膜变性等改变，若出现视网膜裂孔，则可导致视网膜脱离。

图片：圆锥角膜正面观（A）、侧面观（B）

根据是否参与调节作用分为 3 类：①假性近视：由于持续性调节痉挛，使正视眼或远视眼表现出一时性的近视现象，用阿托品散瞳后检查，近视消失呈现为正视或远视，常是近视发生、发展的初级阶段；②真性近视：指用阿托品散瞳后，近视屈光度数未降低或降低度数小于 50D；③混合性近视：指用阿托品散瞳后检查，近视屈光度数降低超过 0.50D 但未恢复为正视。

【护理评估】

（一）健康史

询问病人有无家族史；了解平时用眼卫生习惯，近视发生的时间、进展程度及治疗经过；询问有无佩戴眼镜、戴镜视力和舒适度等情况。近视的病因比较复杂，尚不十分明确，可能与以下因素有关：

1. 遗传因素　近视有一定的遗传性，高度近视可能为常染色体隐性遗传，中低度近视可能属多因素遗传。

2. 发育因素　婴幼儿眼球较小，常为生理性远视，随着年龄增长，眼轴逐渐加长而趋向正视，如眼轴发育过度则形成近视。

3. 环境因素　与长时间近距离阅读、照明不足及用眼不当有关。研究认为，大气污染、微量元素缺乏、营养成分失调等也是形成近视的诱发因素。

（二）身体状况

1. 视力下降　远视力下降，近视力正常，对远处目标辨别不清是最突出的症状。

2. 视力疲劳　由于调节和集合功能不协调常引起视疲劳，出现异物感、眼干、眼胀、头痛等。

3. 眼位偏斜　高度近视者由于看近时不用或少用调节，故集合功能相应减弱，易出现外隐斜视或外斜视。

4. 眼底改变　主要见于高度近视，表现为豹纹状眼底、近视弧形斑；黄斑部色素紊乱、变性、萎缩、出血；巩膜后葡萄肿；周边视网膜可出现格子样变性、囊样变性，如出现视网膜裂孔，可致视网膜脱离。

（三）辅助检查

1. 综合验光　确定屈光不正的性质和程度。

2. 眼底检查　明确眼底有无其他病变。

3. 角膜曲率计检查　用于测定角膜前表面的曲率，检测角膜散光的度数和轴位。

（四）心理社会状况

多数病人缺乏近视的防治知识，当视力下降的程度影响到生活、学习和工作时，产生烦躁、焦虑情绪。评估病人的年龄、学习、生活和工作环境，对近视的认知程度，家庭经济状况等。

【治疗要点】

验光后佩戴合适的凹透镜矫正或手术矫正。

【常见护理诊断 / 问题】

1. 舒适改变　与近视引起的视物模糊、视疲劳有关。

2. 感知受损：远视力下降　与屈光介质屈光力过强有关。

3. 知识缺乏：缺乏近视预防和治疗的相关知识。

【护理措施】

1. 药物护理　对假性近视的病人可使用睫状肌麻痹剂松弛调节，常用 1% 阿托品滴眼液或 0.5% 托品卡胺滴眼液，教会病人或家属正确使用药物治疗。

2. 配镜矫正　真性近视病人应验光后配戴合适凹透镜进行矫正。

（1）配戴框架眼镜是最常用和最安全的矫正方法，镜片选择原则是获得最佳视力的最低度数的凹透镜。

（2）角膜接触镜可以增加视野，减少两眼像差，而且不影响眼的外观。它分为软镜、硬镜，常用硬性高透氧性角膜接触镜。应严格遵照配戴规则和注意用眼卫生，尽量避免因配戴不当引起角膜炎、巨乳头性结膜炎等。戴镜前需洗净双手，保持镜盒的清洁，每晚取下进行清洗和消毒，不能戴镜过夜，镜片专用的护理液更换的周期越短越好。一旦出现眼痛、流泪、畏光等刺激症状时，应立即停用角膜接触镜，及时到医院就诊。

3. 屈光手术　包括角膜屈光手术、晶状体屈光手术和巩膜屈光手术。常用的手术有放射状角膜切开术（RK），表面角膜镜片术、角膜基质环植术等非激光手术及准分子激光角膜切削术（PRK）、准分子激光角膜原位磨镶术（LASIK），准分子激光角膜上皮瓣原位磨镶术（LASEK）等激光手术（图 3-8-4）。

（1）术前护理：①按内眼手术护理常规进行术前护理；②术前停戴软性角膜接触镜 2~3 周，配戴硬性透氧性隐形眼镜者需停戴 4~6 周；③全面检查眼部，包括视力、屈光度、瞳孔直径、眼底、眼压、角膜地形图、角膜厚度和眼轴长度测量等；④术前 3 天眼部停用化妆品和香水；⑤注意充分休息，以免眼调节痉挛。

（2）术后护理：①术后 3 天内避免洗头，避免碰撞术眼和用力揉眼，1 周内禁止眼部化妆，

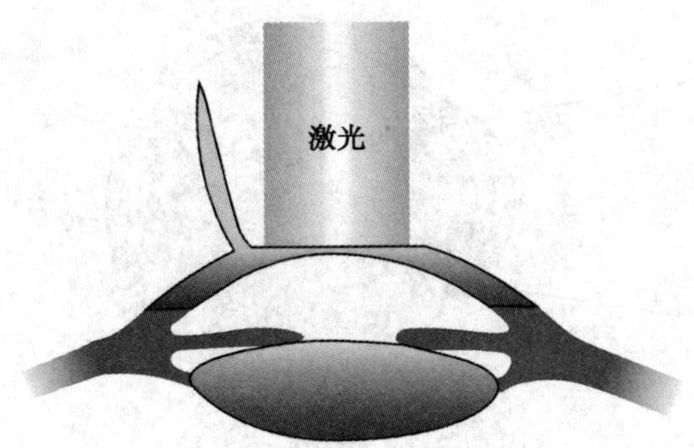

图 3-8-4 LASIK 矫正近视原理示意图

外出时戴防护眼镜，尽量避免眼疲劳；②多食易消化、清淡、富含维生素 A 的食物，如动物肝脏、瘦肉、牛奶、新鲜蔬菜、水果等，以利于角膜营养，促进角膜伤口愈合；③遵医嘱用药，定期复查。使用激素眼药水的病人应定期测量眼压，一旦发现眼睛红肿、畏光、流泪、分泌物增多时，立即到医院诊治。

知识拓展

准分子激光角膜屈光手术

准分子激光角膜屈光手术是通过激发气态氟化氩所产生的"冷激光"，经过计算机控制，对角膜前表面进行精确切削，改变角膜曲率，从而达到矫正屈光不正的目的。准分子激光角膜屈光手术所采用的工作气体为 ArF，产生波长 193nm 的激光。手术医生在矫治前将采集到的参数输入计算机，由计算机控制切削范围和深度。通过每一激光脉冲准确破坏细胞间的分子键，在角膜中心削出一个光滑的平面。每个脉冲切除一薄层中心角膜组织，多个脉冲照射到角膜组织上后，角膜曲率变平，光线能够直接聚焦到视网膜上，视力变得清晰。准分子激光是一种超紫外光波，可以使被照射的组织气化，因而切削精度非常高，它又是一种冷激光，对照射周围组织不产生热效应，无破坏作用，安全性极高。

【健康教育】

1. 指导病人养成良好的用眼卫生习惯：读书写字姿势端正，眼与读物距离保持 30cm 左右，不在乘车、走路时看书；保持视觉环境中光线充足，无炫光或闪烁；避免长时间近距离用眼。

2. 定期检查视力：青少年应每半年检查一次，如有异常及时矫正。

3. 保持身心健康，注意合理饮食，多食富含高蛋白、维生素的食物，保持充分的睡眠时间。

二、远视

远视（hyperopia）指眼在调节静止时，外界平行光线经眼的屈光系统屈折后，聚焦在视网膜之后的一种屈光状态，远视眼的远点在眼后，为虚焦点（图 3-8-5）。

根据远视程度可分为 3 类：①低于 +3.00D 以下者为轻度远视；② +3.00D~+6.00D 为中度远视；③高于 +6.00D 为高度远视。

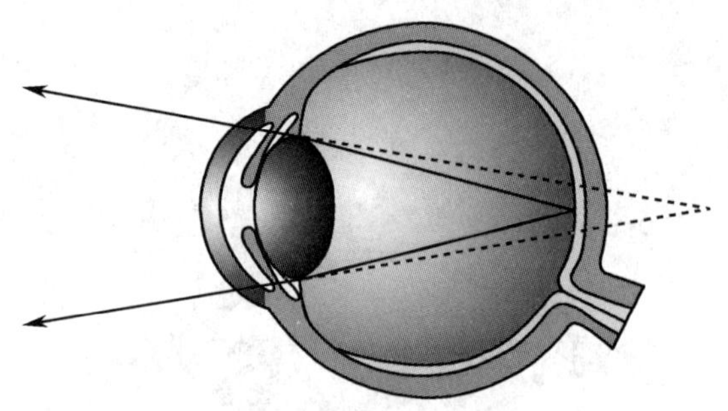

图 3-8-5　远视眼示意图

按屈光成分分为 2 类：①轴性远视：指眼球前后径较正常人短，但其屈光力正常，是形成远视的主要原因；②屈光性远视指眼球前后径正常，由于眼的屈光力较弱，如扁平角膜、晶状体向后脱位或无晶状体眼等引起远视。

知识拓展

老视与远视的区别

老视又称老花眼，是一种生理性改变，年过 40 岁的人，由于晶状体硬化，调节功能逐渐减弱，看近困难，目标放远一些才能看清楚。而远视是调节作用静止时，平行光线进入眼内，在视网膜后形成焦点，其原因是由于眼球前后径变短，或因小角膜、晶状体弯曲度变小及晶状体屈光指数减小等引起。因此，老视和远视眼完全不同，但在戴用凸透镜矫正视力这一点上是相同的。此外，老视出现时间与本人的屈光状态及工作性质有关，一般在 40~50 岁时发生老视；但如果有远视眼未矫正，老视的出现要比正视眼者为早；低度近视者，老视出现的时间可能会延迟。

【护理评估】

（一）健康史

询问病人有无家族史，有无视疲劳及弱视，远视发生的时间、进展程度、治疗经过等。

（二）身体状况

1. 视疲劳　病人视物时眼调节过度而产生视疲劳，表现为眼球、眼眶及眉弓部胀痛，甚至恶心、呕吐，休息后可缓解或消失。

2. 视力下降　因屈光度高低不同、调节力强弱不等，视力下降程度也有差别。轻度远视，调节力强，远近视力基本不受影响；中度远视，远视力较好，近视力较差；高度远视，远视力和近视力均下降。

3. 眼位偏斜　远视者因使用过多的调节，伴随过度的集合，常易发生调节性内斜视。

4. 眼底改变　眼底视盘较小，色红，边界较模糊稍隆起，为假性视盘炎，但矫正视力尚好，视野无改变，长期观察眼底情况无变化。

（三）辅助检查

根据验光、眼底检查、角膜曲率计等检查以确定远视及度数。

（四）心理社会状况

注意评估病人的年龄、性别、职业、家庭状况及对本病的认知程度，了解病人的情绪状况，有无焦虑、绝望及自卑心理。

【治疗要点】

验光后佩戴合适的凸透镜矫正或手术矫正。

【常见护理诊断/问题】

1. 舒适改变 与远视引起的视疲劳有关。

2. 感知受损:视力下降 与眼轴短或眼球屈光力弱有关。

3. 知识缺乏:缺乏远视的相关防治知识。

【护理措施】

1. 矫正指导 远视的具体矫正要根据病人的年龄、职业、症状、眼位等情况而定。轻度远视若无症状则不需要矫正,如有视疲劳和内斜视,即使轻度远视也应戴镜。中度远视或中年以上远视者应戴镜矫正视力,消除视疲劳及内斜视的发生。远视病人若伴有弱视,治疗远视应同时进行弱视治疗。

2. 手术护理 对于符合适应证并要求手术的病人,可以考虑,具体术式有表层角膜镜片术、激光屈光性角膜切削术(PRK)、准分子激光角膜原位磨镶术(LASIK)等。需手术的病人做好手术前后护理工作。

【健康教育】

1. 向病人及家属宣传远视的相关防治知识,使其能主动配合治疗,正确佩戴适宜的凸透镜。

2. 嘱定期检查视力,青少年应每半年复查一次,注意观察有无眼位偏斜以及视力和屈光度的改变等,如有异常应及时调整和治疗。

三、散光

散光(astigmatism)是由于眼球屈光系统各径线(子午线)的屈光力不同,平行光线进入眼内不能形成一个焦点的屈光状态(图 3-8-6)。

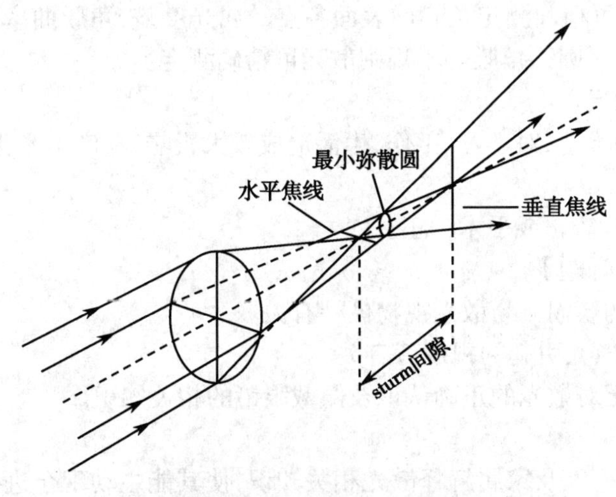

图 3-8-6 散光眼示意图

由于角膜和晶状体各径线的曲率不等,根据屈光径线的规律性,临床上将散光分为规则散光和不规则散光两类。散光对视力的影响取决于散光的度数和轴性。

1. 规则散光　最大屈光力和最小屈光力的主子午线相互垂直者为规则散光，可用圆柱镜矫正，是最常见的散光类型。根据各子午线的屈光状态，规则散光可分为 5 种：单纯近视散光、单纯远视散光、复性近视散光、复性远视散光和混合散光。此外，规则散光又可分为顺规散光、逆规散光和斜向散光。

2. 不规则性散光　最大屈光力和最小屈光力的主子午线不相互垂直者为不规则散光。眼球屈光系统的屈光面不光滑，各径线的屈光力不相同，同一径线上各部分的屈光力也不同，没有规律可循，不能形成前后两条焦线，也不能用柱镜片矫正。常见于圆锥角膜、角膜瘢痕等。

【护理评估】

（一）健康史

注意评估病人的年龄、性别、职业、家庭状况，询问病人有无视疲劳、视物模糊及重影等，了解有无家族病史。

（二）身体状况

1. 视力下降　散光性质、屈光度高低及轴的方向等因素对视力有不同程度的影响。低度数散光对视力影响不大；高度数散光，视近视远均模糊不清，似有重影，常眯眼视物，通过达到针孔或裂隙的作用来减少散光而提高视力。

2. 视疲劳　头痛、眼球沉重、酸胀感、流泪，看近物不能持久，单眼复视，甚至恶心呕吐等。轻度散光眼持续地利用改变调节、眯眼等方法进行视力改善，视疲劳较明显；高度散光眼因主观努力无法提高视力，无此症状或症状不明显。

3. 代偿性头位　利用头位倾斜和斜颈等自我调节，以求得较清晰的视力。

4. 眼底检查　有时可见视盘呈垂直椭圆形，边缘模糊，用检眼镜不能清晰地看清眼底。

（三）辅助检查

1. 验光　可以确定散光轴向及度数。

2. 角膜曲率计　用于测定角膜前表面的弯曲度，通过测定角膜中央两条主要子午线上的屈光力来确定角膜散光的轴位和度数。

3. 角膜地形图　可精确测定角膜前表面各点的屈光度，较角膜曲率计更全面反映角膜前表面屈光状态，尤其对于圆锥角膜等不规则散光可精确测定。

（四）心理社会状况

高度散光者，视物不清，对学习、工作、生活造成较大影响，易产生紧张、焦虑心理。

【治疗要点】

验光后用柱状镜片矫正或手术矫正。

【常见护理诊断/问题】

1. 感知受损：视物模糊　与散光视物模糊有关。

2. 舒适改变　与散光引起的视疲劳有关。

3. 知识缺乏：缺乏对散光的正确认识及佩戴眼镜的相关知识。

【护理措施】

1. 矫正指导　向病人及家属解释散光相关知识，使其能主动配合进行矫治。规则散光用柱镜矫正，不规则散光可试用硬性高透氧性角膜接触镜矫正。注意观察病人视力和屈光度的变化。

2. 手术护理　必要时可行准分子激光屈光性角膜手术进行矫正散光。对手术病人及时做好术前准备。

【健康教育】

1. 向病人及家属宣传散光的相关知识，使其能主动配合治疗。

2. 嘱定期检查视力，青少年应每半年复查一次，注意观察有无视力和屈光度的改变等，如有异常，应及时调整和治疗。

四、斜视

斜视（strabismus）是由于两眼不能同时注视目标，一眼注视目标时另一眼偏离目标，表现为眼位不正。根据病因分为共同性斜视和麻痹性斜视两大类。

1. 共同性斜视（concomitant strabismus） 是指双眼不能同时注视一个目标，眼球运动无障碍，但眼球呈偏斜位，且向各方向注视时，偏斜度不变。眼外肌本身及其支配神经均无器质性病变。根据眼位偏斜的方向不同分为共同性内斜视和共同性外斜视。本病病因较为复杂，目前认为由于解剖异常、屈光不正、神经支配异常、融合及双眼视功能不全等导致调节与集合失衡，部分病人与遗传有关。

2. 麻痹性斜视（paralytic strabismus） 是指一条或一条以上眼外肌功能障碍引起的眼位偏斜。分为先天性麻痹性斜视和后天性麻痹性斜视，前者在出生时或出生后早期发生，主要由于先天发育异常、产伤和眼外肌缺失等引起；后者多为急性发病，可因头部外伤、炎症、病毒、血管性疾病、肿瘤及代谢性疾病引起。

【护理评估】

（一）健康史

询问病人有无外伤史及家族史，斜视发生的时间、有无复视和头位偏斜及诊断治疗经过。

（二）身体状况

1. 共同性斜视　主要表现为当一眼注视目标时，另一眼的视线偏离目标；遮盖健眼，眼球运动基本正常；双眼向各方向注视时，斜视角基本相同，即第一斜视角（健眼固视时，斜视眼的偏斜角度）与第二斜视角（斜视眼固视时，健眼的偏斜角度）相等。一般无复视、头晕及代偿头位。共同性内斜视多在1~4岁发病，常伴发远视，有的戴镜矫正后眼位正常，可伴有弱视。共同性外斜视有间歇性外斜视和恒定性外斜视两种，间歇性外斜视病人在强光下常喜爱闭上一只眼，控制眼正位时有一定的双眼视功能，无明显屈光不正；恒定性外斜视单眼视力较差时，偏斜度数较大，合并屈光参差时可出现弱视。

图片：内斜视（A）、外斜视（B）

2. 麻痹性斜视　表现为眼球运动障碍且向麻痹肌作用方向的对侧偏斜。第二斜视角大于第一斜视角。可出现复视，病人常伴有头晕、恶心、呕吐以及步态不稳等症状，遮盖一眼后症状消失。病人为减轻复视症状，常有代偿性头位，头向麻痹肌作用方向偏斜。

（三）辅助检查

1. 视力与屈光检查　分别检查远近视力、裸眼视力与矫正视力。

2. 遮盖试验　用于确定眼位偏斜的性质及方向，测定不同注视眼位时眼球偏斜的特征，了解眼球运动有无异常。

3. 角膜映光法　测定斜视角度最简单的方法。检查者面对病人，于病人眼前33cm处持一灯光，令其注视检查者并观察角膜上反光点的位置，反光点在角膜中心外侧为内斜，在中心内侧为外斜。

4. 三棱镜法　让病人注视视标，将三棱镜置于斜眼前，调整三棱镜度数，使角膜反光点位于角膜中央，此时所需的棱镜度数即患眼的斜视度数。

5. 同视肌检查 可以确定斜视类型和斜视度数，还可进行双眼视功能训练。

知识拓展

眼球运动功能检查

眼球运动功能的检查是检查支配眼球运动的3条颅神经（Ⅲ、Ⅳ、Ⅵ）和12条眼外肌的平行协调运动功能。眼球运动异常一般可通过单眼及双眼的运动与正常运动范围比较，判别是共同性斜视的运动相对亢进或不足，还是麻痹性斜视的运动障碍。常见的检查方法有：①单眼运动检查；②双眼运动检查，包括双眼同向运动和双眼异向运动；③娃娃头试验；④牵拉试验，分为主动牵拉试验和被动牵拉试验；⑤ Parks 三步法等。

（四）心理社会状况

多数病人为未成年儿童，由于视功能受损和外观改变影响其学习和社交。评估病人的年龄、受教育水平，有无代偿性头位及复视，对疾病的认知程度和心理障碍程度等，以及对疾病治疗的依从性。

【治疗要点】

1. 共同性斜视 矫正屈光不正，同时治疗弱视，进行正位视训练。对于经非手术治疗半年后仍然偏斜者，应及时行手术矫正眼位。

2. 麻痹性斜视 先天性麻痹性斜视者如果有代偿性头位和斜视角较大，应考虑手术治疗。后天性麻痹性斜视主要是病因治疗和对症处理，对病因消除后药物治疗半年以上无效者可考虑手术治疗。

【常见护理诊断/问题】

1. 感知受损：视力低下 与弱视、无立体视有关。
2. 舒适改变 与眼外肌麻痹有关。
3. 自我形象紊乱 与眼位偏斜、容貌受影响有关。
4. 知识缺乏：缺乏斜视的相关知识。

【护理措施】

1. 心理护理 了解病人及其家属的心理情况，并向其解释疾病的相关知识，治疗方案，取得病人的配合。

2. 对症护理

（1）指导病人验光，矫正屈光不正，配戴合适镜片，有弱视者积极治疗弱视。

（2）遵医嘱进行药物治疗，口服或肌内注射维生素 B_1、B_{12}、三磷酸腺苷、肌苷，针灸及理疗，促进麻痹肌的恢复。

（3）复视较重者，可采取遮盖疗法。

3. 手术护理 按外眼手术常规进行护理。成人共同性斜视只能手术改善外观，做好耐心细致的解释工作。

【健康教育】

1. 讲解出院后的注意事项及康复训练，提高视功能，定期门诊随访。
2. 对病人及家属进行斜视知识的宣传教育。

五、弱视

弱视（amblyopia）是指单眼或双眼最佳矫正视力低于同年龄段正常值，而眼本身无器质性病变的一种视觉状态。我国弱势发病率为2%~4%，是严重危害儿童视觉发育和身心健康的常见眼病，如不及时治愈，将造成视力低下，无完善的立体视觉，严重影响学习和工作。弱视越早发现，越早治疗，预后越好。

弱视根据其发病原因可分为以下五种类型：

1. 斜视性弱视　病人有斜视或曾有过斜视，由于双眼不能同时对同一物体协同聚焦，引起复视和混淆视，大脑皮质中枢主动抑制斜视眼传入的视觉信息，使视觉功能长期被抑制而形成弱视。

2. 屈光参差性弱视　两眼屈光参差差别在2.50D以上，致使两眼视网膜成像大小不等、融合困难，屈光不正较重的一侧受到抑制，日久便形成弱视。

3. 屈光不正性弱视　两眼有明显的屈光不正，未经过及时矫正，无法使影像聚焦于视网膜上，引起弱视。

4. 形觉剥夺性弱视　由于角膜浑浊、先天性或外伤性白内障、上睑下垂或不恰当的遮眼等，妨碍了外界物体对光觉的刺激，发生弱视。

5. 先天性弱视　新生儿视网膜或黄斑部病变、出血等。

根据视力检查，分为：轻度弱视，矫正视力为0.6~0.8；中度弱视，矫正视力为0.2~0.5；重度弱视，矫正视力低于0.1。

【护理评估】

（一）健康史

询问家长病儿出生时的情况及有无眼病、不当遮眼史及目前视力状况，有无诊断和治疗经过。

（二）身体状况

1. 视力减退　达不到该年龄段的正常视力，或者双眼视力相差2行以上。一般情况下，最佳矫正视力≤0.8可诊断弱视，但对于处于视觉发育期的学龄前儿童，弱视诊断时要参考不同年龄儿童正常视力下限。中重度弱视者常伴有眼位偏斜和眼球震颤。

2. 拥挤现象　对排列成行的视标分辨力较单个视标差，对比敏感度下降。

3. 异常固视　弱视眼可有固视不良，多为旁中心注视，即用黄斑中心凹以外的某点注视目标。

4. 双眼单视功能障碍。

（三）辅助检查

视觉诱发电位检查，对弱视早期诊断有意义，表现为潜伏期延长，波幅下降。

（四）心理社会状况

由于弱视多为学龄前儿童，应注意评估病儿及家长的受教育的水平，对弱视知识的认知及心理障碍的程度等。

【治疗要点】

矫正屈光不正，积极训练治疗弱视，建立正常的双眼视功能。

【常见护理诊断 / 问题】

1. 感知受损：视力低下　与弱视、无立体视有关。

2. 知识缺乏:缺乏弱视的防治知识。

【护理措施】

1. 治疗原发性疾病　多数弱视病儿存在屈光不正,首先应准确验光,配戴眼镜,去除病因。如先天性白内障、上睑下垂等应尽早手术矫治。

2. 视功能训练

(1)遮盖疗法:是弱视病儿最主要和最有效的治疗方法。遮盖健眼、强迫弱视眼注视的方法,可提高弱视眼的固视能力和视力,并结合精细目力训练用弱视眼画画、写字、编织、穿珠子等。为防止健眼发生弱视,应根据病儿年龄、两眼视力情况适当调整遮盖时间和程度。一般3岁左右,健眼遮盖3天去除遮盖1天。5岁左右,每次遮盖健眼1星期后去除遮盖1天。超过6岁以后,每次遮盖健眼2星期后去除遮盖1天。

(2)压抑疗法:对于年龄较大儿童,弱视眼视力低于0.1以下不能坚持遮盖或对遮盖法无效者,可使用压抑疗法,利用镜片或睫状肌麻醉剂,抑制健眼的视力,促进弱视眼的功能。

(3)后像疗法:用强光炫耀弱视眼,在闪烁的灯光下,注视某一视标,此时被保护的黄斑区可见视标,而被炫耀过的旁黄斑区则看不见视标。每天2~3次,每次15~20分钟。

3. 心理护理　加强心理疏导,尤其是遮盖疗法影响病儿仪容的。

【健康教育】

1. 向病人及其家属解释弱视的相关防治知识,尽早带儿童进行视觉检查发现弱视。

2. 为巩固疗效、防止弱视复发,所有治愈者均应随访观察,一直到视觉成熟期,随访时间一般为3年。

知识拓展

弱视的危害

弱视的最大危害是病儿不仅双眼或单眼视力低下,而且没有完善的双眼视觉功能,没有精细的立体视觉,单眼的弱视容易形成斜视。因视力低下,还可出现如下影响:①课堂质量差:学习内容无法看清楚,不仅影响学习,还影响孩子的自信;②无立体视:弱视导致孩子立体视觉缺陷,不能准确地判断物体的方位和远近;③发育不良:弱视可造成孩子发育不良,一般情况下,弱视儿童会比同龄孩子个矮;④性格改变:弱视可造成孩子性格孤僻,弱视儿童每天面对模糊的影像,大脑接受的信息有别于正常儿童,容易形成其性格孤僻、自卑,不利于健康心理形成。

思考题

1. 如何在中小学开展爱眼护眼的健康教育?

2. 针对弱视患儿常用的护理措施有哪些?

3. 病例分析:患儿,女性,4岁,家长代诉右眼外侧眼白增多2个月。检查:双眼远视力1.0,右眼位偏斜向内,右眼内斜约45°,患儿无头晕、无代偿头位,第一斜视角等于第二斜视角,单侧眼球运动无受限。

请思考：

（1）该患儿的初步诊断及主要护理问题有哪些？

（2）为该患儿的制定一个完整的护理计划。

自测题

（董 晓）

第九节 盲和低视力的康复及护理

学习目标

1. 掌握盲和低视力的护理评估和护理措施。
2. 熟悉盲和低视力的标准。
3. 了解盲和低视力的现状和发展。
4. 能正确运用护理程序，对盲和低视力病人进行整体护理。
5. 具有以病人为中心的护理理念，能够主动了解病人的感受，缓解其恐惧、焦虑的情绪。

案例导学与思考

案例导学：

病人，女性，68岁，患糖尿病18年，近半年来血糖控制不稳定，半月前突感双眼视力下降，眼前有固定的黑色漂浮物。医院检查发现有玻璃体积血，行玻璃体切割手术及药物治疗，术后视力为0.2，矫正无提高，生活自理能力明显下降。

思考：

1. 如何帮助病人提高自理能力？
2. 应对病人进行哪些健康教育？

一、盲和低视力的标准

根据世界卫生组织（WHO）1973年制定的标准：低视力是指双眼中好眼的最佳矫正视力 <0.3 但 ≥ 0.05 者；盲是指双眼中好眼最佳矫正视力 <0.05，或最佳矫正视力 >0.05 但视野直径 $<10°$ 者。盲分为可避免盲和不可避免盲两大类。盲和视力损伤是世界范围内的严重公共卫生、社会和经济问题。

1999年WHO对盲人的定义为：因视力损伤不能独自行走的人，通常需要社会的帮助和扶持。2009年4月WHO通过了“预防可避免盲及视力损伤行动计划”，认可了新的盲和视力损伤的标准，将“日常生活视力”作为判定依据，有利于发现未矫正的屈光不正造成的视力损伤，并将对盲和视力损伤的估计产生重大变化，对防盲治盲工作产生重大影响。

【常见致盲眼病的防治】

1. 白内障　是全世界第一位致盲眼病，也是我国首要的致盲眼病，在我国盲人中约占半数，且每年新增白内障盲人约40万人。因此，白内障是防盲治盲工作最优先考虑的眼病，大部分白内障病人可以通过手术恢复到接近正常的视力。今后应该继续大力推行“复明工程”，开展白内障防治，提高白内障病人视力，改善他们的生活质量。

2. 青光眼　是我国主要致盲的原因之一，是一种不可逆的致盲性眼病。早期筛查病人、普及青光眼防治知识，及早发现，合理治疗，绝大数病人可终生保持有用的视功能。加强青光眼的诊疗研究特别是视神经保护的研究，将有助于青光眼致盲的防治。

3. 角膜病　各种角膜病引起的角膜浑浊也是我国致盲的主要原因，其中以感染所致的角膜炎症多见。积极预防和治疗细菌性、病毒性等角膜炎是减少角膜病致盲的重要手段，角膜移植术则是治疗角膜病致盲的有效手段。

4. 儿童盲　是“视觉2020”行动提出的防治重点。我国儿童盲主要因先天性或遗传性眼病、早产儿视网膜病变、麻疹等引起。应当加强宣传，注意孕期保健，避免近亲结婚，开展遗传咨询，提倡优生优育，减少此类眼病的发生。

5. 沙眼　是常见和可以预防的感染性致盲眼病，针对沙眼的特点，世界卫生组织提出了有效控制沙眼的“SAFE”战略（即手术、抗菌药、清洁面部和改善环境），只要积极实施这一防治策略，致盲性沙眼是可以根治的。

6. 屈光不正和低视力　我国是儿童近视眼高发地区，WHO估计目前有3500万人需要低视力保健服务。高度近视眼病人黄斑变性、视网膜脱离等眼病发生率显著增加，严重的甚至可致盲。“视觉2020”行动将通过初级眼保健服务、学校中视力普查和提供低价格的眼镜，努力向大多数人提供能负担得起的屈光服务和矫正眼镜以及提供低视力服务。

【防盲治盲的现状与发展】

根据2010年WHO公布的最新数据，中国视力损伤者人数为7551万人，其中低视力人数为6726万人，盲人825万人。盲与低视力严重影响人民群众的身体健康和生活质量，是重大的公共卫生问题。世界卫生组织和国际防盲协会曾于1999年联合发起“视觉2020，享有看见的权利”行动，争取到2020年要在全球消除包括白内障、沙眼、儿童盲、屈光不正和低视力导致的可避免盲，我国政府做出承诺并积极参与实现这一目标。

目前，我国已基本形成防盲治盲管理和技术指导体系，并通过组织实施“中西部地区儿童先天性疾病和贫困白内障病人复明救治”、“视觉第一中国行动”和“百万贫困白内障病人复明工程”等项目，进一步提高了白内障手术的覆盖率，加强了基层眼保健网络和防盲治盲队伍的建设，并将每年6月6日定为“爱眼日”，积极推动我国的眼病防治工作。此外，我们应当在积极开发我国防盲治盲资源前提下，加强与WHO和国际非政府防盲组织的合作，争取更多的资源，努力创造防盲治盲工作的新局面，达到在2020年根治可避免盲的宏伟目标。

知识拓展

“十三五”全国眼健康规划（2016—2020年）

1. 完善眼病防治服务体系。建立健全国家、省（区、市）、市和县、乡、村两个眼病防治工作网络，推动县域眼科医疗服务能力建设，建立医、防、康复结合的合作机制。

2. 加强人员队伍建设，推动可持续发展。开展眼病防治管理人员和专业技术人员培训。充分发挥继续医学教育作用和国家级、省级防盲技术指导组和眼科专业学协会的专业优势开展相关卫生技术人员培训。

3. 防治导致盲和视觉损伤的主要眼病。继续做好白内障病人复明工作，推动屈光不正的规范化筛查、诊断与科学矫正。以分级诊疗制度为基础加大糖尿病视网膜病变的防治力度。提高早产儿视网膜病变筛查、诊断与治疗水平。巩固消除致盲性沙眼的成果。落实国家基本公共卫生服务中老年人、0~6岁儿童视力检查工作。

4. 规范开展低视力康复工作。三级综合医院眼科和眼科专科医院应普遍开展低视力门诊服务。建立眼科医疗机构与低视力康复机构的合作工作机制。

5. 开展眼健康宣传教育工作。动员社会各界广泛开展眼病防治健康教育，增强公众眼病防治意识。

6. 加强数据收集与信息化建设。开展眼病防治相关调查。不断完善白内障复明手术信息报告系统。

7. 完善政府主导、多方协作的工作机制。把眼病防治工作纳入各级政府卫生计生事业发展规划和健康扶贫工作计划，加强与残联、教育、民政、财政等部门的沟通协调。

二、盲和低视力人群的护理

盲和视力损伤严重影响病人的生活及工作。低视力的治疗主要是低视力康复治疗，是通过各种助视器的应用，帮助低视力病人充分利用其残存的有用视力，克服因低视力造成的障碍，从而提高他们独立生活的能力。

【护理评估】

（一）健康史

询问病人眼病史、治疗过程及现状，有无全身其他疾病，持续时间及控制效果等。

（二）身体状况

主要表现为视力低下或丧失，以致无法独立行走，工作、生活自理能力严重下降或丧失，还可能有视野缩小或对比敏感度功能异常。部分视网膜疾病致低视力病人可伴有色觉、暗适应障碍等。

（三）辅助检查

1. 验光　因低视力病人患有不同眼病，故验光较一般病人复杂，以检影验光为基础，插片主觉验光为主。

2. 视野检查　了解病人病变程度，并为低视力助视器提供依据。

3. 对比敏感度准确检查　有助于为病人提供合适的助视器。

4. 其他检查　色觉、暗适应、B超及电生理检查。

（四）心理社会状况

1. 视力丧失是病人情感上最难接受的躯体障碍之一。病人对视力残疾的反应适应过程包括震惊和否认、愤怒和怨恨、沮丧和悲伤、承认并接受等。一般后期阶段病人情绪稳定，为低视力康复的最佳阶段。

2. 由于视力残疾影响病人正常社交，易产生个性心理反应如偏执、敏感、孤独、怯懦、情绪不稳定、有依赖性等。同时，病人的心理适应也会受到视力损害类型及程度、家庭成员的反应、生活事件以及病人的期望等因素影响。

【治疗要点】

盲和低视力治疗的目的是尽可能地使这些病人过着接近正常人的生活。

1. 对于盲人的康复，应采取个体化的措施，根据需要对适应家庭生活、社会生活、学习、工作等方面进行训练。

2. 对于仍有部分视力的盲人和低视力病人，通过使用光学和非光学助视器提高他们的生活质量。

3. 声呐眼镜、障碍感应发生器、激光手杖、字声机、触觉助视器等现代科技成果给盲人带来了更大的方便。人工视觉的研究有可能使人重建视觉。

【常见护理诊断 / 问题】

1. 感知受损：视力下降　与引起盲与低视力的眼病有关。

2. 自理缺陷　与严重视力障碍有关。

3. 有受伤的危险　与视功能障碍有关。

4. 知识缺乏：缺乏视力残疾相关康复知识。

【护理措施】

1. 一般护理　指导低视力病人学会日常生活技巧，生活用品放置要固定，取放要方便，以提高生活自理能力；低视力残疾人的生活、居住环境应安全和无障碍物，以免受伤。

2. 指导和协助病人选择合适的助视器　依据屈光度、放大率、视野等选择合适的注视器。助视器的种类有光学助视器和非光学助视器。前者包括眼镜助视器（最常用）、望远镜、放大镜及视野扩大设备等；后者包括阅读架、专用照明系统、大字号印刷品、有声读物等。

3. 减少眩光，提高视觉对比敏感度　应注意调整光线的强弱，读写时用黑色粗横格线条纸或黑底白字，可减少眩光，提高视觉对比度，外出时戴浅灰色太阳镜、宽边眼镜、宽沿帽可防止眩光。老年低视力病人戴抗反射的镀膜眼镜，视神经萎缩、视网膜色素变性和青光眼病人戴用黄色滤光镜，可改善视觉对比敏感度。

4. 视觉及其他感觉训练　指导病人进行残余视觉训练，以及依靠其他感觉如听觉、触觉和嗅觉方面的训练，以弥补视觉之不足，帮助病人获取外界信息。

5. 心理护理　加强与病人的心理沟通，耐心解释病情及治疗情况，倾听其心理感受，鼓励其坚持进行低视力康复，积极参与社会活动，走出封闭的环境，树立生活自信心。

【健康教育】

1. 通过卫生宣教，使视力残疾人得到社会、家庭的理解与帮助。约 80% 致盲性眼病是能预防、控制或恢复的，应积极防治，避免发生视力损伤。

2. 对于低视力儿童应尽早使用助视器，以便更好地适应生活和学习。老年人对助视器的适应时间较长，使用 2~3 周应复诊以调整助视器。

思考题

1. 简述盲和低视力的诊断标准。
2. 盲和低视力的护理措施有哪些?

自测题

（董 晓）

第四章
耳鼻咽喉的应用解剖及生理

学习目标

1. 掌握中耳及迷路的构成、鼓膜的解剖标志；鼻腔外侧壁的结构、鼻窦的分组与开口；咽的分区；喉腔的分区。

2. 熟悉耳的组成、幼儿咽鼓管的特点；外鼻静脉的汇流及临床意义、利特尔区的位置；咽峡、喉软骨的组成、喉部神经的分支及特点；气管、支气管的解剖特点。

3. 了解气管、支气管及食管的解剖特点及生理功能。

4. 熟练指出模型上耳鼻咽喉的解剖结构的位置、特点及各部的比邻关系。

5. 具有全心全意为病人服务的观念和爱岗敬业的奉献精神。

案例导学与思考

案例导学：

患儿，女性，8岁，孩子很聪明，就是有些自闭，不爱讲话。近3年来孩子因中耳炎在多家医院就诊和治疗过，但没有一家医院的医生建议孩子手术。近来妈妈发现呼唤女儿经常充耳不闻，且学习成绩急剧下滑，遂来省城医院就诊，经手术治疗后出院，家长发现孩子性格变得活泼了，愿意跟同学一起玩耍，而且成绩进步很快。

思考：

1. 婴幼儿咽鼓管的解剖特点及临床意义？

2. 分析听力障碍病人的主要心理状况，并为此病人制定一份健康教育计划。

第一节　耳的应用解剖及生理

一、耳的应用解剖

耳分为外耳、中耳和内耳三部分（图4-1-1）。

（一）外耳

外耳包括耳郭及外耳道。

1. 耳郭　除耳垂由脂肪和结缔组织构成外，其余主要由弹性软骨作支架，外覆皮肤和极少的皮下组织，借韧带及肌肉附于头颅的两侧。

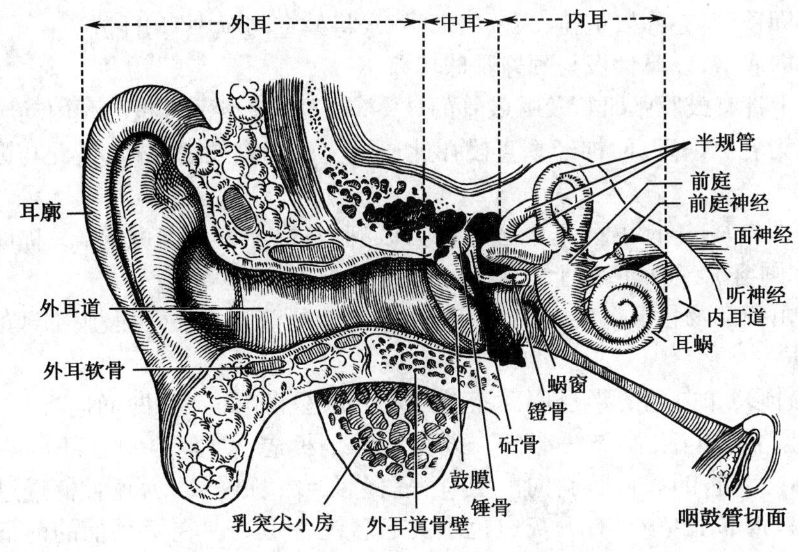

图 4-1-1　耳的解剖关系示意图

2. 外耳道　起自外耳道口，向内止于鼓膜，成人平均长度约 2.5~3.5cm。外 1/3 为软骨部，内 2/3 为骨部。成人外耳道略呈 "S" 型弯曲，故检查外耳道深部及鼓膜时，应将耳郭向后、上、外方牵拉使成直线，但小儿软骨和骨部尚未发育成熟，检查时需将耳郭向后、下、外方牵拉。整个外耳道覆盖皮肤，皮下组织少，软骨部的皮下组织有毛囊、皮脂腺及耵聍腺，故易感染而患耳疖。

（二）中耳

中耳包括鼓室、咽鼓管、鼓窦和乳突四部分。

1. 鼓室　又名中耳腔，为鼓膜和内耳外侧壁之间的含气空腔。向前借咽鼓管鼓口与鼻咽部相通，内为一含气空腔，内有锤骨、砧骨和镫骨三块听小骨构成的听骨链。鼓室形似一竖立的火柴盒，有上、下、内、外、前、后六个壁（图 4-1-2）。鼓室黏膜和咽鼓管、鼓窦黏膜相连续。

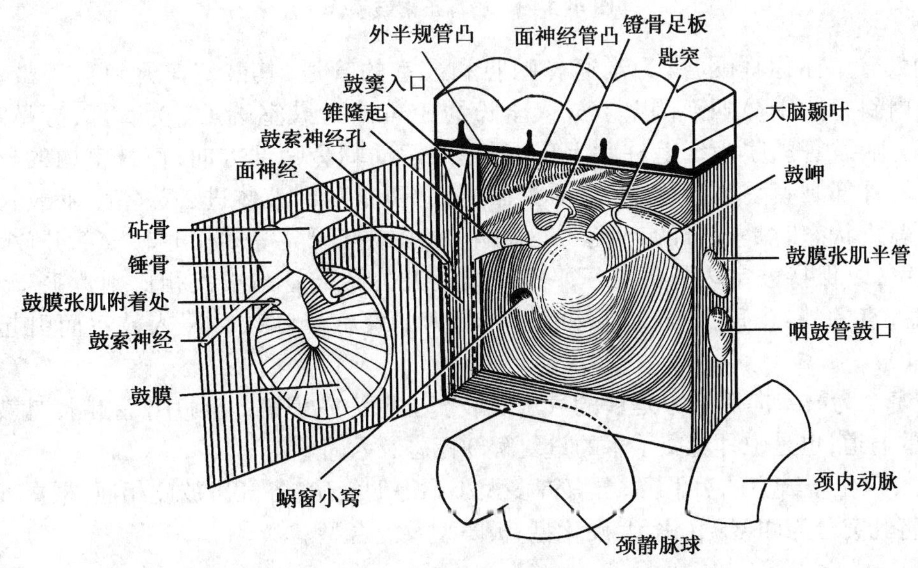

图 4-1-2　鼓室六壁模式图

（1）上壁：即顶壁，亦称鼓室盖，为一层薄骨板，将鼓室与颅中窝分隔。

（2）下壁：即底壁，以薄骨板与颈静脉球相邻。

（3）前壁：上部有鼓膜张肌管及咽鼓管的鼓室口，下部借以薄骨板与颈内动脉相隔。

（4）后壁：为乳突前壁，面神经垂直段在此通过。上部有鼓窦入口，借此与鼓窦及乳突气房相通。

（5）内壁：即内耳的外侧壁，正中隆起处为鼓岬，其后上方为前庭窗（又称卵圆窗），后下方为蜗窗（又称圆窗）。前庭窗的上方为水平半规管凸、面神经管凸。

（6）外壁：由膜部及骨部组成。骨部包括上鼓室的外壁和骨性鼓环，膜部即鼓膜。外壁大部分由鼓膜占据。

鼓膜为椭圆形、珠白色的半透明薄膜，厚 0.1mm，呈浅漏斗状，凹面向外，斜置于外耳道内。鼓膜分为紧张部与松弛部两部分。鼓膜的解剖标志：鼓膜的中心部最凹处相当于锤骨柄的尖端，称之为脐部。自脐斜向前上有一白色条纹，称锤纹，为锤骨柄透过鼓膜表面的映象。锤纹达紧张部上缘处，有一灰白色小突起名锤骨短突。在锤骨柄的前下方可见一向前下达鼓膜边缘的三角形反光区，称之为光锥，系外来光线被鼓膜的凹面集中反射而成（图 4-1-3）。

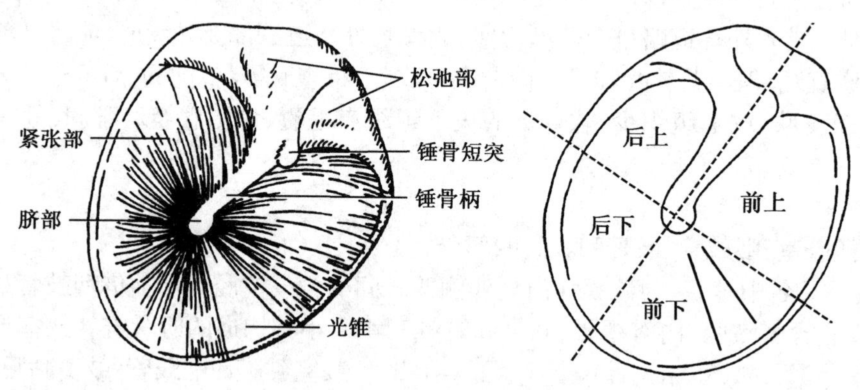

图 4-1-3　右耳正常鼓膜像

2. 咽鼓管　亦称耳咽管，为沟通鼻咽腔和鼓室的管道，其鼓室口开口位于鼓室前壁，向前、下、内斜行止于鼻咽部侧壁。成人全长约 35mm，近鼓室端 1/3 为骨部，近鼻咽端 2/3 为软骨部。咽鼓管黏膜为纤毛柱状上皮，纤毛的运动朝鼻咽部方向，使鼓室内的分泌物得以排出。软骨部黏膜呈皱襞样，具有活瓣作用，能防止咽部液体进入鼓室。咽鼓管的鼻咽端开口在静止状态时是闭合的，当张口、吞咽、歌唱或打呵欠等动作时软骨部开放，空气乘机进入鼓室，以保持鼓室内外的气压平衡。婴幼儿的咽鼓管与成人相比则近乎于水平位，具有宽、短、直的特点，所以婴幼儿易因上呼吸道的炎症经咽鼓管侵入鼓室而引起中耳炎（图 4-1-4）。

3. 鼓窦　为鼓室向后上方延展的气房。鼓窦上壁为鼓窦盖，与颅中窝相隔；是鼓室和乳突气房间的通道，也是中耳乳突手术的重要解剖标志及入路。

4. 乳突　位于鼓室的后下方，含有许多大小不等的气房，各气房彼此相通，根据气房的发育程度可将乳突分为四型：气化型、硬化型、板障型及混合型。

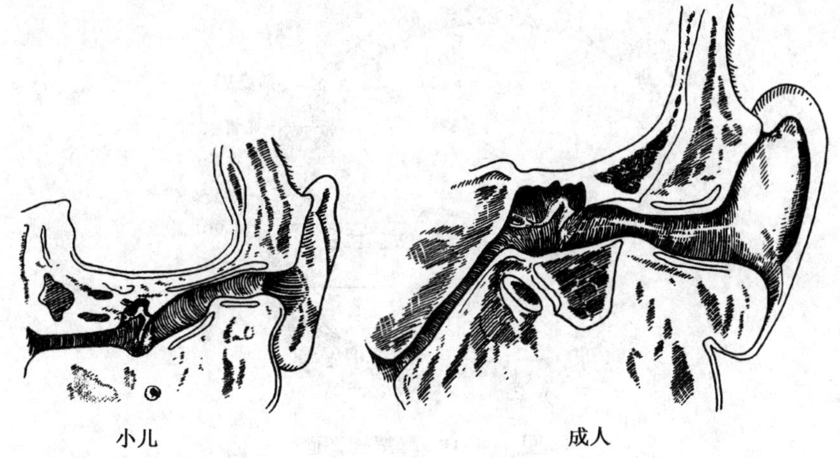

图 4-1-4 婴幼儿与成人咽鼓管比较示意图

（三）内耳

内耳又称迷路，位于颞骨岩部内，外有骨质形成的骨管，称骨迷路。位于骨迷路内与其形相仿的膜性管，称膜迷路。膜迷路内含内淋巴液，膜迷路与骨迷路间含外淋巴液，两种淋巴系统互不相通。外淋巴系统是开放的，与脑脊液相通。

1. 骨迷路 由致密的骨质构成，可分为耳蜗、前庭和半规管三部分（图 4-1-5）。

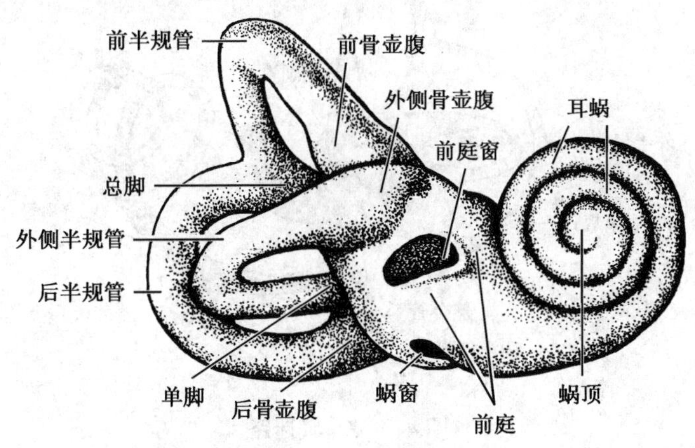

图 4-1-5 骨迷路

（1）耳蜗：形似蜗牛壳，为螺旋样骨管，由中央的蜗轴和周围的骨蜗管组成。骨蜗管围绕蜗轴旋转 2.5~2.75 周。骨蜗管内自上而下有三个管腔：即前庭阶、鼓阶和中阶。中阶即膜蜗管，内储内淋巴，为一封闭的盲管。前庭阶和鼓阶内储外淋巴，并在蜗顶借蜗孔相交通（图 4-1-6）。

（2）前庭：呈椭圆形，居内耳中部，前接耳蜗，后接半规管。前庭内有膜迷路的椭圆囊和球囊，其囊壁上有囊斑，为前庭神经的末梢感受器。

（3）骨半规管：位于前庭的后上方，为三个互相垂直的半环形的骨管，根据其所在的位置分外、上、后半规管。每个半规管的一端膨大称壶腹，另一端称单脚。上与后半规管的单脚合成一总脚。每个半规管的两端均开口于前庭，故 3 个半规管共有 5 孔通入前庭。壶腹部有壶腹嵴，为前庭神经的末梢感受器。

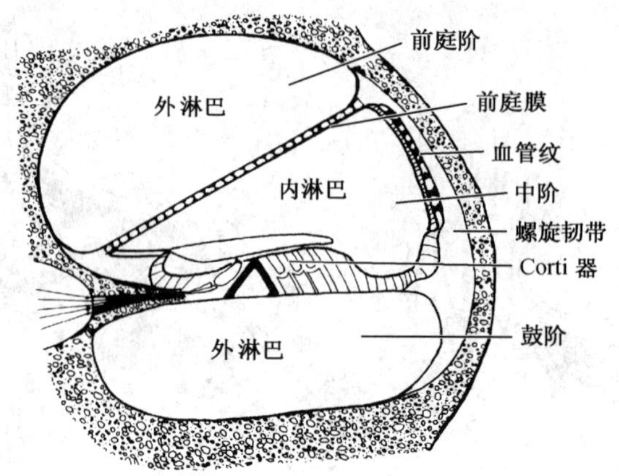

图 4-1-6 耳蜗横切面

2. 膜迷路 形状与骨迷路相同,直径为骨半规管的 1/4,借纤维束固定于骨迷路壁上,悬浮于外淋巴液中。骨耳蜗内有膜蜗管;骨前庭内有椭圆囊和球囊;骨半规管内有膜半规管(图 4-1-7)。膜蜗管底壁为基底膜,基底膜上由支柱细胞、内、外毛细胞和胶状盖膜构成螺旋器,亦称 Corti 器,是听觉感受器的主要部分。椭圆囊和球囊内各有一个囊斑,椭圆囊斑和球囊斑系重要的平衡感受器。

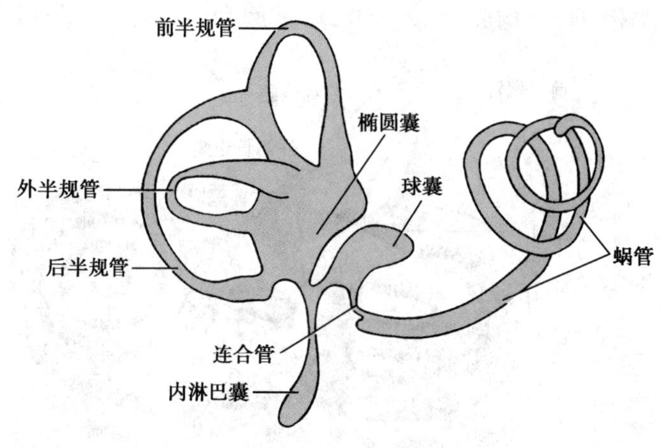

图 4-1-7 膜迷路

二、耳的生理

耳的主要功能是听觉和平衡觉。

(一)听觉功能

声波在介质内以机械能的形式传播,最终将能量传至内耳 Corti 器,换能后以生物电的形式传导至大脑皮质听觉中枢并产生听觉。声音同时通过空气传导和骨传导两种途径传入内耳(图 4-1-8)。

1. 空气传导 在正常情况下,空气传导是声波传导的主要途径,其过程可简示为:声波→耳郭→外耳道→鼓膜→听骨链→前庭窗→外淋巴液→内淋巴液→ Corti 器→蜗神经→听神经→大脑皮层听觉中枢。

2. 骨传导 传音效能与正常的空气传导相比则微不足道。临床工作中用骨传导途径测量可鉴别传导性耳聋和神经性耳聋。传音过程为：声波→颅骨→骨迷路→外淋巴液→内淋巴液→螺旋器→听神经→大脑皮层听觉中枢。

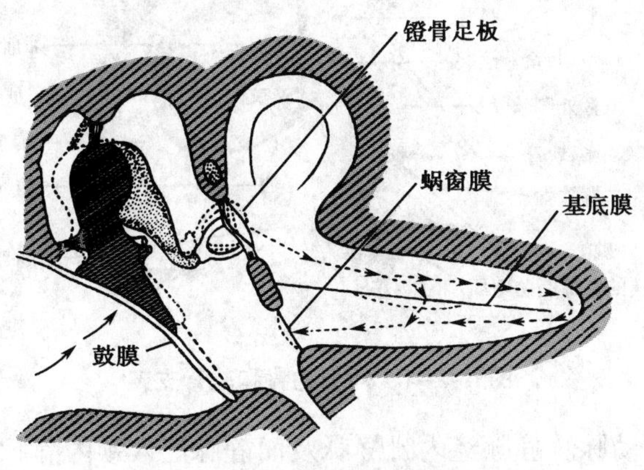

图 4-1-8　声音的传导途径

知识拓展

听　阈

耳的适宜刺激是空气振动的疏密波，但振动的频率必须在一定的范围内，并且达到一定强度，才能被耳蜗所感受，引起听觉。通常人耳能感受的振动频率在 20~20000Hz 的范围，人耳最敏感的频率为 1000~3000Hz。而且对于其中每一种频率，都有一个刚好能引起听觉的最小振动强度，称为听阈。人耳对不同频率的可听阈是不同的，一般来说，对 1000Hz 频率的声音最敏感。当振动强度在听阈以上继续增加时，听觉的感受也相应增强，但当振动强度增加到某一限度时，它引起的将不单是听觉，同时还会引起鼓膜的疼痛感觉，这个限度称为最大可听阈。

（二）平衡功能

人依靠前庭、视觉和本体感觉三个系统的协调作用来维持身体的平衡，其中以前庭功能最为重要。前庭系统能感知头位及其变化，其中半规管主要感知人体或头部旋转运动的刺激，而球囊斑及椭圆囊斑可在直线变速运动时感受内淋巴的刺激来维持身体的平衡。

第二节　鼻的应用解剖及生理

一、鼻的应用解剖

鼻由外鼻、鼻腔和鼻窦三部分组成。

（一）外鼻

外鼻突出于颜面部中央，由骨、软骨构成支架，外覆软组织和皮肤，略似锥形（图 4-2-1）。骨部皮肤薄而松弛，易于移动，软骨部皮肤较厚，且与皮下组织及软骨膜粘连紧密，富有皮脂腺、汗腺，为鼻疖、痤疮和酒渣鼻的好发部位。

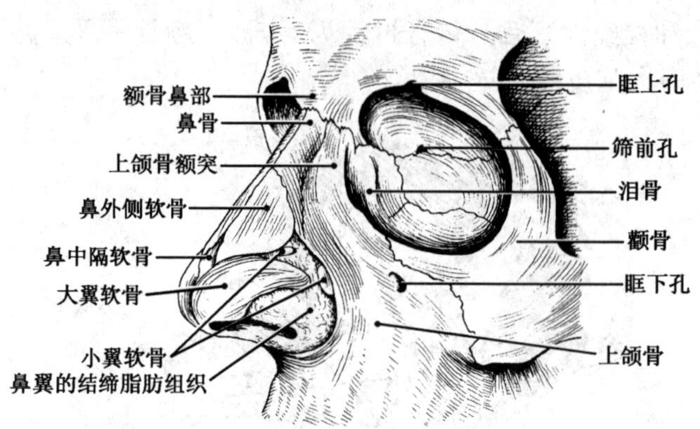

图 4-2-1 外鼻的骨和软骨支架

外鼻的动脉来自面动脉。静脉经内眦静脉及面静脉汇入颈内静脉。内眦静脉又可经眼上静脉、眼下静脉与颅内海绵窦相通（图 4-2-2）。面静脉无瓣膜，血液易反流，所以当鼻或上唇患疖肿时，应避免随意挤压，以免引起海绵窦血栓性静脉炎。临床上将鼻根部与两侧口角围成的三角区域称为“危险三角区”。

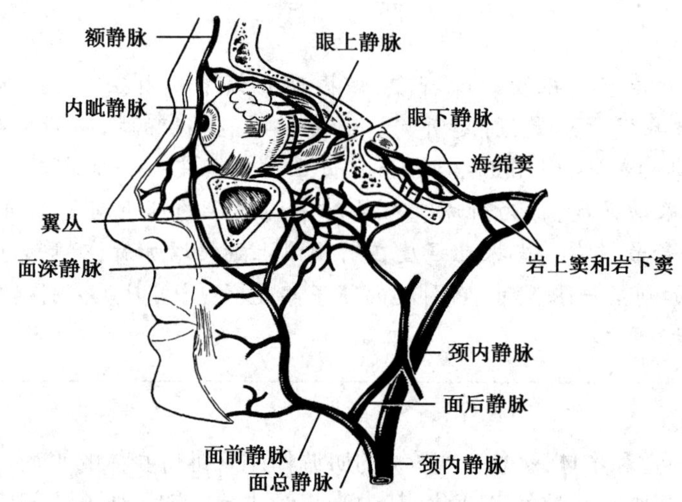

图 4-2-2 外鼻静脉与海绵窦的关系

知识拓展

隆 鼻 术

隆鼻术就是以各种植入材料置入为主要方法，隆起或抬高鼻部形态为主要目的的鼻整形术式。年龄满 18 岁、身体健康、鼻部已发育成型、有以下情况的，可考虑手术：①先天性或外伤引起的鞍鼻畸形；②鼻梁不低，但鼻背部曲线缺乏美感；③鼻部相对面部其他器官偏小。根据统计，隆鼻术可能是目前开展最多的整形美容手术之一，操作较为简单安全，风险较小，也易于接受。当然，手术也存在一定的风险，通常是美容方面的，主要风险有感染、损伤神经、鼻歪斜、鼻外形不美、假体轮廓阴影、排异反应等。

（二）鼻腔

鼻腔为一顶窄底宽的狭长腔隙，前起前鼻孔，与外界相通，后止于后鼻孔，与鼻咽部相通。鼻中隔将鼻腔分隔为左右两侧鼻腔，每侧鼻腔包括鼻前庭及固有鼻腔两部分。

1. 鼻前庭　位于鼻腔最前部，起于前鼻孔，止于鼻阈（鼻前庭皮肤与固有鼻腔黏膜交界处）。由皮肤覆盖，皮肤上有鼻毛、皮脂腺和汗腺，易患疖肿。

2. 固有鼻腔　习惯上称鼻腔，位于鼻阈和后鼻孔之间。有内、外侧和顶、底四壁。

（1）内侧壁：即鼻中隔，由鼻中隔软骨和筛骨正中板组成。鼻中隔前下部黏膜内血管丰富，各动脉支密切吻合形成毛细血管网称为利特尔区（Little area）。此处黏膜较薄，血管表浅，黏膜与软骨膜相接紧密，血管破裂后不易收缩，且位置又靠前，易受外界刺激，是鼻出血的好发部位，故又称为“易出血区”（图 4-2-3）。

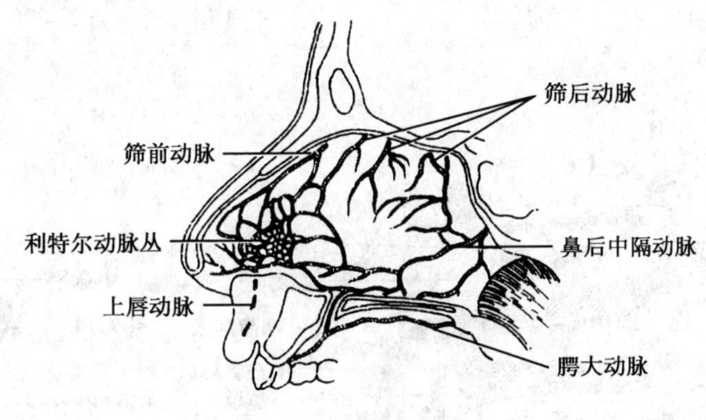

图 4-2-3　鼻中隔动脉

（2）外侧壁：鼻腔外侧壁上有三个突出于鼻腔的呈阶梯形排列的长条骨片，外覆黏膜，自上而下依次称上、中、下鼻甲。各鼻甲下方的空隙称为鼻道，即上、中、下鼻道。中鼻甲游离缘与相对的鼻中隔之间的间隙称嗅裂。嗅裂以上为嗅区，以下为呼吸区（4-2-4）。

1）上鼻甲：位于鼻腔外壁的后上部，是筛骨的一个结构，位置最高、体积最小，因前下方有中鼻甲遮挡，前鼻镜检查难以窥见。

2）中鼻甲：较小，其前端上方的鼻腔外侧壁有小丘状隆起称为鼻丘，是三叉神经、嗅神经所形成的丰富的反射区。

3）下鼻甲：为鼻甲中最大者，前端距前鼻孔约 2cm，接近鼻阈；后端距咽鼓管口约 1~1.5cm，故下鼻甲肿大时易致鼻塞，堵塞咽鼓管咽口则引起耳部症状。

4）鼻道：上鼻道内有后组筛窦开口。中鼻道的前端有额窦的开口，后端为前组筛窦开口，中后部为上颌窦开口。下鼻道的前上方有鼻泪管开口，后端黏膜下有鼻－鼻咽静脉丛，老年人鼻腔后部的出血常发生在此处。在下鼻道中 1/3 近下鼻甲附着处骨壁较薄，是上颌窦穿刺的最佳进针部位。

（3）顶壁：主要由筛骨水平板构成，此板薄而脆，易外伤骨折或手术误伤，而致脑脊液鼻漏或颅内感染。嗅神经的分支经此板的筛孔穿过进入颅前窝。

（4）底壁：即硬腭的鼻腔面，由上颌骨腭突和腭骨水平部构成，借此与口腔相隔。

3. 鼻腔黏膜　按其组织学构造和生理功能的不同，分为嗅区黏膜和呼吸区黏膜两部分。

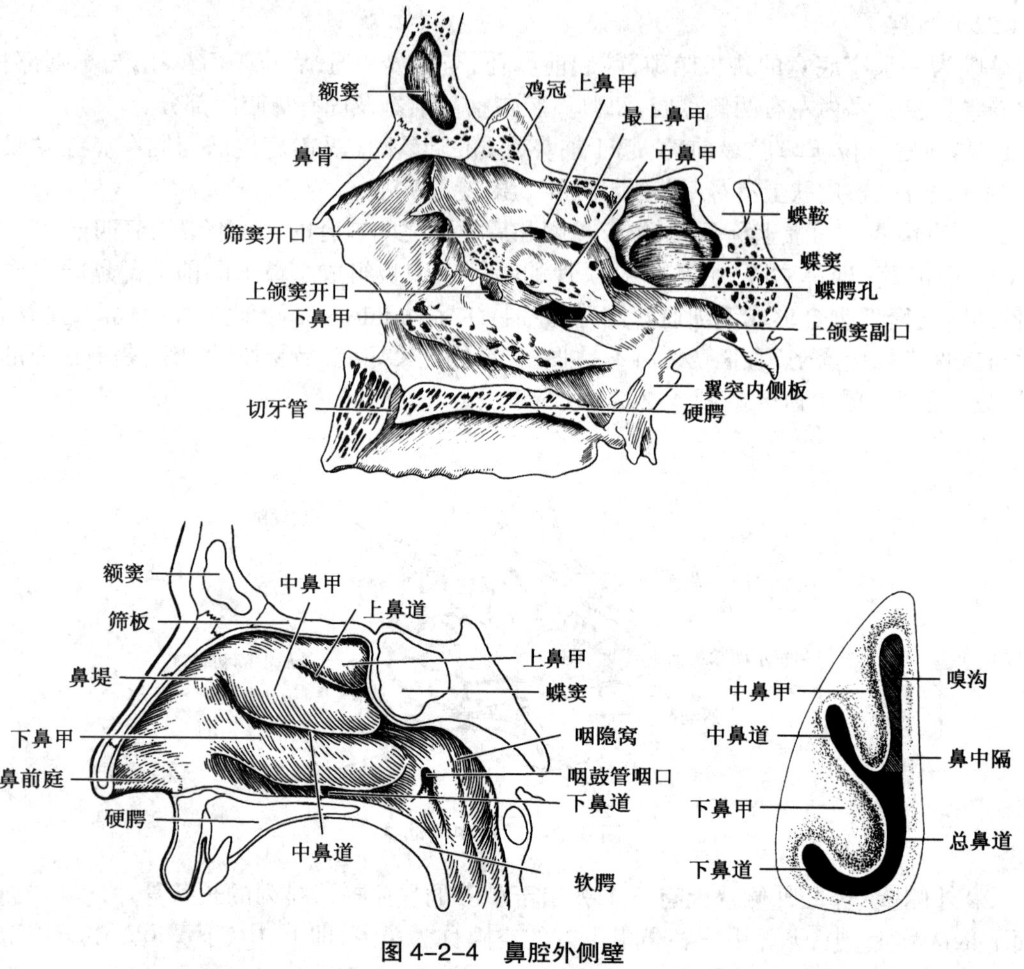

图 4-2-4　鼻腔外侧壁

（1）嗅区黏膜：范围小，约占鼻黏膜的 1/3，为假复层无纤毛柱状上皮，由嗅细胞、支持细胞、基底细胞组成。此区固有层内含分泌浆液的嗅腺，以溶解到达嗅区的气味物质微粒，刺激嗅细胞产生嗅觉。

（2）呼吸区黏膜：约占鼻黏膜的 2/3，为复层或假复层柱状纤毛上皮，其纤毛的运动主要由前向后朝鼻咽部方向。黏膜内含有丰富的浆液腺、黏液腺和杯状细胞，能产生大量分泌物，使黏膜表面覆有一层随纤毛运动不断向后移动的黏液毯。黏膜内有丰富的静脉丛，构成海绵状组织，具有灵活的舒缩性，能迅速改变其充血状态，为调节空气温度与湿度的主要结构。它对调节鼻腔的生理功能起着非常重要的作用，故手术时不宜过多去除。

（三）鼻窦

鼻窦为鼻腔周围颅骨和面骨内的含气空腔，按其所在颅骨命名为额窦、筛窦、上颌窦及蝶窦，共四对（图 4-2-5）。

临床上按其解剖部位及窦口所在位置，将鼻窦分为前、后两组，前组鼻窦包括上颌窦、前组筛窦和额窦，其窦口均开口于中鼻道。后组鼻窦包括后组筛窦和蝶窦，后组筛窦窦口开口于上鼻道，窦蝶窦口开口于蝶筛隐窝（图 4-2-6）。

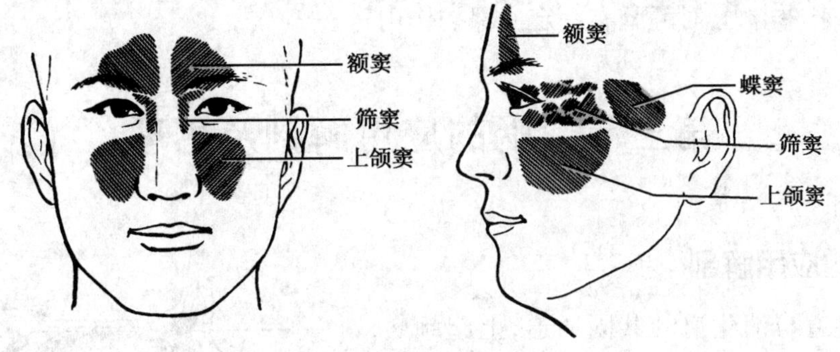

图 4-2-5　鼻窦面部的投影

1. 上颌窦　位于上颌骨体内，为鼻窦中最大者，容积约 15~30ml，形似横置的锥体。有 5 个壁，分别为前壁、后外侧壁、上壁、底壁、内侧壁。因其开口位置高，窦腔大，且底壁与上颌牙齿关系密切，所以易患炎症。

2. 筛窦　位于鼻腔外侧壁上部和眼眶内壁之间的筛骨内，呈蜂房状小气房，筛窦以中鼻甲基板为界，位于其前下者为前组筛窦，后上者为后组筛窦。筛窦顶壁借一薄骨板与颅前窝相隔。其外侧壁即眼眶内侧壁，菲薄如纸，称纸样板，故筛窦或眼眶炎症可相互感染，外伤或手术可造成颅内、眶内并发症。

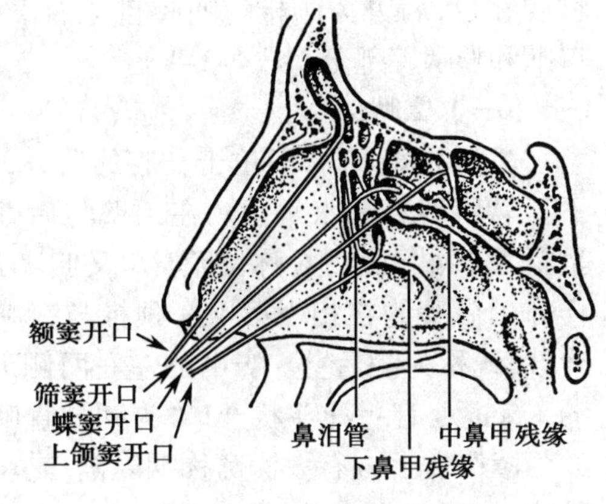

图 4-2-6　鼻窦开口部位

3. 额窦　位于额骨内，左右各一，但其大小、形态不对称。经额管引流到中鼻道前端。

4. 蝶窦　位于蝶骨体内，顶壁为蝶鞍底部，与颅前窝及颅中窝相隔，故可通过蝶窦行垂体肿瘤摘除术。外侧壁与海绵窦、颈内动脉和视神经毗邻，故蝶窦病变常累及上述结构。

二、鼻的生理

（一）鼻腔的生理功能

1. 呼吸功能　鼻腔为呼吸道的门户，对吸入的空气有调节吸入空气的温度、湿度、滤过和清洁作用，以保护下呼吸道黏膜适应生理要求，有利于肺泡内氧和二氧化碳的交换。

2. 嗅觉功能　含气味的气体分子随吸入气流到达鼻腔嗅区，与嗅黏膜接触，溶解于嗅腺的分泌物中，刺激嗅细胞产生神经冲动，经嗅神经通路传至嗅觉中枢产生嗅觉。

3. 共鸣功能　鼻腔是重要的共鸣器官，发音在喉，共鸣在鼻，以使声音洪亮而清晰。若鼻腔因炎症肿胀而闭塞时，发音则呈“闭塞性鼻音”。若腭裂或软腭瘫痪时，发音时鼻咽部关闭不全，则呈“开放性鼻音”。

4. 反射功能　鼻黏膜神经丰富，反应极为敏感，外界温度变化可引起鼻黏膜血管反射性收缩和扩张。通过喷嚏反射，可清除鼻腔内的刺激物；嗅觉条件反射，可以增加食欲或辨别某些有害物质。

（二）鼻窦的生理功能

鼻窦对鼻腔的呼吸和共鸣等功能有辅助作用。同时因其为颅骨内空腔，故也能减轻头颅重量和缓冲外来冲击力，对颅脑有一定的保护作用。

第三节　咽的应用解剖及生理

一、咽的应用解剖

咽是呼吸道与消化道的共同通道，上起颅底，下达环状软骨平面下缘，相当于第 6 颈椎食管入口平面，成人全长约 12~14cm。前面与鼻腔、口腔及喉腔相通，后方为颈椎。咽腔自上而下分为鼻咽、口咽和喉咽三部分（图 4-3-1）。

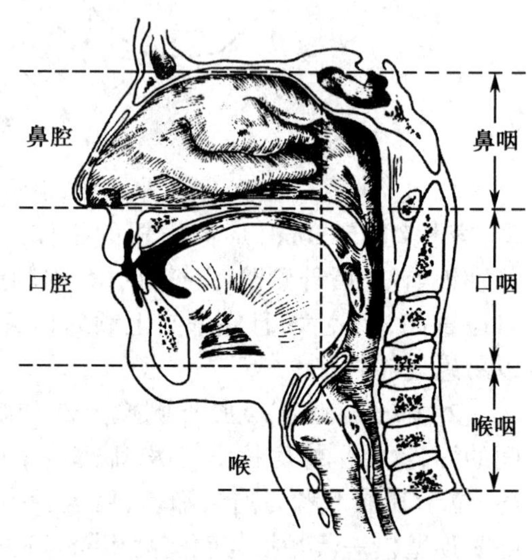

图 4-3-1　咽部矢状切面

（一）鼻咽部

鼻咽部即上咽部，位于鼻腔的后方，上起颅底，下至软腭游离缘水平面。在顶壁与后壁交界处有呈橘瓣状淋巴组织，称增殖体（又叫咽扁桃体、腺样体），后壁约在相当第 1、2 颈椎与口咽部后壁相连续，统称为咽后壁。鼻咽的左右两侧下鼻甲后端约 1.5cm 处有一漏斗状开口，为咽鼓管咽口。在咽鼓管隆突后上方有一深窝称咽隐窝，是鼻咽癌好发部位。

（二）口咽部

口咽部又称中咽部，即通常所指的咽部。位于口腔后方，上接鼻咽，下至会厌上缘，前经咽峡与口腔相通，向下连通喉咽部。咽峡为腭垂、软腭、舌腭弓、咽腭弓及舌根构成的环状狭窄部。舌腭弓和咽腭弓之间的深窝称扁桃体窝，内有腭扁桃体。咽峡的前下部为舌根，上有舌扁桃体。咽后壁黏膜下有淋巴滤泡。在咽腭弓的后方，有纵行束状淋巴组织称咽侧索（图 4-3-2）。

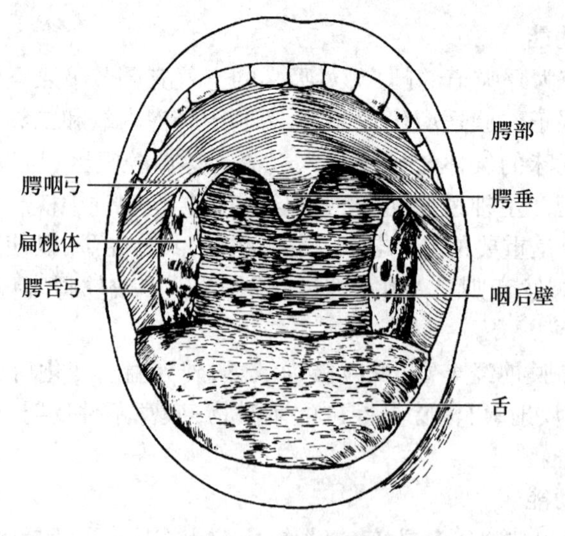

图 4-3-2　口咽部

（三）喉咽部

喉咽部又称下咽部，位于会厌软骨上缘至环状软骨下缘平面之间，向下延续于食管。在两侧杓状软骨后外侧有一较深的隐窝，称为梨状窝，常为异物存留的部位。

（四）咽淋巴环

咽部有丰富的淋巴组织，主要有腺样体、咽鼓管扁桃体、咽侧索、咽后壁淋巴滤泡、腭扁桃体及舌扁桃体。这些淋巴组织在黏膜下有淋巴管相连，构成咽淋巴环的内环；由咽后淋巴结、颌下淋巴结、颏下淋巴结等连接，构成淋巴外环。内环输出之淋巴管与外环淋巴管相交通，称为咽淋巴环，具有重要的防御和免疫作用（图 4-3-3）。

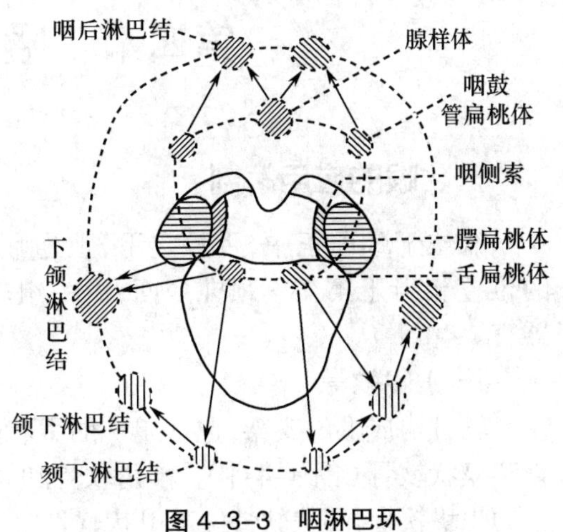

图 4-3-3　咽淋巴环

二、咽的生理

（一）吞咽功能

当吞咽的食团进入咽腔时即引起吞咽反射：食团到咽腔时，软腭上举，关闭鼻咽腔，舌根隆起，咽缩肌收缩，压迫食团向下移动，由于喉部肌肉收缩及舌根隆起，使会厌覆盖喉口，在呼吸发生暂停的同时，使声门紧闭，喉上提，梨状窝开放，食团越过会厌进入食管。

（二）呼吸功能

咽腔是上呼吸道的一个重要组成部分。黏膜内富有腺体，可以分泌黏液，故仍有继续对空气加温、湿润和清洁的作用。

（三）保护和防御功能

咽部淋巴组织具有重要防御功能。咽部黏膜内的黏液腺和杯状细胞分泌的黏液中含有溶菌酶，具有杀菌和抑菌的作用。咽肌运动对机体起着重要的保护作用。在吞咽和呕吐时，咽肌收缩可暂时封闭鼻咽和喉部，从而避免食物反流入鼻腔或吸入气管。若有异物进入咽部，可因咽肌收缩而阻止下行，产生呕吐反射，吐出异物。来自鼻和咽鼓管的分泌物可借咽的反射作用而吐出。

（四）共鸣功能

发音时，咽腔可改变形状而产生共鸣，使声音清晰、悦耳。

（五）扁桃体的免疫功能

扁桃体为外周免疫器官，含有 B 细胞、T 细胞、浆细胞及吞噬细胞，并能产生免疫球蛋白、干扰素、抗链球菌素等，具有体液免疫和细胞免疫的双重抗感染的免疫功能。

（六）调节中耳气压功能

由于咽部不断进行吞咽动作，咽鼓管经常获得开放机会，使中耳气压与外界气压得以平衡，利于维持正常的听觉功能。

第四节　喉的应用解剖及生理

一、喉的应用解剖

喉位于颈前正中，舌骨之下，上通喉咽，下接气管，为呼吸与发音的重要器官。成人喉的位置相当于第 3~6 颈椎平面，由一组软骨、韧带、喉肌、纤维组织及黏膜构成的锥形管状器官。

（一）喉软骨

软骨构成喉的支架，包括单一的甲状软骨、环状软骨、会厌软骨，成对的杓状软骨、小角软骨和楔状软骨（图 4-4-1）。小角软骨和楔状软骨很小，临床无意义。甲状软骨是喉支架中最大的一块软骨，环状软骨位于甲状软骨之下，下接气管，形如指环，是喉与气管环中唯一完整的环形软骨，是喉支架的基础，对于保持呼吸道的通畅有重要意义。

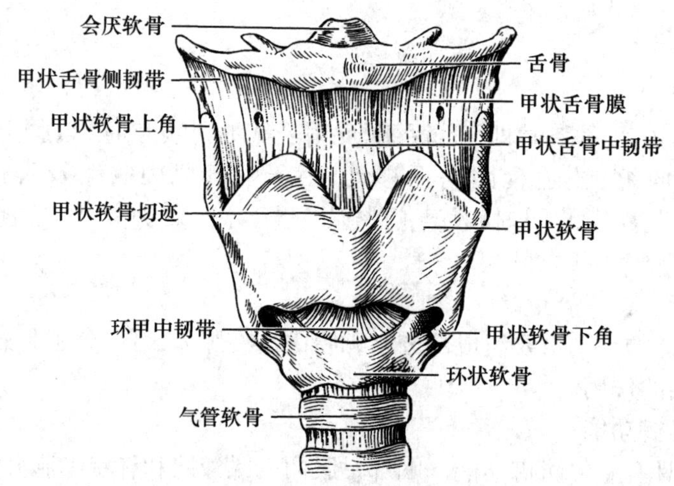

图 4-4-1　喉的正面观

（二）喉腔

以声带为界，喉腔自上而下分成声门上区、声门区和声门下区（图 4-4-2）。

1. 声门上区　位于声带上缘与喉入口之间。两侧声带上方与声带平行的皱襞为室带，又称假声带。声带与室带之间的腔隙为喉室，其内含黏液腺，分泌黏液润滑声带。

2. 声门区　位于两侧声带之间。声带左右各一，由声韧带、声肌及黏膜组成。两声带间的空隙称声门裂，简称声门。声带张开时呈一个顶向前的等腰三角形，是喉腔中最狭窄的部分。

3. 声门下区　声带下缘至环状软骨缘以上的部分，幼儿期此区黏膜下组织结构疏松，血管、淋巴丰富，炎症时容易发生水肿引起喉阻塞。

（三）喉肌

喉肌分为喉外肌和喉内肌。喉外肌将喉与周围结构相连，可使喉体上升或下降，亦可使喉固定。喉内肌依其主要功能分成以下几组：

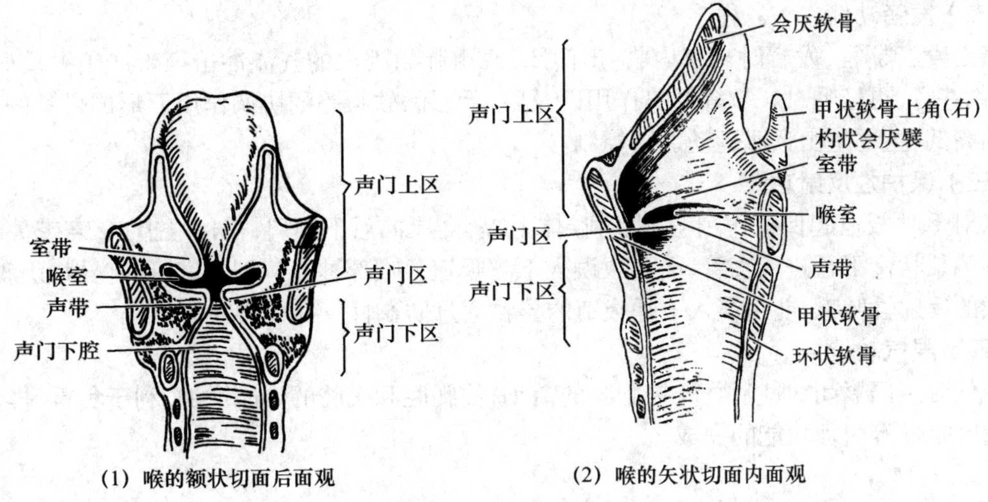

(1) 喉的额状切面后面观

(2) 喉的矢状切面内面观

图 4-4-2 喉腔的分区

1. 声带紧张 调节声带的紧张度,有环甲肌和环杓肌。

2. 声带内收肌 使声门关闭,有杓斜肌、杓横肌和环杓侧肌。

3. 声带外展肌 使声门张开,有环杓后肌。

(四)神经

喉的神经均来自于迷走神经的喉上神经和喉返神经。

1. 喉上神经 内支为感觉神经,分布于声带以上区域的黏膜。外支为运动神经,支配环甲肌。喉上神经病变时,喉黏膜感觉丧失,致发生误咽,同时环甲肌松弛致发音障碍。

2. 喉返神经 为喉的主要运动神经,支配除环甲肌以外的喉内诸肌,亦有感觉支分布于声门下区黏膜。前支分布于喉内的内收肌,后支分布于喉内的外展肌。左侧喉返神经的径路较右侧长,容易受损。凡在喉返神经的径路上侵犯和压迫神经的各种病变都可以引起声带麻痹、声音嘶哑。

知识拓展

小儿喉部的解剖特点

小儿喉部的解剖与成人有不同之处,其主要特点是:①小儿喉部黏膜下组织较疏松,炎症时容易发生肿胀。②小儿喉的位置较成人高,3 个月的婴儿环状软骨弓相当于第 4 颈椎下缘水平,6 岁时降至第 5 颈椎。③小儿喉软骨尚未钙化,较成人软,行小儿甲状软骨和环状软骨触诊时,其感觉不如成人的明显。

二、喉的生理

(一)呼吸功能

喉是呼吸的通道,在正常情况下声门是空气出入肺部的必经之路。中枢神经系统根据身体对气体的需要量,反射性调节声门裂的大小。平静呼吸时声带略内收,深吸气或体力劳动时声带极度外展,声门扩大,以增加肺内气体交换,调节血与肺泡内二氧化碳浓度。

（二）发音功能

喉是发音器官，发音时声带内收，声门闭合，由肺内呼出的气流冲击声带产生振动而发出声音，称基音，再经咽、口、鼻等共鸣作用以及唇、舌、牙、软腭等的协调作用而形成悦耳的声音。声调的高低，主要是由喉肌运动加以控制。

（三）保护性反射功能

喉对下呼吸道起保护作用，吞咽时喉体上提，会厌向后下倾斜，盖住喉上口，声带关闭，食物沿两侧梨状窝下行进入食管，而不致误入下呼吸道。喉部神经特别丰富，稍有异物刺激即可引起喉的反射性咳嗽，能将误入下呼吸道的异物通过防御性反射性剧咳排出。

（四）屏气功能

屏气时声门紧闭，呼吸暂停，控制膈的活动，使胸腔和腹腔的内压增加，利于负重、排便、分娩、跳跃、咳嗽等生理功能的完成。

第五节　气管、支气管与食管的应用解剖及生理

一、气管、支气管的应用解剖及生理

气管位于颈前正中、食管的前方，由软骨、肌肉、黏膜和结缔组织构成的管腔。上端起自环状软骨下缘，平第 6 颈椎平面，向下进入胸腔，其下端相当第 5 胸椎上缘平面分成左右两主支气管，气管软骨以呈向后方开放的马蹄形不完整的软骨环为支架，约 12~20 个，以气管环韧带将其互相连接。

气管分左右主支气管。右支气管较短而粗，长约 2.5cm，与气管纵轴的延长线约呈 20°~30° 角；左支气管较细而长，长约 5cm，与气管纵轴成 40°~45° 角。因此，气管异物进入右侧的机会较左侧多见。右侧支气管约在第 5 胸椎下缘进入肺门，分为 3 支进入各相应的肺叶，即上叶、中叶和下叶支气管；左侧支气管约在第 6 胸椎处进入肺门，分为上、下叶支气管。

气管、支气管的生理功能主要有呼吸调节功能、清洁功能、免疫功能、防御性咳嗽和屏气反射。

二、食管的应用解剖及生理

食管为一肌性管道，由肌肉和黏膜所构成。位于纵隔内，上起环咽肌下缘，下止贲门。成人的食管总长度约为 23~25cm。自上而下有四个比较狭窄的部位：第一狭窄是食管入口部，为食管异物最易停留之处，又是食管镜最难通过甚易损伤穿破之处；第二狭窄为主动脉弓压迫食管左侧壁所致，相当第 4 胸椎平面；第三狭窄因左主支气管压迫食管前壁所致，相当第 5 胸椎平面；第四狭窄为食管穿过横膈裂孔处，相当第 10 胸椎平面（图 4-5-1）。该四个比较狭窄的部位是食管最易受伤和异物最易停留的部位，尤其第一狭窄处更为突出。

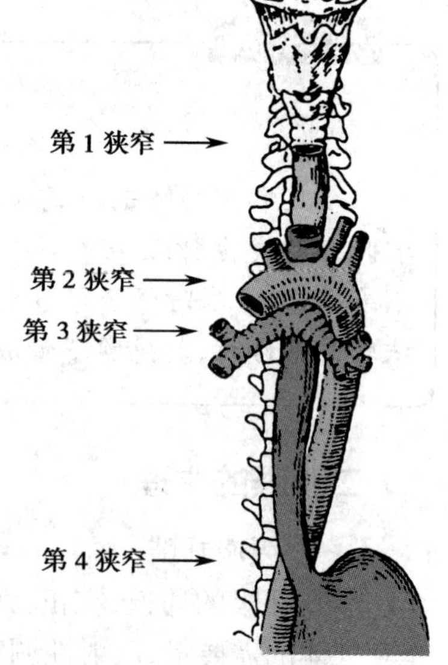

图 4-5-1　食管的四个生理性狭窄

食管是连接咽和胃的通道，主要功能是通过蠕动将食物转

送到胃。其次，食管可将鼻腔、口腔、喉咽腔及气管的分泌物送入胃内，起到排泄引流的作用。同时，食管尚有分泌功能，起润滑保护作用。

（杨艳芳）

思考题

1. 名词解释：骨传导、危险三角区、咽淋巴环、声门裂、利特尔区。
2. 分析上颌窦炎发病率高的解剖基础。
3. 简述婴幼儿咽鼓管与成人咽鼓管的区别。
4. 列出咽的淋巴组织及其主要生理功能。

自测题

第五章
耳鼻咽喉科病人护理概述

学习目标

1. 掌握耳鼻咽喉科病人护理评估重点内容及评估方法；耳鼻咽喉科常用检查方法并能进行专科检查的护理配合。
2. 熟悉耳鼻咽喉科病人的基本特征、护理诊断、手术前后护理。
3. 了解耳鼻咽喉科诊断室护理管理。
4. 具有良好的职业素养、护患沟通技巧及医护协作能力。
5. 能理解耳鼻咽喉科疾病给病人带来的身心痛苦，并能在护理中体现人文关怀。

第一节　耳鼻咽喉科病人护理评估

护理评估是制定护理计划的基础，护理人员对耳鼻咽喉科病人进行护理评估时，必须要有整体的、系统的、动态的观念，以利于制定合理而全面的护理计划。

一、耳鼻咽喉科病人的基本特征

（一）临床发病率高

耳鼻咽喉诸器官直接与外界相通，环境中的物理、化学、生物等多种有害因素可直接或间接地导致病变和功能障碍，所以临床发病率较高，如鼻炎及鼻窦炎、中耳炎、咽炎及扁桃体炎、喉炎、耳聋等一直是临床中的常见疾病，其发病率普遍高于其他疾病。

（二）各疾病常相互影响

耳鼻咽喉各器官在解剖结构、生理功能及其疾病的发生与发展方面有着紧密的联系，解剖、生理、病理、诊断等方面都相互关联和影响。因此，一个器官的病变常会影响其他器官或组织，临床上往往是多个器官同时受到病变的侵袭，病人常有多种主诉或不适。如急性鼻炎可并发急性鼻窦炎、急性中耳炎、急性咽炎、喉炎、气管炎及支气管炎等。

（三）多伴有全身相关病症

耳鼻咽喉诸器官与整个机体有着广泛而紧密的联系，局部疾病常伴有全身疾病，全身疾病也常引发局部表现。如慢性扁桃体炎常被视为全身感染的“病灶”之一，可引起风湿热、风湿性关节炎、心脏病、肾小球肾炎等并发症。同时，全身性疾病亦可表现为耳鼻喉科症状，如高血压、血液病、急性传染病病人可并发鼻出血。

（四）临床上多以急症出现且危及生命

由于耳鼻咽喉所处的特殊位置及解剖特点，临床上急症多而凶险，如气管异物、食管异物、鼻出血、喉梗阻、耳源性颅内并发症、外伤等。如不及时抢救，可引起严重后果，甚至威胁病人生命。因此，对该类病人应严密观察生命体征和病情变化，做到积极抢救。

（五）对病人的生活、工作和学习影响比较明显

耳鼻咽喉诸器官具有听觉、平衡觉、嗅觉、呼吸、发音和吞咽等重要生理功能，且与免疫防御系统关系密切。一旦患病，可严重影响病人的生活、工作和学习。因此，护士在护理过程中应有同情心和高度责任感。

二、健康史

了解病人健康状况和生活环境，评估耳鼻咽喉科疾病由何种病因引起。

（一）既往病史

了解病人既往的健康状况和曾患疾病，有无高血压、血液病、营养不良等相关性疾病。尤其与现在疾病密切相关者应详细询问。注意耳鼻咽喉疾病之间及其与全身性疾病之间的关系。

（二）环境与职业

环境和职业与耳鼻咽喉科疾病的发生有密切关系。如长期处于粉尘及有毒气体环境下容易患鼻炎、咽喉炎等；长期工作、生活在噪声环境下可引起噪声性耳聋；长期从事教师、歌唱家等职业用嗓者，其喉炎的发病率明显增高。

（三）生活习惯

某些不良的生活习惯可成为其发病因素，如嗜烟酒者易患咽喉炎；不正确的擤鼻涕方法可导致鼻窦炎、中耳炎等。

（四）家族史、过敏史

某些耳鼻咽喉科疾病的发生和家族史、过敏史有关系。如变应性鼻炎病人常有支气管哮喘、荨麻疹等病史。

（五）发病诱因

受凉、过度劳累、营养不良及机体抵抗力下降等都可成为耳鼻咽喉科疾病的发病因素。

三、身心状况

（一）常见症状、体征评估

1. 耳部常见症状和体征

（1）耳郭形状异常：多见于先天性耳郭畸形、外伤或耳郭疾病，如耳郭化脓性软骨膜炎等。

（2）耳痛：是指内耳及耳周疼痛，约 95% 为耳部疾病引起，5% 为牵涉性疼痛。按发病机制可分为耳源性耳痛、牵涉性耳痛及神经性耳痛。但不同的病变引起耳痛的性质不一，可表现为持续性或间歇性疼痛，或为钝痛、锐痛、跳痛、刺痛、胀痛、耳郭牵拉痛等。

（3）耳鸣：是听觉功能紊乱所致的常见症状，病人耳内或头内有声音的主观感觉。根据音调的高低可分为高音性耳鸣及低音性耳鸣，神经性耳聋病人多为高音性耳鸣，而传导性耳聋病人多为低音性耳鸣。一些耳部相邻病变或全身病变均可引起耳鸣，有一些耳鸣目前查不出实质性病变的依据，常与过度疲劳或情绪激动有关。耳鸣常导致病人出现烦躁、失眠、头晕、情绪易激动等心理障碍，而这些心理障碍又可加重耳鸣，形成恶性循环。临床上还应注意耳鸣可能是某些疾病的先兆，如颈部肿瘤或其他颈部疾病压迫颈动脉时，可引起受压侧耳鸣；大剂量使用奎宁、奎尼丁、氯喹等药物，可引起剧烈耳鸣；庆大霉素、链霉素、卡那霉素等药物耳毒性反应

也可出现耳鸣。

（4）耳漏：指外耳道内有异常液体积聚或流出来，统称为耳漏。根据耳漏性质不同可分为脓性耳漏、血性耳漏及水性耳漏等。黏脓性或脓性耳漏多见于急、慢性化脓性中耳炎；血性耳漏多见于外伤、中耳癌、外耳道乳头状瘤；水样耳漏且有耳及颅脑外伤史或手术史者，应警惕脑脊液耳漏。

（5）耳聋：根据病变部位可将耳聋分为传导性聋、感音神经性聋和混合性聋。外耳和中耳病变表现为传导性耳聋；内耳病变表现为感音神经性耳聋；混合性聋兼有传导性聋和感音神经性聋。耳聋常伴有不同程度的耳鸣，并可有听觉过敏现象。耳聋病人易产生焦虑、孤独、自卑等心理障碍。

（6）眩晕：是因机体空间定向和平衡功能失调所产生的自我感觉，是一种运动性错觉，可分为耳源性眩晕、中枢性眩晕及全身疾病性眩晕。70% 以上是由外周前庭病变引起，周围前庭系统病变可伴有恶心、呕吐、面色苍白、出冷汗及血压下降等植物神经反射症状；中枢性眩晕症状较轻，而步态不稳、平衡紊乱表现明显。出现眩晕时，病人易摔倒，应注意安全防护。

（7）耳部常见体征：①鼓膜充血，见于大疱性鼓膜炎、急性化脓性中耳炎早期、急性乳突炎等。②鼓膜穿孔，见于鼓膜外伤、急性化脓性中耳炎未及时控制、慢性化脓性中耳炎等。③鼓室积液，见于分泌性中耳炎。

2. 鼻部常见症状和体征

（1）鼻塞：指鼻腔气流阻力增大，由于鼻黏膜充血、水肿或增生肥厚以及鼻腔新生物等原因引起的阻塞感。绝大部分鼻塞是因局部炎症引起，表现为交替性或间歇性、持续性，同时伴有涕多、嗅觉减退等。全身性疾病所致鼻塞也较多见，如全身血管舒缩失调、内分泌功能紊乱（糖尿病、甲状腺功能减退）等均可致鼻塞。

（2）鼻漏：指鼻内分泌物外溢，可由前鼻孔流出，或向后流入鼻咽部，经口腔排出。儿童惊喜、啼哭等感情变化也可有鼻漏。由于原因不同，鼻漏性状各异，可分为水样鼻漏、黏液性鼻漏、脓性鼻漏、血性鼻漏及脑脊液鼻漏等。水样鼻漏多见于急性鼻炎早期和变应性鼻炎发作期；黏液性鼻漏常见于慢性单纯性鼻炎；黏脓性鼻漏常见于急性鼻炎的恢复期、慢性鼻炎及鼻窦炎等；脓性鼻漏常见于较重的鼻窦炎，有时可伴有臭味；血性鼻漏常见于鼻及鼻窦炎症、外伤、异物、结石、肿瘤等；脑脊液鼻漏常见于先天性筛板、蝶窦骨缺损和颅前窝、颅中窝窝底骨折或手术外伤。

（3）鼻出血：又称鼻衄，多因鼻腔局部病变引起，也可由全身疾病所引起。部分病人在疾病过程中找不到鼻出血的确切原因，此类鼻出血称为特发性鼻出血。出血部位大多在鼻中隔前下部的易出血区。儿童鼻出血几乎全部发生在鼻腔前部；青年人虽以鼻腔前部出血多见，但也有少数严重的出血发生在鼻腔后部；中老年人的鼻出血部位见于鼻腔后部。

（4）喷嚏：是鼻黏膜或鼻咽部受到刺激所引起的一种防御性呼吸反射。感受器存在于鼻黏膜，传入神经是三叉神经，通过神经反射，先发生明显的吸气相，随即产生一个急速而有力的呼气动作，将刺激物喷出。喷嚏反射的生理意义在于排出上呼吸道中的异物或过多的分泌物，清洁和保护呼吸道。引起喷嚏反射的刺激有炎性渗出物、黏液、粉尘、刺激性气体、冷气及其他异物。变态反应性鼻炎病人可出现连续性喷嚏阵发性发作；患流感、感冒等呼吸道传染病初期，上呼吸道会受到病毒或细菌的感染，出现鼻黏膜水肿、充血或鼻塞、流涕，同时伴有较多的喷嚏反射。喷嚏的飞沫带有病毒或细菌，故要养成喷嚏时用手帕掩口鼻的习惯，注意呼吸道隔离和防止交叉感染。

（5）嗅觉障碍：由于病因不同，可表现为嗅觉减退、嗅觉丧失、嗅觉过敏及嗅觉倒错等。临床上以嗅觉减退或消失最多见，其中最常见的病因是鼻腔或颅内病变。按病因可为为呼吸性嗅觉减退或失嗅、感觉性嗅觉减退或失嗅及嗅觉官能症三种类型。呼吸性嗅觉减退或失嗅多因鼻腔阻塞，使气流受阻无法到达嗅区所致；感觉性嗅觉减退或失嗅多与嗅神经病变有关；嗅觉官能症系嗅觉中枢及嗅球受刺激或变性所致，病人可能出现嗅觉过敏、嗅觉倒错、幻嗅等，多见于癔症、神经衰弱、精神病等病人。

（6）鼻部常见体征：①鼻黏膜充血、肿胀，鼻甲充血、肿大，见于急慢性鼻炎、鼻窦炎、变应性鼻炎。②鼻黏膜干燥，鼻甲缩小，见于萎缩性鼻炎。③鼻窦面部投射点红肿和压痛，见于炎症较重的急性鼻窦炎病人。

3. 咽部常见症状和体征

（1）咽痛：是咽部最常见症状，主要由咽部疾病引起，也可是咽部邻近器官或全身疾病在咽部的表现。严重的咽痛常影响吞咽及发声功能，给病人带来极大的痛苦。

（2）咽部感觉异常：指咽部有异物、蚁走感、干燥、堵塞或紧迫等异常感觉，常用力“吭”以清除。可由器质性病变或功能性因素引起，中医称之为“梅核气”。器质性多由咽部及周围组织病变引起，如慢性咽炎、扁桃体肥大、咽角化症等；功能性常为神经官能症一种表现，多与恐惧、焦虑、恐癌等因素有关。

（3）吞咽困难：正常吞咽功能发生障碍时称吞咽困难，可分为阻塞性、神经性和精神性三种。阻塞性吞咽困难见于咽部或食管狭窄、肿瘤或异物、扁桃体肥大等；神经性吞咽困难由于咽肌麻痹引起；精神性吞咽困难由于严重焦虑所致。吞咽困难比较严重的病人常处于营养不良、饥饿消瘦状态。

（4）打鼾：是由于软腭、舌根处软组织随呼吸气流颤动所发出的有节奏的声音。各种病变造成上呼吸道狭窄及某些全身性疾病如肥胖、内分泌紊乱等均可导致打鼾。鼾症病人常有注意力不集中，记忆力减退，工作效率低，鼾声影响他人休息。

（5）咽部常见体征：①咽部黏膜充血肿胀，咽后壁淋巴滤泡增生，见于急慢性咽炎、急慢性扁桃体炎、扁桃体周脓肿、咽后脓肿等。②腭扁桃体肥大，见于急慢性扁桃体炎、扁桃体生理性肥大、扁桃体肿瘤等。临床上常将腭扁桃体肥大分为三度：Ⅰ度肥大指扁桃体仍限于扁桃体窝内，Ⅱ度肥大指扁桃体超出扁桃体窝，但距中线尚有一定距离，Ⅲ度肥大指扁桃体达到或接近中线。③腺样体肥大，见于急性腺样体炎、腺样体肥大等。④鼻咽部隆起或新生物，见于鼻咽纤维血管瘤、鼻咽癌等。

4. 喉部常见症状和体征

（1）声嘶：指发声时失去了圆润而清亮的音质，说明病变已影响到声带。声带有炎症、外伤、肿瘤、瘫痪时，声带的形状、弹性、紧张度便出现异常，因而声带振动不对称、不均匀，便产生声嘶。

（2）呼吸困难：是呼吸功能不全的一个重要症状，是病人主观上有空气不足或呼吸费力的感觉；而客观上表现为呼吸频率、深度和节律的改变。可分为吸气性、呼气性和混合性三种类型。喉部疾病多以吸气性呼吸困难为主，表现为吸气费力，吸气时间延长，吸气时空气不易进入肺内，胸腔负压增大，出现胸骨上窝、锁骨上窝、剑突下及各肋间隙明显凹陷，出现“四凹征”表现，常伴有干咳和高调吸气性喉鸣。此种表现提示为喉、气管与大支气管狭窄与梗阻，如突然出现考虑异物阻塞（儿童尤为多见）、喉痉挛、喉水肿；如年龄较大，逐渐出现，并进行性加重，则应考虑恶性肿瘤；如发生稍快同时伴发热，则应考虑喉炎、白喉等。

（3）喉痛：为喉部常见症状，引起喉痛常见疾病有急慢性喉炎、喉部恶性肿瘤晚期、喉外伤、喉结核等。

（4）喉喘鸣：是由于喉或气管发生阻塞，病人用力呼吸时，气流通过喉或气管狭窄处发出的特殊声音。引起喉喘鸣常见原因包括先天性喉喘鸣、急性喉炎、喉肿瘤、喉痉挛、双侧声带麻痹等喉部阻塞性疾病。

（二）常见心理、社会因素

耳鼻咽喉诸器官具有听觉、嗅觉、平衡、呼吸、发音和吞咽等重要功能，而这些功能又与生命活动密切相关，因而病人常会出现压抑、焦虑、烦躁等不良情绪，心理负担较重；部分病人因缺乏防治知识，对早期症状容易忽视而延误诊疗；一些治疗欠佳的慢性病病人，可能失去信心而产生焦虑，有时怀疑自己患了“癌症”；需要特殊检查和手术治疗的病人，常有紧张、恐惧心理。因此，护理应重视评估病人的认知能力、自我观念、情绪、角色适应状态及压力应对方式等，并及时提供心理支持。

第二节　耳鼻咽喉科常用检查及护理配合

一、检查设备

耳鼻咽喉诸器官都是深在的细小腔洞，不易直视，病变多隐藏，必须使用特殊的照明装置和检查器械进行检查。以下为常用的、简单的检查器械（图 5-2-1）。

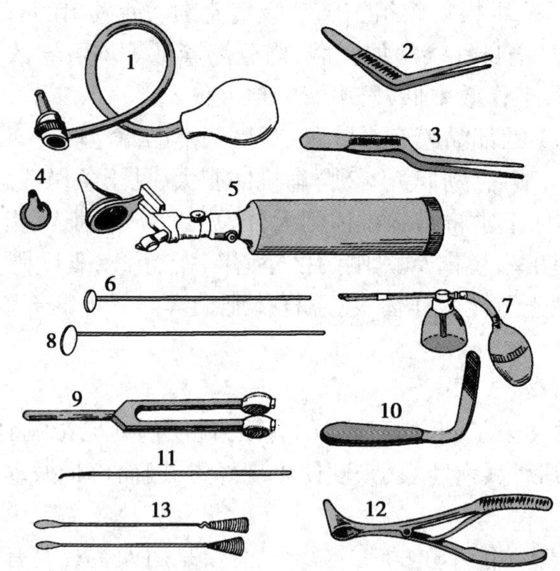

图 5-2-1　耳鼻咽喉科常用检查器械

1. 鼓气耳镜　2. 膝状镊　3. 枪状镊　4. 耳镜　5. 电耳镜　6. 后鼻镜　7. 喷壶
8. 间接喉镜　9. 音叉　10. 角形压舌板　11. 耵聍钩　12. 前鼻镜　13. 卷棉子

（一）检查室的设置与设备

室内光线宜稍暗，应备有光源，常为 100W 的白炽灯，检查椅、转凳、检查器械、消毒器械和用后器械盛具、痰盂，以及敷料和药品，如纱布、纱条、棉球、棉片、棉签、1% 麻黄素、1% 丁卡因、70% 乙醇等。现临床多使用综合的诊疗台，配备有正负吸引器、内镜自动加温等设施，方便检查。

（二）额镜的使用

额镜为中间有一小孔的凹面反光聚光镜，直径一般为 8cm，焦距为 25cm，中央窥视孔大小 1.4cm；床旁、手术室等处检查或手术时可使用具有聚焦功能的头灯（图 5-2-2）。检查者带额镜前先调节双球状关节的松紧，使镜面向各个方向灵活转动又不至于松动滑脱，后调整额带圈至适合头围大小，将额镜戴于头部额前，将双球面关节拉直，使镜面与额面平行。检查时，光源与额镜镜面同侧，略高于受检者耳部，距受检者头侧 10~20cm，镜孔正对检查者平视时的左眼或右眼，远近适度。光线与视线一致，随时保持瞳孔、镜孔和检查部位处于同一直线，双眼平视以成立体像，保持姿势端正舒适，切勿弯腰（图 5-2-3）。

（三）检查体位

一般受检者与检查者相对而坐，上身稍前倾。检查不合作的儿童时，需由其家属或医护人员抱持，用双腿夹紧其下肢，用右手将其头部固定于胸前，左手环抱两臂，以防乱动（图 5-2-4）。

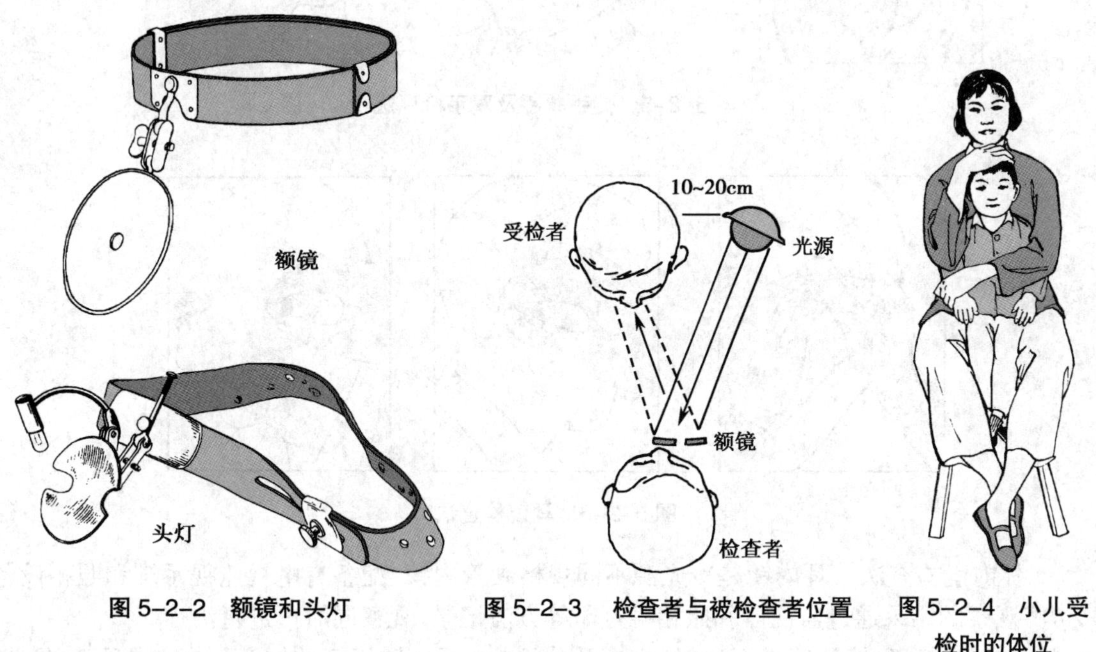

图 5-2-2　额镜和头灯　　图 5-2-3　检查者与被检查者位置　　图 5-2-4　小儿受检时的体位

二、耳部检查

（一）耳郭及耳周检查法

以视诊和触诊为主。病人取侧坐位，受检耳朝向检查者。观察耳郭大小、位置是否对称，如耳郭向前外方推移，应注意耳后有无脓肿，脓肿是否有波动感。耳周有无红肿、畸形、瘘管、瘢痕、赘生物、压痛及淋巴结有无肿大，耳后局部淋巴结压痛，应检查头皮有无毛囊炎等感染。进一步检查耳郭有无牵拉痛，轻压耳屏和乳突部有无疼痛。

（二）外耳道及鼓膜检查法

可通过多种方法进行检查，如徒手检查法、耳镜检查法等。

1. 徒手检查法　病人取侧坐位，受检耳朝向检查者。将额镜反光焦点对准外耳道口，一手将耳郭向外后上方牵拉（婴幼儿向后下方牵拉），一手示指向前推压耳屏，使外耳道变直（图5-2-5）。依次检查外耳道及鼓膜。

2. 耳镜检查法　若有耳毛阻挡看不清楚时，可选用大小适宜的耳镜轻轻旋转置入，并向上、下、左、右各方向转动（图5-2-6），以观察外耳道并看清整个鼓膜形态。置入的耳镜不宜超过软骨部，以免压迫骨部引起疼痛。亦可运用鼓气耳镜检查，通过耳镜底部的放大镜进行观察，并可挤压橡皮球改变外耳道压力，观察鼓膜活动度，吸出鼓室分泌物。电耳镜因自带光源，不受检查条件的限制，可行床前检查。

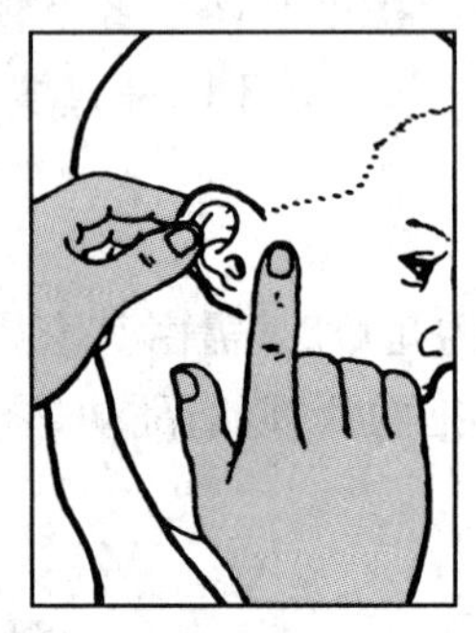
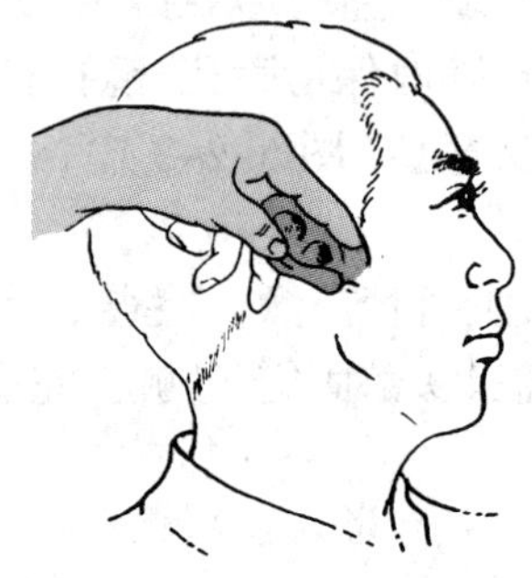
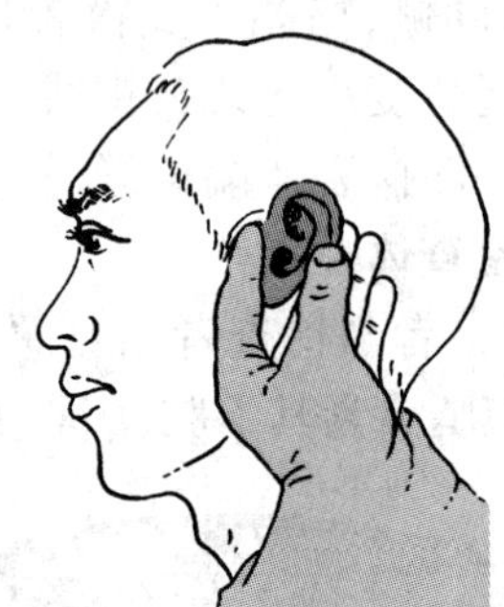

图5-2-5　徒手单手及双手检耳法

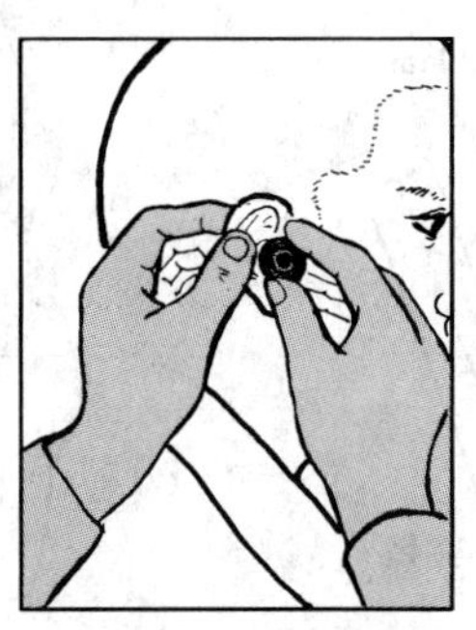
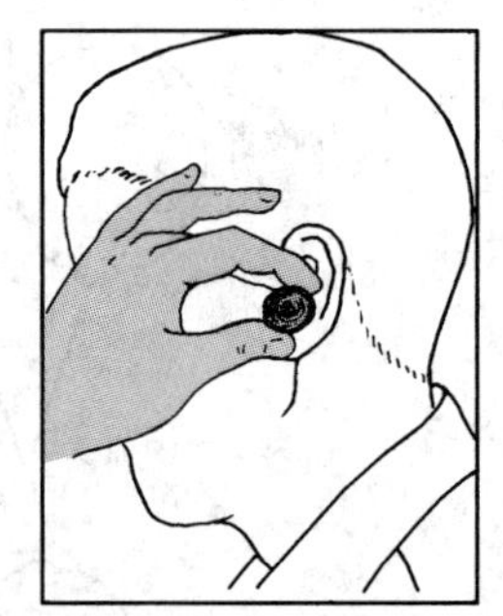
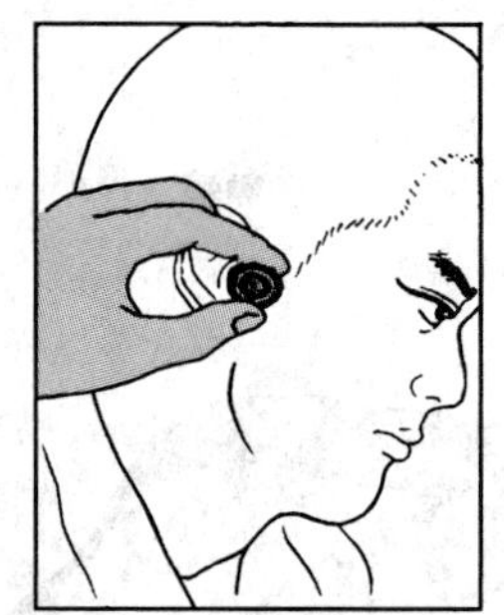

图5-2-6　耳镜检查法

3. 耳内镜检查法　耳内镜是冷光源不同规格硬管内镜，配备有电视监视系统和照相设备等，可将观察的结果通过监视器和照相机打印等方法记录，观察同时可进行治疗。

检查内容：观察外耳道是否通畅、充血及分泌物性质；鼓膜正常的解剖标志是否存在，鼓膜有无充血、内陷及鼓室积液，有无鼓膜穿孔、耳漏，室内有无新生物等。

（三）咽鼓管功能检查法

咽鼓管功能障碍与许多中耳疾病的发生、发展及预后有关。检查目的主要是查明咽鼓管的通气功能，检查咽鼓管的通畅度、有无狭窄和阻塞，并进行治疗。鼓膜完整者常用方法有吞咽实验、咽鼓管吹张、声导抗仪检查法等。鼓膜穿孔者常采用鼓室滴药法、荧光素实验法、咽鼓管造影、声导抗仪检查法、咽鼓管纤维内镜检查法等。下面介绍一些临床常用方法。

1. 吞咽实验法　将听诊管的橄榄头分别置于病人和检查者的外耳道口，然后请病人捏鼻作吞咽动作，咽鼓管功能正常时，检查者可经听诊器听到轻柔的“嘘嘘”声。亦可请病人作吞咽动作,观察其鼓膜,若鼓膜可随吞咽动作而向外运动,示功能正常。上呼吸道急性感染、鼻腔或鼻咽部有脓液、溃疡、新生物者忌用。

2. 捏鼻鼓气法　又称瓦尔萨尔法(Valsalva method)。嘱被检查者先清除鼻腔分泌物后,用两手指紧捏两侧鼻翼,闭口唇,然后用适度力量向鼻腔作呼气动作,使呼出的气体经咽鼓管进入鼓室。如咽鼓管功能正常,受检者觉耳内有轰响声且感到耳内闷胀;检查者可经听诊管听到鼓膜振动时的响声,或可通过耳镜看到鼓膜向外运动。

3. 咽水通气法　又称波利策法(Politzer method)。嘱受试者口内含水,将听诊管分别置于受试者与检查者外耳道内,将波氏球(Politzer bag)前端的橄榄头置于受试者一侧前鼻孔,同时用拇指压紧对侧前鼻孔。然后当受试者吞咽饮水同时,检查者迅速挤压像皮球,将气流压入咽鼓管达鼓室(图 5-2-7),如咽鼓管正常,检查者从听诊器管内可听到鼓膜振动声或观察到鼓膜的运动情况,受试者即感空气冲入中耳;如咽鼓管狭窄,则呈尖锐之嘶声或笛声;如阻塞,声响不清或感到相隔很远;鼓室有分泌物时,则可听到水泡声。

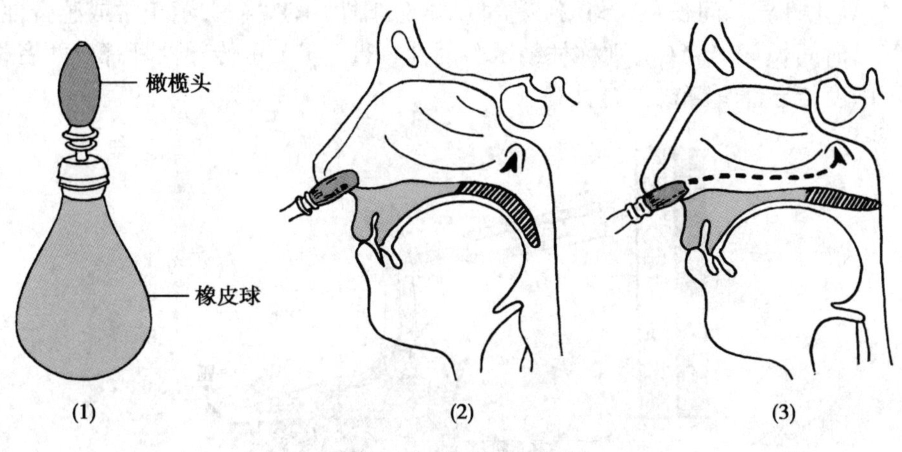

图 5-2-7　波氏球吹张法

4. 导管吹张法　被检者与检查者耳部接好耳听管,将管径大小适合的咽鼓管导管沿鼻底向后轻轻放入,直至鼻咽后壁,滑入咽鼓管咽口,固定后用吹张球在导管后端口进行吹张,如在耳听管中听到进气声,则示导管位置正确,并根据进气声来判断咽鼓管阻塞、狭窄等情况。

(四)听力检查法

目的是了解听力损失的程度、性质及病变的部位。检查方法甚多,一类是观察病人主观判断后作出的反应,称主观测听法,如耳语检查、秒表检查、音叉检查、听力计检查等。另一类是不需要病人对声刺激做出主观判断反应,可以客观地测定听功能情况,称客观测听法,如常用的声导抗测试、电反应测听、纯音听力测试等。

1. 语音试验　简易实用,可测试一般听力情况,但不能鉴别耳聋性质,适用于集体检查。操作方法:在长于 6m 以上的安静环境中进行,病人立于距检查者 6m 处,但身体不能距墙壁太近,以免产生声音干扰。受检耳朝向检查者,另一耳用油棉球或手指堵塞并闭眼,以免看到检查者的口唇动作影响检查的准确性。检查者利用呼气末气道内残留空气先发出 1~2 个音节的词汇,嘱病人重复说出听到的词汇,正常者耳语可在 6m 距离处听到,如缩短至 4m,表示轻度耳聋,1m 为中度耳聋,短于 1m 者则为严重的以至完全性耳聋。记录时以 6m 为分母,测得结果为分子，如记录为 6/6m、4/6m、1/6m。

2. 音叉检查　是鉴别耳聋性质最常用的方法，设备简单，操作方便（表 5-2-1）。

表 5-2-1　音叉试验结果分析

试验方法	正常	传音性聋	感音神经性聋
林纳试验（RT）	（+）	（-），（±）	（+）
韦伯试验（WT）	=	→病耳	→健耳
施瓦巴赫试验（ST）	（±）	（+）	（-）

（1）林纳试验（Rinne test，RT）：又称气骨导比较试验，是比较同侧气导和骨导的一种检查方法。取 C256 的音叉，振动后置于乳突鼓窦区测其骨导听力，待听不到声音时记录其时间，立即将音叉两臂移置于同侧外耳道口外侧 1cm 外，测其气导听力（图 5-2-8）。若仍能听到声音，则表示气导比骨导时间长（AC>BC），称林纳试验阳性（RT“+”），示正常或感音性耳聋。反之骨导比气导时间长（BC>AC），则称林纳试验阴性（RT“-”），示传导性耳聋。两者相等，记作 RT（±），示中度传导性耳聋或混合性聋。

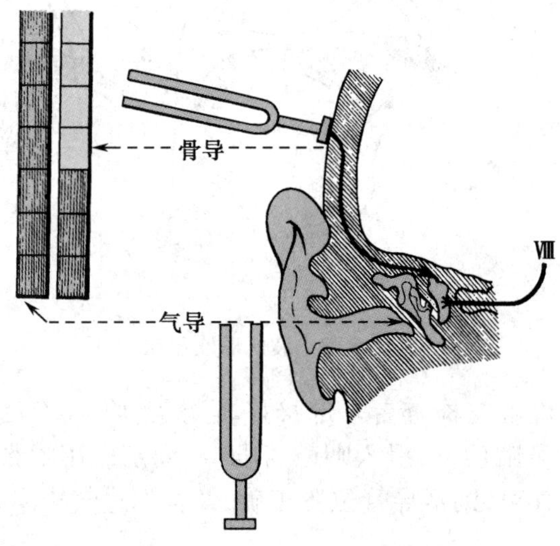

图 5-2-8　林纳试验

（2）韦伯试验（Weber test，WT）：又称骨导偏向试验，系比较两耳骨导听力的强弱。取 C256 或 C512 振动的音叉柄底置于前额或头顶正中，让病人比较哪一侧耳听到的声音较响，若两耳听力正常或两耳听力损害性质、程度相同，则感声音在正中，视为骨导无偏向；由于气导有抵消骨导作用，当传导性聋时病耳气导有障碍，不能抵消骨导，以致病耳骨导要比健耳强，而出现声音偏向病耳；感音神经性聋时则因病耳感音器官有病变，故健耳听到的声音较强，而出现声音偏向健耳。以“→”示偏向侧别，以“=”示两侧相等（图 5-2-9）。

（3）施瓦巴赫试验（Schwabach test，ST）：又称骨导对比试验，为比较正常人与病人骨导的时间。将振动的 C256 音叉柄底交替置于病人和检查者的乳突部鼓窦区加以比较，正常者两者相等；若病人骨导时间较正常耳延长，为施瓦巴赫试验延长（ST“+”），为传导性聋；若较正常者短，则为骨导对比试验缩短（ST“-”），为感音神经性聋。

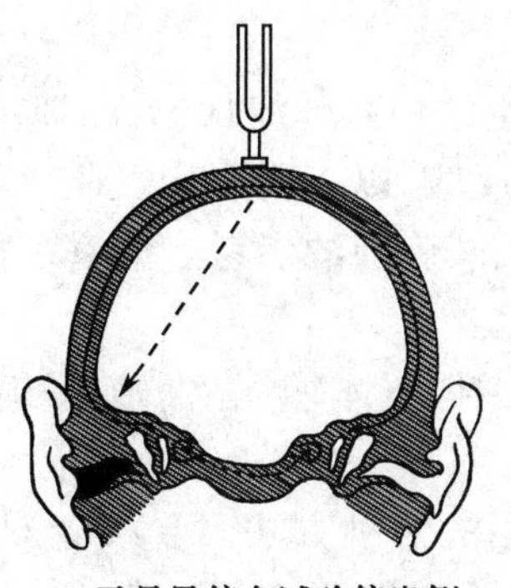

(1) 示骨导偏向试验偏患侧

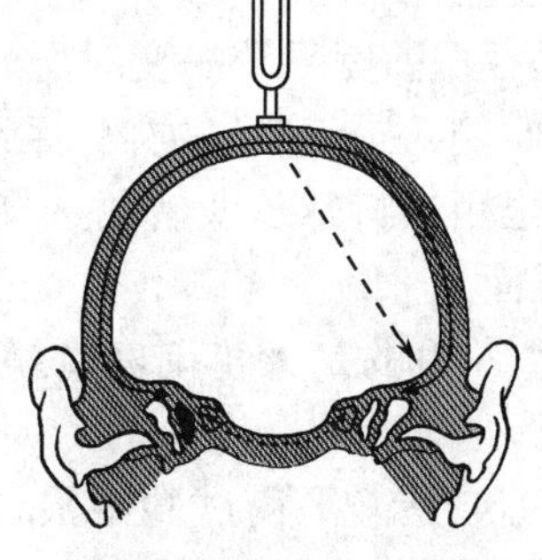

(2) 示骨导偏向试验偏健侧

图 5-2-9　韦伯试验

3. 纯音测试　包括气导和骨导测试。气骨导测试均从 1000Hz 测试音 40dB 左右开始，病人听到声音后，每 5dB 一挡地逐挡下降，直至听不到为止，然后再逐挡增加声强（每挡升 5dB），直至听到声音为止，如此反复测试，测到确切听阈为止。再以同样方法依次测试其他频率的听阈。将结果记录在测听表上，并绘成曲线。检查时应注意用间断音，以免发生听觉疲劳。

4. 声导抗测试　临床常用的客观测试中耳传音系统和脑干听觉通路功能的方法。通过改变外耳道压力，测量鼓膜被压入或拉出时声导抗的动态变化，加以记录形成鼓室导抗图。根据图示可以判断耳聋的部位、病变的性质，还可以对周围面瘫进行定位及判断预后、耳蜗与蜗后病变的鉴别等。它可补充甚至纠正其他听力检查法的不足，但不能取代，需结合其他检查综合分析才能作出正确判断。

5. 电反应测听法（electric response audiometry，ERA）　用于检测声波经耳蜗毛细胞换能、听神经和听觉通路到听觉皮层传递过程中产生的各种生物电位（听觉诱发电位）的客观测量法，是利用现代电子技术记录因声音刺激而在听觉系统诱发的电位变化的方法。它能客观评价听觉系统的功能状态，适用于婴幼儿及不能配合检查的成年人的听阈测定、功能性耳聋与器质性耳聋的鉴别、耳蜗及蜗后病变的鉴别、听神经瘤及某些中枢病变的定位诊断。常用的电反应测听法包括听性脑干反应、耳蜗电图描记法、40Hz 听觉相关电位、多频稳态诱发反应等。

知识拓展

小儿行为听力测试

小孩的生理年龄、智力水平、交往能力以及言语发育等因素决定着小儿主观听力评估面临很多的困难和挑战，所以临床测试人员的经验和熟练的技巧往往是测试成功的关键所在。小儿行为听力测试是一种主观听力测试方法之一，检查者通过判断小儿以行为（如将头转向声源或做出某种动作等）表现出来的对声音产生的反应，以确定小儿对声音反应的听觉敏感度。此测试还可判断听力损失程度、性质和预估听力损失对小儿可能导致的交流障碍问题。目前在临床上比较成熟和常用的小儿行为听力测试方法有行为观察测听法（BOA）、视觉强化测听法（VRA）、游戏测听法（PA）以及婴幼儿言语测听法等。

（五）前庭功能检查

前庭功能检查是根据前庭系统病变时所产生的一系列症状，或以某些方法刺激前庭系统，观察其诱发的眼震、倾倒、眩晕和植物神经系统反应，以查明病变性质、程度和部位，亦用以协助诊断颅内的病变，也用于特殊从业者的选择或锻炼前的参考。前庭功能检查包括平衡功能检查和眼震检查两方面。

1. 平衡功能检查 目的是评价前庭脊髓反射、本体感觉及小脑平衡功能，分为静平衡和动平衡功检查两大类。

（1）闭目直立试验：是静平衡试验中最常用的一种方法。受检者双足并立，双手手指互扣于胸前并向两侧拉紧，观察受检者睁眼及闭眼时躯干有无倾倒。正常者无倾倒，迷路或小脑病变者出现自发性倾倒。迷路病变者偏倒向前庭功能低侧，小脑病变者偏倒向患侧或后倒。

（2）闭目行走试验：是一种动平衡功能检查法。受检者闭眼，向正前方行走 5 步，继之后退 5 步，前后行走 5 次。观察其步态，并计算起点与终点之间的偏差角，偏差角大于 90° 者，示两侧前庭功能有显著差异。或受试者闭目向前直线行走，迷路病变者偏向前庭功能弱一侧，中枢性病变病人常有特殊的蹒跚步。

（3）过指试验：属肢体试验，检查者与受检者相对而坐，受检者睁眼、闭目各作数次，用两手的示指轮流碰撞置于前下方检查者示指，正常人对指准确。如出现过指现象，说明小脑、迷路有病变。

（4）闭眼垂直写字试验：属肢体试验，受试者正坐于桌前，身体各处不得与桌接触，左手扶膝，右手握笔，垂腕，自上而下书写文字或画简单符号一行，睁眼或闭眼各书写一次，两行并列，观察两行文字的偏离程度和偏离方向，偏斜不超过 5° 为正常，超过 10° 示两侧前庭功能有差异。

2. 眼震检查 眼震是眼球的一种不随意的节律性运动。由交替出现的慢相和快相运动组成。慢相为眼球转向某一方向的缓慢运动，为前庭刺激所引起；快相则为眼球的快速回位运动，为中枢矫正性运动。前庭的周围性病变、中枢性病变及某些眼病均可引起眼震。检查方法包括自发性眼震检查、诱发性眼震检查、位置性眼震检查、冷热实验、旋转实验及视动反射检查等。

（六）耳部影像学检查法

耳部影像学检查是耳部疾病重要的辅助检查法，包括 X 线检查、CT 检查、磁共振检查（MRI）等。

三、鼻部检查

（一）外鼻检查法

观察外鼻有无畸形、缺损、肿胀、新生物，皮肤有无异常改变。触诊有无压痛、增厚、变硬，鼻骨有无骨折、移位及骨擦音。

（二）鼻腔检查法

1. 鼻前庭检查法 嘱受检者头稍后仰，以手指将鼻尖抬起，观察鼻前庭皮肤有无充血、肿胀、皲裂、溃疡、疖肿、隆起及结痂，有无鼻毛脱落等。

2. 前鼻镜检查法 左手持前鼻镜，右手扶持受检者头部，便于调整头位。将鼻镜两叶合拢，使之与鼻底平行，缓慢置入鼻前庭，但不可超越鼻阈，然后将鼻镜两叶上下张开以扩张前鼻孔（图 5-2-10），依次检查鼻腔各部。

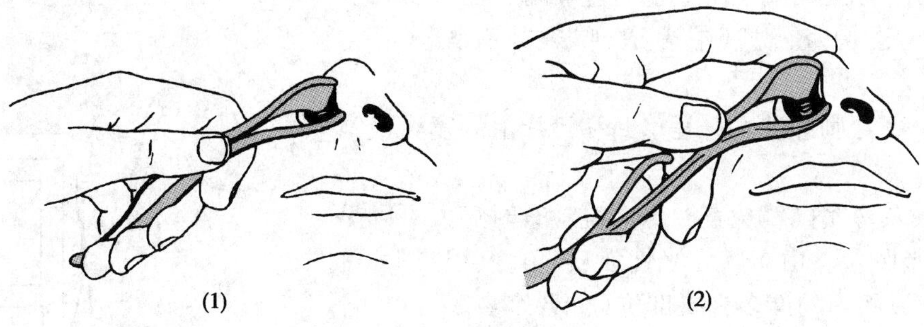

图 5-2-10 前鼻镜使用法

先使受检者头稍低（第一位置），由下至上顺序观察鼻底、下鼻道、下鼻甲、鼻中隔前下部。再使受检者头后仰 30°（第二位置），检查中鼻道、中鼻甲、嗅裂和鼻中隔中部。再使受检者头后仰至 60°（第三位置），观察鼻中隔上部、中鼻甲前端、鼻丘、嗅裂与中鼻道的前部（图 5-2-11）。仔细检查鼻腔、鼻甲黏膜有无充血、贫血、肿胀、肥厚、萎缩，鼻腔内有无新生物、异物，各鼻道及鼻底有无分泌物及分泌物的性状，鼻中隔有无偏曲、穿孔、出血。检查完毕，取出前鼻镜时勿将镜叶闭拢，以免钳夹鼻毛。

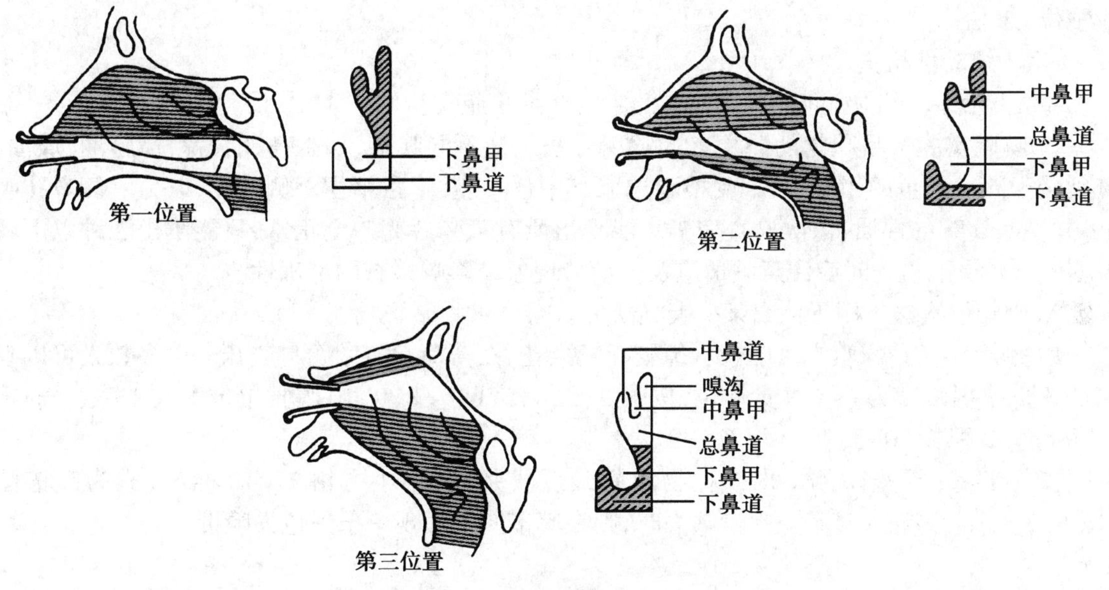

图 5-2-11 前鼻镜检查的三种位置

（三）鼻窦检查法

1. 一般检查 观察鼻窦局部皮肤有无红肿，压痛，局部有无弹性或硬性隆起，有无眼球移位或运动障碍。

2. 鼻腔检查法 主要观察中鼻道、嗅裂或后鼻孔处有无脓涕存留，中鼻道有无息肉或其他新生物的生长，中鼻甲黏膜有无红肿、息肉样变。

3. 体位引流法 用于鼻腔内未发现分泌物但又不能排除鼻窦炎者。用 1% 麻黄素收缩中鼻道及嗅裂附近黏膜，使窦口通畅。疑为上颌窦炎者，取侧卧低头位，病侧居上；若疑为额窦或筛窦炎时，则取正坐位，保持原位 10 分钟后检查鼻腔，也可取坐位，下肢自然分开，屈身，头垂抵膝（图 5-2-12），10 分钟后坐正检查，观察中鼻道、嗅裂处有无分泌物排出。

4. 上颌窦穿刺冲洗术　是诊断和治疗上颌窦炎最常用的方法。

5. 鼻腔及鼻窦内镜检查　鼻内镜检查时病人可以坐位，也可以半卧位。由于其导光性强、多角度、视野大，可直接窥视到鼻腔内的许多重要部位（如各个鼻窦开口，各个沟、鼻窦内部的隐蔽狭窄处）及鼻咽部的细微病变，从而降低术后复发率。鼻内镜检查是目前临床常用的检查法，应用硬管和软管鼻窦内镜可清晰地观察鼻腔各部分，鼻咽及各鼻窦的开口，还可以在直视下取活组织检查及凝固止血等。因此，在鼻部疾病的诊断和治疗过程中均有重要的作用。

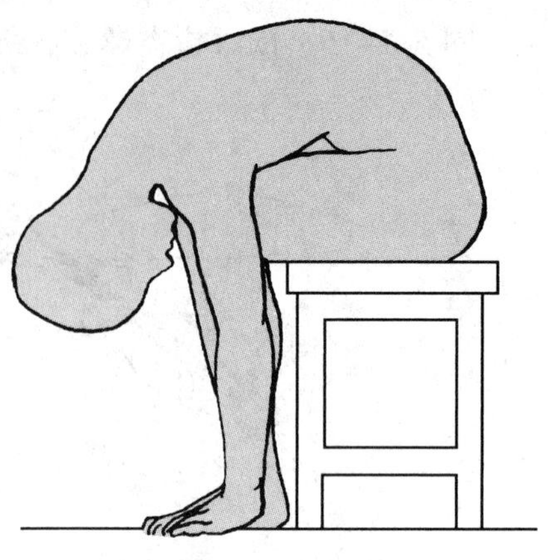
图 5-2-12　头低位引流法

鼻腔手术是属于小手术中一类比较复杂的手术，其对技术和要求都非常的高。自鼻腔内镜应用以来对鼻腔手术有了新的飞跃。

6. 影像学检查法　多采用头颅侧位、鼻颏位及鼻额位 X 线检查，必要时可行鼻窦冠状位或轴位 CT 扫描。

（四）鼻功能检查

主要检查鼻的呼吸和嗅觉功能，在此主要介绍嗅瓶实验。

1. 嗅瓶实验　是嗅觉功能检查的常用方法。把不同嗅剂，如香精、醋、蒜、樟脑油、煤油，分别装于同一颜色的小瓶中，嘱受检者选取其中任一瓶，手指堵住一侧鼻孔，以另一侧鼻孔嗅之，并说明气味的性质，依次检查完毕。能嗅出所有气味者为嗅觉正常，只能辨出 2 种以下者说明嗅觉减退。检查时应注意嗅适应及嗅疲劳现象易影响检查的准确性。

2. 嗅阈检查法　用于检查某一嗅觉缺失。

用物准备：7 种原嗅素，即醚类、樟脑、麝香、花香、薄荷、辛辣、腐臭气味。以多数人可以嗅到的最低嗅剂浓度为一个嗅觉单位，按 1、2、3、4、5、6、7、8、9、10 嗅觉单位配成 10 瓶。规定 7 种嗅剂，共配成 70 瓶。

操作步骤：检查时测出对 7 种物质的最低辨别阈，用小方格 7×10 标出，成为嗅谱图（图 5-2-13）。当病人对某一嗅素缺失时，则在嗅谱图上出现一条黑色失嗅带。

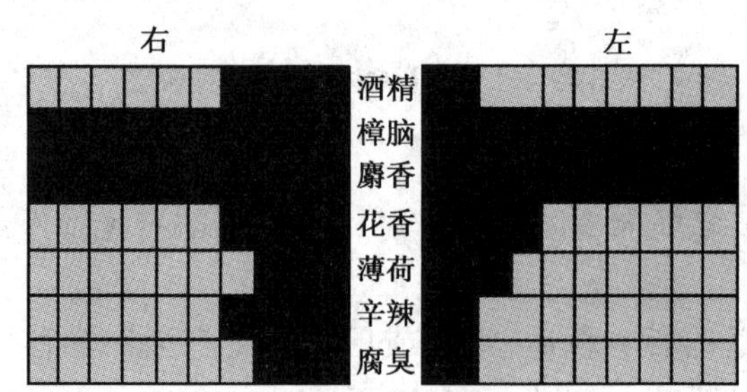

图 5-2-13　嗅谱图
示樟脑、麝香为失嗅带

知识拓展

电　子　鼻

电子鼻又称气味扫描仪，是利用气体传感器阵列的响应图案来识别气味的电子系统。它可以在几小时、几天甚至数月的时间内连续地、实时地监测特定位置的气味状况，是20世纪90年代模拟动物嗅觉器官开发出一种高科技产品。目前科学家还没有全部搞清楚动物的嗅觉原理。但是随着科技的发展，已经开发出具有广泛应用的电子鼻，最著名的德国汉堡大学在世界的传感器领域中具有绝对权威。电子鼻的应用场合包括环境监测、产品质量检测（如食品、烟草、发酵产品、香精香料等）、医学诊断、爆炸物检测等。

四、咽部检查

（一）口咽部检查法

受检者端坐，张口平静呼吸，应先观察口腔情况，如唇、牙龈、舌、口腔黏膜、口底，唾液腺开口等情况，然后用压舌板压舌前2/3处，使舌背低下，观察硬腭、软腭及悬雍垂有无充血、肿胀、溃疡、不对称等，并嘱病人发“啊”声，观察软腭运动情况。检查舌腭弓、咽腭弓、扁桃体，注意其黏膜有无充血和肿胀、扁桃体充血、肿大程度、隐窝表面有无伪膜或角化物，并用另一压舌板挤压舌腭弓，观察有无分泌物自隐窝溢出。再检查咽后壁及咽侧索，有无充血及淋巴滤泡增生，咽黏膜是否发干，有无脓液或干痂附着。

（二）鼻咽部检查法

1. 间接鼻咽镜检查　受检者正坐、头略前倾，将鼻咽镜镜面加温，并在自己手背触试不烫方可使用。检查者左手用压舌板压下舌背，同时嘱病人用鼻呼吸，右手持鼻咽镜绕过悬雍垂，放置于软腭后下与咽后壁之间，通过镜面进行检查。注意勿碰及咽后壁及舌根，以免引起病人恶心影响检查。检查时需将镜面左右转动和水平移动，以便观察鼻咽全貌（图5-2-14）。应注意软腭背面、鼻中隔后缘、后鼻孔内各鼻道及鼻甲后部、鼻咽顶壁、咽鼓管咽口、咽鼓管隆突及咽隐窝。应特别注意鼻咽黏膜有无充血、粗糙、出血、溃疡、新生物以及两侧鼻咽腔是否对称，以便早期发现病变。

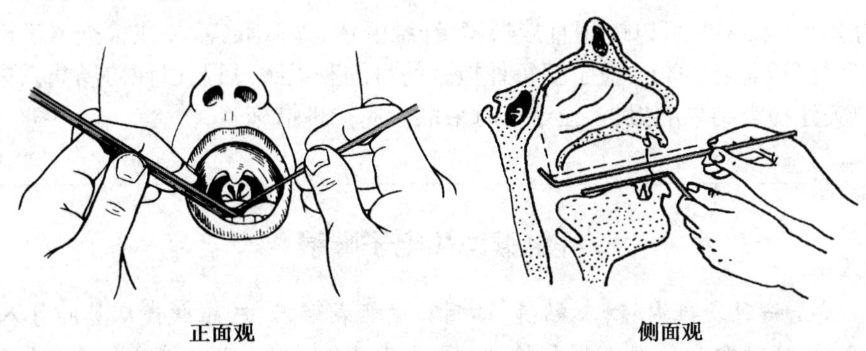

图5-2-14　间接鼻咽镜检查法

2. 鼻咽指诊　此法用于不能用以上方法检查的儿童。用右手示指迅速探入鼻咽部进行触诊，以明确有无腺样体肥大或鼻咽部肿物。

3. 鼻咽纤维镜检查 是一种软性内镜，其光导纤维可弯曲，从鼻腔导入后，可随意变换角度，全面观察鼻咽部，痛苦少，几乎无创伤，同时还具有吸引、活检及摄影功能。

五、喉部检查

喉部检查主要包括喉外部检查、各种喉镜检查、影像学检查及喉功能检查。

（一）喉外部检查

观察喉部外形、喉体大小、位置以及是否对称，然后触诊有无肿胀、触痛、畸形，颈部有无肿大淋巴结或皮下气肿等。

（二）喉镜检查

1. 间接喉镜检查 是最常用且简便的喉及喉咽部检查法。病人端坐，头微前倾，张口、伸舌、用口呼吸，检查者用消毒纱布包住病人舌前端，用拇指与中指将舌轻轻固定于门齿外，示指抵于上列牙齿，此时不可过度用力牵拉以免损伤舌底。右手持经加温后的间接喉镜沿病人舌背进入，镜面与舌背平行，但不与舌背接触，当镜背抵达悬雍垂时，转镜面呈45°，轻轻以镜背向后上推压悬雍垂根部，首先看到的是舌根、舌扁桃体、会厌谷、喉咽后壁、喉咽侧壁、会厌舌面游离缘，前后轻微移动镜面即可见杓状软骨及两侧梨状窝等处。然后嘱病人发较长“衣”声，使会厌上举，此时可看到会厌喉面、杓会厌襞、杓间区、室带、声带及其闭合情况（图5-2-15）。正常情况下，发“衣”声时，声带内收向中线靠拢，深吸气时，声带分别向两侧外展，此时可通过声门窥见声门下区或部分气管环。应注意此镜面之影像为倒像，与喉部真实解剖位置前后颠倒，但左右侧不变。

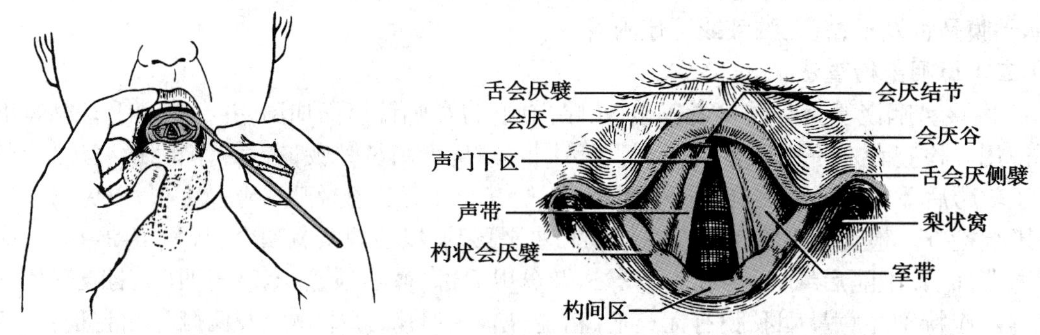

图5-2-15 间接喉镜检查法及所见

2. 其他检查 必要时可以应用直接喉镜、纤维喉镜、显微喉镜、X线检查、CT检或磁共振检查等。作为耳鼻咽喉科护士，应了解每种检查的目的和大致过程，以便协助病人更好完成检查，同是还应关注检查结果的报告，便于及时采取相应护理措施。

知识拓展

纤维喉镜和电子喉镜

纤维喉镜是一种软性内镜，鼻黏膜、口咽和喉咽表醉后，纤维喉镜从鼻腔导入经鼻咽、口咽到达喉咽，可对喉部及喉咽进行检查，同时可进行活检、息肉摘除和异物取除术等手术。电子喉镜也是一种软性内镜，但图像质量明显优于纤维喉镜。适用于间接喉镜检查困难、不易窥清喉咽及喉部结构者。

第三节　耳鼻咽喉科常用护理诊断

1. 体温过高　与耳鼻咽喉各种炎症有关。

2. 急性疼痛　与耳鼻咽喉器官的炎症、外伤或手术创伤、肿瘤有关。

3. 语言沟通障碍　与闭塞性鼻音、开放性鼻音，喉部病变、气管切开或全喉切除术后及各种原因引起的耳聋有关。

4. 清理呼吸道无效　与鼻腔、咽喉、气管的炎症引起分泌物黏稠增多，不易排除；或气管切开或喉部手术后气道分泌物增多且黏稠，病人咳嗽排痰能力下降有关。

5. 吞咽障碍　与咽喉疼痛或梗阻有关。

6. 感知受损　与嗅觉、听觉异常有关。

7. 自我形象紊乱　与耳鼻咽喉各器官先天畸形、炎症引起的分泌物过多外溢、破坏性手术有关。

8. 有感染的危险　与鼻腔通气障碍、异物、外伤、手术切口有关。

9. 有窒息的危险　与喉腔机械性阻塞及神经肌肉损伤或呼吸道炎症有关。

10. 体液不足或有体液不足的危险　与体液丢失过多，如鼻出血、手术出血；因咽痛不愿或不敢吞咽而致摄入量不足；水分蒸发过多，如发热、张口呼吸、气管切开等因素有关。

11. 社交隔离的危险　与听力障碍或喉部手术后语言交流能力受损，面部手术、外伤或先天畸形引起的自尊降低等因素有关。

12. 焦虑　与担心疾病的治疗效果及预后，对环境不熟悉，担心疾病影响家庭、生活、工作，增加经济负担有关。

第四节　耳鼻咽喉科护理管理

一、门诊护理管理

（一）开诊前的准备

1. 诊室卫生　门诊工作人员要坚守岗位，衣帽整齐。做好诊室卫生，保持诊室清洁、明亮、通风。门诊急救、麻醉及剧毒药品、抢救器械及贵重仪器等应定期维护检查。

2. 诊室物品　准备好各种检查器械、药品及敷料。备好各种办公用品，并按固定位置放好。

（二）组织病人就诊，协助医生检查

1. 各科门诊均应设分诊台，做到关心体贴病人，态度和蔼，有礼貌，耐心地解答病人的问题，有计划地安排病人就诊。

2. 如急重症病人，应安排提前就诊，并密切配合医师准备急救药品和器材，共同救治。

3. 对婴幼患儿，检查时协助医师固定其头位。耳聋病人应酌情采用笔谈，避免喧哗。

4. 进行各种门诊治疗操作或协助医师进行门诊手术。

5. 一切从病人利益出发，建立便民措施，对老弱和重病人给予照顾。护送危重病人入院

或转科转诊。

（三）开展卫生宣传教育及健康指导

利用疾病预防宣传图册、电视、广播等多种形式向病人宣传耳鼻咽喉常见病的原因及防治知识，积极配合治疗与护理。

二、隔音室护理管理

（一）环境

隔音室是进行听功能检测的场所，应有专职护士与技术人员共同管理。

1. 隔音室室内环境噪声的声压级应符合国家 GB7583–87 的要求。

2. 保持室内整洁，空气清新，注意防潮。

（二）物品

备好检查所需器具和用品，如音叉、纯音听力计、声导抗仪和结果记录单等。仪器应定期校准，耳塞应用肥皂水清洗，并用 75% 乙醇擦拭。

（三）工作内容

1. 测试前向受试者解释测试目的、过程及配合方法。婴幼儿受检者，应根据其年龄及检查目的选择合适的测试方法。

2. 测试前去除受试者的眼镜、头饰、耳环及助听器等，并清洁外耳道，调整耳机位置，保持外耳道通畅。

3. 测试过程中应使受试者尽量坐得舒适，避免说话、吞咽及擤鼻等动作，不移动身体，保持安静。

4. 测试结束后，记录、整理检查结果并及时送交医生。

三、内镜检查室护理管理

内镜包括硬管内镜和软管内镜，均为精密贵重的光学仪器，配有光源、摄录像和监视系统，所以对仪器的正确使用、消毒和妥善保管非常重要。内镜需由护士或专业技术人员负责管理，并配合医生进行各种检查。耳鼻咽喉科内镜包括耳内镜、鼻内镜、纤维鼻咽镜、纤维喉镜、电子喉镜等。

（一）仪器设备保管

1. 检查室应整洁卫生，保持良好通风，注意防潮、防霉、防尘、防曝晒、防腐蚀。

2. 建立仪器档案，制定保管、使用制度，并由专人保管。

3. 器材不使用时应放回原装盒内，并把仪器设备按顺序放于专用柜内，纤维内镜及光源导线内部系光导纤维放置不应扭曲或过度弯曲。

4. 定期检查、及时维修，注意保养，保证仪器功能良好。

（二）检查前准备

1. 定期用紫外灯消毒室内空气，准备好所需器械，接通电源，使用电器前必须核对其规定电压与电源电压是否相符；备好抢救药品，如肾上腺素、地塞米松及氧气等。

2. 核查病人所做的常规体检及必要的辅助检查，准确掌握内镜检查的适应证和禁忌证。

3. 向受检者讲解检查目的、方法及注意事项。

4. 术前 4 小时禁食，以免术中呕吐。

(三)消毒与灭菌

1. 检查结束后,应用清水将所有器械及其部件冲洗干净,尤其内镜管腔及吸引管要反复冲洗,保证通畅无阻。

2. 内镜最好选用环氧乙烷进行消毒灭菌,也可用高效器械消毒液浸泡,管腔内应充满消毒液,不宜用高压蒸汽或煮沸等热力灭菌法。

四、病房护理管理

1. 为住院病人提供安全、舒适、整洁、安静的治疗和休息环境。病房应在距离医护办公室最近的地方设置重症病房,以利观察重症病人,遇突发情况可及时抢救。

2. 正确及时地为病人进行各种治疗,做好手术前后的各项护理工作,为病人提供各种健康教育。及时观察病情变化、治疗效果,做好护理记录。

3. 耳鼻咽喉科病房应设置专科检查室,为检查病人和换药使用,检查室内应备好各种耳鼻咽喉科专科检查器械、敷料、药品及各种无菌包等,还应备好氧气、吸引器等抢救物品。做好诊疗过程中的消毒隔离工作,防止交叉工作。

五、手术前后护理管理

(一)耳科手术常规护理

1. 术前常规护理

(1)心理护理:评估病人的心理状态,有针对性地向病人介绍手术的目的和意义、术中可能出现的情况、如何配合、术前术后的注意事项等,使病人有充分的思想准备。同时加强对亲属的健康宣教,获得亲属对病人支持。

(2)备皮:为便于手术消毒、包扎,术前1日(急诊则于术前)剔净手术侧耳郭周围5~6cm头发,并清洁该区域皮肤。女性病人应将手术侧头发结成小辫倒向对侧;若为短发,可用凡士林将其粘于旁边,或用皮筋扎起,以免污染手术野。备皮时动作应轻柔,以免剃破皮肤,引起感染。

(3)一般准备

1)评估病人有无手术禁忌证,了解病人是否有糖尿病、高血压、心脏病或其他全身性疾病,有无上呼吸道感染,女性病人是否在月经期等;了解各项必要的辅助检查是否齐全,包括听功能、前庭功能、颞骨CT或MRI、面神经功能检查等,以保证手术安全。

2)术前1日沐浴、修剪指(趾)甲,做好个人卫生工作。

3)术前1日根据病人病情需要完成药物皮肤敏感试验,并记录结果;术前晚可根据医嘱使用镇静剂,以保证病人充足的睡眠;术前30分钟遵医嘱给予术前用药。

4)术日晨更衣,局麻者不穿高领内衣,全麻者病服贴身穿;取下所有贵重物品和首饰交家属保管;取下活动性义齿,不涂口红和指(趾)甲油,不带角膜接触镜。

5)局麻者术日晨可进少量干食,全麻者术前至少禁食6小时。

2. 术后常规护理

(1)体位护理:全麻未清醒者协助病人取去枕平卧位,头偏向健侧,全麻清醒后,可选择平卧或健侧卧位或半卧位。如无发热、头痛、眩晕等症状,次日可起床轻微活动。人工镫骨手术需头部制动48~72小时,防止听骨移位,影响手术效果。

(2)饮食护理:术后如无恶心、呕吐,全麻清醒3小时后可进流质或半流质饮食,3~5天后可根据病情逐步改为普食，进食以高蛋白、高热量、高维生素、清淡为宜，避免辛辣刺激及过硬的食物，患侧应尽量避免咀嚼运动，以免牵拉手术部位。

（3）用药护理：遵医嘱使用抗生素，预防感染，促进伤口愈合；按需使用呋麻液滴鼻，保持咽鼓管通畅。

（4）伤口护理：观察伤口出血情况及敷料是否清洁、干燥或松脱。少量渗血可根据情况更换敷料并重新用绷带加压包扎，出血较多时应及时报告医生处理；如发生局部疼痛或有脓性分泌物渗透纱布或伴有发热者，示创面有感染，需每日换药。告知病人及家属不可自行取耳内填塞的纱条，2 周内逐渐抽出耳内纱条。术后 6~7 天拆线，拆线后外耳道内应放置挤干的酒精棉球，保持耳内清洁并吸收耳内渗出液。

（5）听力损害护理：耳部手术病人多有不同程度的听力损害，所以护士要注意与病人沟通的方法，如大声说话，语速减慢，必要时辅助以图片、书写或简单手语。

（6）病情观察：注意观察病人生命体征，术后有无面瘫、恶心、呕吐、眩晕、平衡失调等并发症，开颅手术后注意病人有无高热、嗜睡、神志不清、瞳孔异常变化、脑脊液漏等并发症发生。如发现异常，应及时通知医生并协助处理。

（7）健康教育：嘱病人注意保暖，避免受凉，教会病人正确擤鼻方法，勿用力擤鼻，以免影响移植片，并利于中耳乳突腔愈合；洗头、洗澡时应以干棉球塞住外耳道口，以防污水进入术腔而继发感染；出院后定期随访，按医嘱用药，正确清洁外耳道。

（二）鼻科手术常规护理

1. 术前常规护理

（1）心理护理：向病人介绍手术的目的及意义，说明术中可能出现的情况及如何配合、术后注意事项等，使病人有充分的思想准备，减轻焦虑。

（2）鼻部准备：剪去患侧鼻毛，同时冲洗鼻腔；检查病人有无感冒、鼻黏膜肿胀等急性炎症，如有应待炎症消退后手术；准备鼻部 CT 或 X 线片。

（3）保持口腔卫生：术前用多贝尔液等漱口，防止口腔内细菌侵袭鼻腔，预防感染。

（4）其他：同“耳科病人术前一般准备”。

2. 术后常规护理

（1）体位护理：局麻病人术后给予半卧位，利于鼻腔分泌物及渗出物引流，并能减轻头部充血。全麻者按全麻护理常规至病人清醒后，改为半卧位。

（2）饮食护理：局麻病人术后 2 小时、全麻清醒后 3 小时可进温、凉的流质或半流质饮食，可少食多餐，保证营养，避免过热、辛辣刺激性食物。

（3）用药护理：遵医嘱使用抗生素，预防感染，促进伤口愈合。

（4）鼻出血护理：术后 24 小时内鼻部用冰块或冷毛巾冷敷，可减轻疼痛，消除水肿，减少出血。嘱病人有血液流入咽部时应吐入痰杯，以免引起胃部不适，同时便于观察出血量。注意观察病人生命体征，鼻腔、口腔有无血液流出，有无频繁的吞咽动作。如出血较多，及时通知医生并协助处理，必要时按医嘱使用止血药，在床旁备好鼻止血包和插灯。

（5）鼻腔填塞的护理：嘱病人不可用力咳嗽、打喷嚏、擤鼻、吐痰等，以免鼻腔内纱条松动或脱出而引起出血。教会病人遏制喷嚏的方法，如手指按人中、做深呼吸或用舌尖抵住硬腭等。鼻腔填塞纱条者，第 2 天开始滴液状石蜡润滑纱条，以便于抽取。填塞物 24 小时后开始抽取，纱条抽尽后根据医嘱改用呋麻液滴鼻，防止出血并利于通气。填塞物如为膨胀海绵，填塞期间不使用滴鼻剂。抽取鼻腔填塞物前，嘱病人适量进食，以免因抽取纱条时紧张、恐惧及疼痛等不适引起低血糖反应甚至晕厥。

（6）口腔护理：病人鼻腔填塞期间，不能通气，需张口呼吸，口唇易干裂，可给予口唇涂液状石蜡或敷湿纱布，多饮水并含漱，保持口腔清洁、舒适。

（7）健康教育：教会病人掌握正确的鼻腔冲洗及鼻腔喷药的方法；坚持术后用药，定期复诊，并按常规行鼻腔清理，以防止鼻腔粘连。

（三）咽科手术常规护理

1. 术前常规护理

（1）心理护理：向病人介绍手术的目的及意义，说明术中可能出现的情况及如何配合、术后注意事项等，使病人有充分的思想准备，减轻焦虑。

（2）局部准备：手术前 3 天用多贝尔液等漱口，牙结石过多应行牙周洁治，防止口腔感染；咽喉部或口腔有炎症者应先控制炎症再行手术。

（3）其他：同“耳科病人术前一般准备”。

2. 术后常规护理

（1）体位护理：全麻者未清醒前取侧俯卧位，头偏向一侧，以利口中分泌物流出及术后观察有无出血，局麻及全麻清醒后予半卧位。

（2）饮食护理：局麻或表面麻醉病人术后 2 小时、全麻病人术后 3 小时可进冷流质饮食或半流质，防止食物温度过高引起局部充血。

（3）用药护理：遵医嘱使用抗生素，预防感染，促进伤口愈合。

（4）伤口护理

1）观察切口渗血情况，嘱病人及时把口中分泌物吐入痰杯，以免引起胃部不适，同时便于观察出血量。注意观察病人生命体征，鼻腔、口腔有无血液流出，有无频繁的吞咽动作。如出血较多，及时通知医生并协助处理，必要时遵医嘱使用止血药。

2）观察病人有无剧烈咳嗽或呼吸困难，嘱病人及时将咽喉部分泌物排出，必要时可经鼻或经口吸出，保持呼吸道通畅。

（5）疼痛护理：评估病人术后疼痛程度，术后咽痛重者可颈部冰敷或针灸止痛，禁用水杨酸类止痛药，以防影响凝血功能，引起出血。

（6）健康教育：嘱病人禁烟酒，避免辛辣刺激性食物；术后 15 天内不要用力咳嗽，尽量少讲话，以避免引起伤口出血；注意口腔卫生，术后第 2 天开始漱口，防止口腔感染。

（四）喉科手术常规护理

1. 术前常规护理

（1）心理护理：向病人介绍手术的目的及意义，说明术中可能出现的情况及如何配合、术后注意事项，使病人有充分的思想准备，减轻焦虑。对于术后语言交流功能受影响的病人，要加强术前解释工作，使病人在充分理解和愿意接受手术的心理状态下进行手术。术前教会病人一些简单手语，以便于术后交流。

（2）喉部准备：喉切除或颈淋巴结清扫的病人根据手术范围备皮；咽喉部、口腔或鼻腔有炎症者，应先控制炎症，再行手术，防止术后感染或感染蔓延。

（3）做好口腔清洁，术前 3 天开始给予含漱剂漱口。

（4）其他：同“耳科病人术前一般准备”。

2. 术后常规护理

（1）体位护理：全麻病人按全麻常规护理至清醒，全麻清醒后取半卧位，鼓励病人尽早下床活动。

（2）饮食护理：一般喉部手术全麻清醒3小时后可予以温冷流质或半流质饮食，鼻饲病人应保证病人均衡或充足的营养，以预防并发症，促进康复。禁烟酒，避免辛辣刺激性食物。

（3）用药护理：遵医嘱使用抗生素，预防感染，促进伤口愈合。

（4）伤口护理：观察切口渗血情况，如发现活动性出血，应及时报告医生并协助处理。对气管切开或喉切除病人，做好气管套管和气道护理，保持呼吸道通畅。

（5）做好各种导管包括负压引流管、鼻饲管、输液管护理，保持其功能状态。

（6）心理护理：对行喉切除的病人应加强与其进行非语言交流和沟通，耐心领会其用手势或文字表达的情感和要求，及时满足病人需要，使其保持情绪稳定，积极配合治疗。

（7）健康教育：嘱病人在各种喉镜术后少讲话，注意声带休息。

知识拓展

耳鼻咽喉科分级护理

一级护理　病情趋于稳定的重症病人，如急性喉炎、急性会厌炎、气管异物、甲状腺瘤、甲状舌管囊肿、喉部肿瘤、腮腺混合瘤、气管切开，及全麻手术后或治疗期间需要严格卧床的病人，生活完全不能自理且病情不稳定的病人，生活部分自理、病情随时可能发生变化的病人。

二级护理　病情稳定，仍需卧床的病人，生活部分自理的病人，如鼻窦炎、鼻息肉、鼻出血、鼻中隔偏曲、声带息肉、中耳炎、扁桃体炎等，病情许可且自己有床上活动能力，离床活动时需要给予帮助者。

三级护理　生活完全自理，病情稳定和康复期的病人。

思考题

病例分析：病人，女性，26岁，教师，近半年来声嘶并咽喉部不适，休息后减轻。为明确声带情况，需作间接喉镜检查喉咽部。

请思考：

1. 接诊病人后如何做好护理评估？
2. 如何配合医生做好间接喉镜检查？
3. 该病人主要护理诊断是什么？

自测题

（梁丽萍）

第六章
耳鼻咽喉科病人的护理

第一节　耳科病人的护理

学习目标

1. 掌握鼓膜外伤、耵聍栓塞、分泌性中耳炎、急慢性化脓性中耳炎及梅尼埃病病人的护理评估和护理措施；耳聋的分级与预防方法。
2. 熟悉鼓膜外伤、耵聍栓塞、分泌性中耳炎、急慢性化脓性中耳炎及梅尼埃病病人的护理诊断；耳聋的康复指导。
3. 了解鼓膜外伤、耵聍栓塞、分泌性中耳炎、急慢性化脓性中耳炎及梅尼埃病病人的病因与发病机制及辅助检查的方法。
4. 能正确运用护理程序，对慢性疾病病人进行整体护理。
5. 具有以病人为中心的护理理念，能够主动了解病人的感受，帮助病人解除痛苦。

一、鼓膜外伤

鼓膜外伤（injury of tympanic membrane）是指鼓膜受到直接或间接外力所致的损伤。临床以左耳较为多见，主要为掌击所致。

【护理评估】

（一）健康史

1. 常见于用硬物挖耳使鼓膜受直接外力而致破裂，如取外耳道异物或耵聍时刺伤鼓膜。

2. 鼓膜受间接的外力冲击而导致破裂，如掌击耳部、爆震、高台跳水、潜水等造成外耳道空气压力急剧升高。

3. 其他如颞骨纵向性骨折、外耳道异物所致。

询问病人外伤史，了解病人受伤原因、经过，及有无突然耳聋、听力减退等情况。

（二）身体状况

1. 症状

（1）单纯鼓膜外伤，表现为突感耳痛、听力减退伴耳鸣及耳内闷胀感。

（2）如内耳受损，还可出现眩晕、恶心、混合性听力损伤。

（3）合并颅底骨折或颞骨骨折时，则有脑脊液耳漏、耳出血等表现。

2. 体征　耳镜检查可见鼓膜紧张部有不规则形或裂隙状穿孔，穿孔边缘及外耳道内有血迹或血痂。颞骨骨折时伴脑脊液耳漏时，出血量较多并有清水样液流出。

（三）辅助检查

听力检查呈传导性聋或混合性聋。

（四）心理社会状况

病人常因突然发生鼓膜外伤，担心鼓膜能否愈合、听力能否恢复而产生焦虑情绪，应通过与病人沟通交流，评估病人年龄、性别、受教育程度、性格特点、职业及家庭经济情况，了解其情绪状况及对疾病的认知程度等。

【治疗要点】

1. 取出外耳道异物、耵聍等，用75%乙醇棉球消毒外耳道及耳郭，并在外耳道口留置75%乙醇棉球，防止异物进入耳内。如有脑脊液耳漏时，禁止堵塞外耳道口。

2. 必要时应用抗生素控制和预防感染。

3. 多数外伤性穿孔于3~4周内可自愈；较大且经久不愈的穿孔可行鼓膜修补术。

【常见护理诊断/问题】

1. 急性疼痛：耳痛　与外力冲击、鼓膜外伤有关。

2. 感知改变：听力减退、耳鸣、眩晕　与鼓膜破裂或内耳受损有关。

3. 有感染的危险　与鼓膜损伤有关。

4. 焦虑　与担心听力损害有关。

5. 缺乏知识：缺乏预防鼓膜外伤及鼓膜修补术的相关知识。

【护理措施】

1. 一般护理　有眩晕者，嘱病人卧床休息，保持病室安静。观察并询问病人不良主诉，病情变化及时通知医生。

2. 预防感染　保持耳道内清洁干燥。用75%乙醇棉球消毒外耳道及耳郭，清理异物或耵聍，并在外耳道口留置75%乙醇棉球。外伤后3周内勿行外耳道滴药或冲洗，防止进水，堵塞外耳道口的棉球污染时及时更换，以免继发中耳感染，延迟鼓膜愈合。伴有脑脊液耳漏时，禁止堵塞外耳道口。

3. 用药护理　遵医嘱给予抗生素口服2周，促进伤口愈合，观察用药后的反应。

4. 行鼓膜修补术者　术后观察外耳道有无出血、及感染征象，如有异常及时报告医生进行处置。

【健康教育】

1. 养成良好的卫生习惯，避免用发卡、木签等锐器、硬物挖耳，取外耳道异物或耵聍时应选择恰当的用具。遇有爆破、打炮、放鞭炮、高台跳水及潜水等，应事先做好双耳的保护，可用棉花或手指塞耳，或戴防护耳塞。

2. 预防上呼吸道感染，避免来自鼻咽部的感染。

3. 勿用力擤鼻、咳嗽、打喷嚏等，避免继发中耳炎感染影响鼓膜愈合。

4. 洗漱时防止外耳道进水。

5. 疑似鼓膜外伤者，及时到医院就诊。

知识拓展

正确掏耳方法

自己掏耳，应做到如下几点：①最好用棉签，轻轻在外耳道转动，然后耳朵朝下，则耵聍可自行掉出；如果掏耳用力不当，易造成外耳道损伤感染而成疖肿，引起耳部疼痛，严重者可致听力减退。②不要频繁挖耳，一般应一周左右一次；但在灰尘较多的地方或有“油耳”的人可适当缩短时间，根据自己情况灵活掌握。③如果长期不掏耳，则可能形成耵聍栓塞，这时自己就很难掏出来了，应到医院用专门器械取出，取出后用滴耳剂滴耳2~3天，预防感染。

二、耵聍栓塞

外耳道软骨部皮肤具有耵聍腺，分泌淡黄色液体，称耵聍。有的耵聍状如黏液，俗称“油耳”。正常情况下耵聍可在咀嚼、张口等下颌运动时以薄片形式自行排出。若耵聍在外耳道堆积成团，并阻塞于外耳道内称为耵聍栓塞，即“耳垢”或“耳屎”。

【护理评估】

（一）健康史

1. 外耳道因炎症等刺激致耵聍分泌增多，与上皮混合成块。
2. 外耳道狭窄、瘢痕、增厚、肿物、畸形、异物残留等。
3. 油性耵聍或耵聍变质。
4. 老年人肌肉松弛，下颌关节无力，外耳道口塌陷。

评估病人年龄、皮脂腺分泌情况，有无外耳道炎症、狭窄、瘢痕、外伤史、异物史。

（二）身体状况

1. 症状　根据耵聍大小、阻塞部位及阻塞程度不同，症状也有所不同。

（1）耵聍小、未完全阻塞耳道时，仅有局部瘙痒感。

（2）耵聍大、完全阻塞耳道时，有耳闷感、听力减退，可伴有眩晕、耳痛。

（3）阻塞外耳道后壁时，可有咳嗽症状。

（4）如有感染，外耳道皮肤红肿所致耳痛加重，可有脓液。

2. 体征　耳镜检查可见黄色、棕褐色或黑色块状物阻塞外耳道，质地坚硬或松软。

（三）辅助检查

听力检查呈传导性听力损失。

（四）心理社会状况

评估病人年龄、性别、受教育程度、性格特点、职业及家庭经济情况、工作环境等，有无经常挖耳朵习惯，通过与病人沟通交流，了解其是否有恐惧、焦虑等心理状态及对疾病的认知程度。

【治疗要点】

取出耵聍是唯一的治疗方法。

【常见护理诊断/问题】

1. 感知障碍　与听力减退有关。
2. 有感染的危险　与外耳道进水或皮肤损伤有关。
3. 有继发损伤鼓膜的危险　与耵聍性质和操作不当有关。

4. 知识缺乏：缺乏预防和处理耵聍栓塞的相关知识和技能。

【护理措施】

1. 病情观察　观察病人有无听力下降等症状。合并外耳道感染者，遵医嘱用药，控制炎症，再取耵聍。

2. 对症护理

（1）对耵聍坚硬难以取出的病人，可采用外耳道冲洗法冲洗。先用3%~5%碳酸氢钠溶液或1%~3%酚甘油，每日滴4~6次，待软化后可用，温水将耵聍冲洗清除。外耳道狭窄、急慢性化脓中耳炎者，不宜采用此法。

（2）对较为松动、未完全阻塞外耳道或较软的耵聍，可用枪状镊分次取出。较硬者，用耵聍钩沿着外耳道后壁与耵聍之间轻轻进入外耳道深部，旋转耵聍钩钩住耵聍慢慢取出。

3. 配合医生取耵聍时，操作要轻柔，注意保持周围环境安全，避免他人撞击，以免损伤外耳道皮肤及鼓膜。

【健康教育】

1. 对耵聍腺分泌过盛或耵聍排出受阻的病人，嘱其定期清除，防止耵聍堆积。

2. 减少诱发因素，如建议病人减少摄入脂类食品，改掉经常挖耳的不良习惯，积极治疗外耳道炎。

3. 教会病人正确取耵聍的方法，避免伤及鼓膜。

案例导学与思考

案例导学：

5岁儿童聪聪，因感冒在家休息1周后送幼儿园，下午爸爸去接他时，老师说：聪聪总爱用手去弄右边耳朵，注意力也不集中。爸爸带聪聪到医院做了X线检查，提示腺样体肥大。

思考：

1. 聪聪可能存在的临床诊断是什么？

2. 护士应该进行哪些护理评估？

三、分泌性中耳炎

分泌性中耳炎（secretory otitis media）是以鼓室积液和听力下降为主要特征的中耳非化脓性炎性疾病。当中耳积液黏稠呈胶胨状者，称胶耳。多发于冬春季，是成人和儿童常见的听力下降原因之一。临床上分为急性和慢性两种。急性分泌性中耳炎病程延续6~8周未愈者，称慢性分泌性中耳炎。

【护理评估】

（一）健康史

1. 机械性因素致咽鼓管功能障碍，如急慢性鼻炎、慢性鼻窦炎、腺样体肥大、长期的鼻咽部或后鼻孔填塞等，导致炎症使咽鼓管阻塞；主司咽鼓管开闭的肌肉收缩无力、咽鼓管软骨弹性差时，软骨段管壁易塌陷，咽鼓管黏膜的黏液纤毛传输系统功能障碍；腭裂病人腭肌肉无中线附着点，收缩功能不良，咽鼓管不能主动开放，易患本病。

2. 上呼吸道感染，细菌可进入中耳腔，引起中耳发炎，导致渗出、积液。

3. 由于某些原因引起体内变态反应和外界气压聚变均易发生此病。

评估病人发病前有无上呼吸道感染，既往有无腺样体肥大、鼻炎、鼻窦炎等病史。

（二）身体状况

1. 症状

（1）听力减退：听力下降伴自听增强。头偏向健侧或前倾位时，因积液离开窝窗，听力可暂时改善。积液黏稠时，听力不因头位变动而改变。因分泌性中耳炎起病隐袭，小儿常因对声音反应迟钝，注意力不集中，学习成绩下降而就医。

（2）耳痛：急性发病时可有隐隐耳痛，慢性者耳痛不明显。

（3）耳鸣：多为低音调间歇性，如"噼啪"声。当头部运动或用力擤鼻、打哈欠时，耳内可出现气过水声。

（4）耳闷：耳内闭塞感或闷胀感，按压耳屏后可暂时减轻。

2. 体征

（1）鼓膜充血、内陷：急性期，鼓膜松弛部或紧张部周边有放射状的血管纹。慢性者鼓膜增厚、浑浊、钙化、萎缩，呈灰白色。鼓膜内陷表现为光锥缩短、变形或消失等，锤骨短突明显外突，锤骨柄向后上移位。

图片：左耳分泌性中耳炎

（2）鼓室积液：表现为鼓膜失去正常光泽，呈淡黄、橙红或琥珀色。有时可透过鼓膜见到液平面。

（三）辅助检查

1. 听力检查

（1）音叉试验和纯音听阈测试：提示传导性聋。

（2）声导抗测试：声导抗图对诊断有重要价值。平坦型（B 型）是分泌性中耳炎的典型曲线，负压型（C 型）提示咽鼓管功能不良，部分有鼓室积液。

2. CT 检查可见中耳系统气腔有不同程度的密度增高。小儿可做头部侧位 X 线检查，了解腺样体是否增生。

3. 成人应进行鼻咽部的检查，以排除鼻咽癌。

（四）心理社会状况

因听力减退、耳痛、耳鸣、耳闷胀感等，导致病人产生焦虑心理，慢性者因病程长、反复发作而产生烦躁不安和失望心理。儿童因听力下降，导致注意力不集中，学习成绩差，对声音反应迟钝，而被别人嘲笑、责备，久而久之产生自卑心理。护士应多关心病人，注意病人的情绪状况，讲解疾病相关知识，以满足其及对疾病的认知。

知识拓展

分泌性中耳炎与鼻咽癌的关系

分泌性中耳炎主要是由于咽鼓管功能障碍引起的耳痛、耳鸣及听力下降等临床表现。

鼻咽癌早期，可因鼻咽侧壁肿物压迫或阻塞咽鼓管咽口而出现耳部症状，如耳闷、耳鸣、听力下降及鼓室积液等，与分泌性中耳炎症状相似，易被误诊。尤其以侧有耳痛、耳鸣及听力下降等表现的病人，应警惕鼻咽癌的可能。行后鼻镜检查或纤维鼻咽镜检查，可发现早期变化，如咽隐窝及鼻咽顶前壁的小结节、肉芽肿隆起，表面粗糙不平，易出血，或出现黏膜下隆起、黏膜充血、咽隐窝饱满等。必要时行 CT 或 MRI 检查。

【治疗要点】

消除病因，控制感染，改善中耳通气引流和清除鼓室积液。

1. 非手术治疗

（1）急性期根据病情严重程度选用合适的抗生素口服或静滴。

（2）0.5%（儿童）或 1%（成人）呋麻滴鼻液滴鼻，每日 3~4 次，以保持鼻腔及咽鼓管通畅。注意应取头低位滴鼻。

（3）使用稀化黏素类药物以利于纤毛的排泄功能，降低咽鼓管黏膜的表面张力和咽鼓管开放的压力。

（4）使用糖皮质激素类药物作辅助治疗，如地塞米松或泼尼松等。

2. 手术治疗　根据病情行鼓膜穿刺抽液（图 6-1-1）、鼓膜切开术（6-1-2）、鼓膜置管术、鼓室探查术、单纯乳突开放术等。积极治疗鼻腔及鼻咽部疾病，如鼻息肉切除术、鼻中隔矫正术、腺样体切除术等。

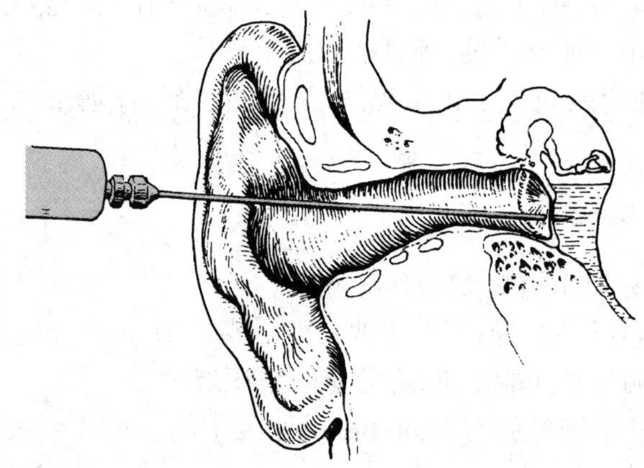

图 6-1-1　鼓膜穿刺术位置示意图

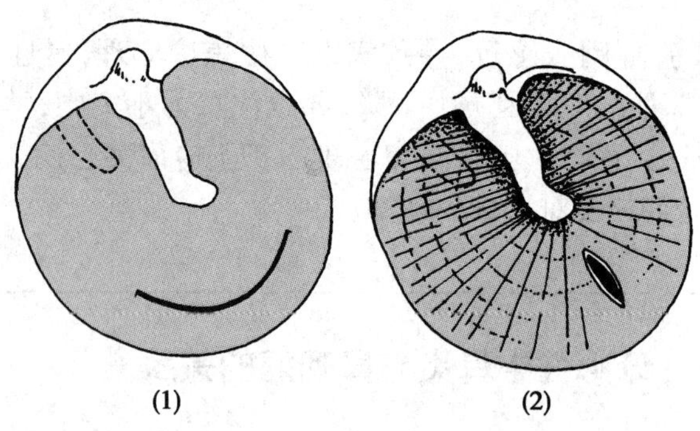

图 6-1-2　鼓膜切开术示意图

【常见护理诊断 / 问题】

1. 感知改变　与中耳积液有关。

2. 舒适度改变　与耳鸣、耳痛、耳闷塞感有关。

3. 焦虑　与听力下降、耳鸣、耳痛有关。

4. 知识缺乏：缺乏有关分泌性中耳炎的预防及手术后的自我护理知识。

【护理措施】

1. 用药护理　急性期根据病情严重程度选用合适的抗生素控制感染。0.5%（儿童）或1%（成人）呋麻滴鼻液滴鼻，每日3~4次，以保持鼻腔及咽鼓管通畅。注意取头低位滴鼻。糖皮质激素类药物可减轻炎性渗出和机化，如地塞米松或泼尼松等。注意观察用药后效果。

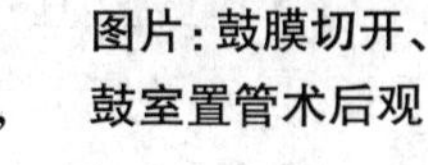

图片：鼓膜切开、鼓室置管术后观

2. 配合医生行鼓膜穿刺抽液，若积液黏稠可根据病情行鼓膜切开或鼓室置管术、鼓室探查术、单纯乳突开放术等。

3. 对手术治疗者，配合医生做好手术前准备及术后护理。术后防感冒，防止术耳进水，引起中耳感染。

【健康教育】

1. 指导病人正确滴鼻、擤鼻。洗漱时避免耳内进水；鼓膜穿孔或鼓膜置管者禁止游泳。

2. 劳逸结合，加强锻炼，增强机体抗病力。

3. 生活有规律，忌烟、酒、辛辣食物。

4. 积极进行鼻、咽部疾病的检查，治疗鼻腔及鼻咽部疾病，如鼻息肉切除术、鼻中隔矫正术、腺样体切除术等。成人分泌性中耳炎应注意排除鼻咽癌，进行鼻咽镜检查和鼻咽部活检。向病人讲解疾病相关知识，理解病人的不适感受，加强沟通交流，以缓解其焦虑。

5. 本病儿童易被忽视，家长及老师应提高对本病的认识。10岁以下的儿童应定期进行筛选性声导抗检测。

案例导学与思考

案例导学：

患儿，男，2岁，两天前感冒后不停咳嗽，妈妈给他服用抗感冒药物后无好转，反倒出现发热、呕吐、哭闹不止、摇头抓耳，不时有液体从外耳道流出。

思考：

1. 患儿可能得了什么病？是什么原因引起的？

2. 作为护士，应如何进行护理评估？

四、急性化脓性中耳炎

急性化脓性中耳炎（cute suppurative otitis media）是细菌进入鼓室引起中耳黏膜的急性化脓性炎症。好发于儿童，冬春季多见，常继发于上呼吸道感染。

【护理评估】

（一）健康史

主要致病菌为肺炎球菌、流感嗜血杆菌、溶血性链球菌、葡萄球菌等。常见的感染途径有：

1. 咽鼓管途径　是中耳感染的主要途径。如急性上呼吸道感染、急性传染病、在不洁的水中游泳、不恰当咽鼓管吹张、擤鼻、卧位喂奶等。

2. 外耳道鼓膜途径　鼓室置管、鼓膜外伤、不遵守无菌操作的鼓膜穿刺等，致病菌由外耳道直接进入中耳。

3. 血行感染　极少见。

评估病人是否有上呼吸道感染、传染病史，近期是否进行过鼓膜穿刺、鼓膜置管、咽鼓管吹张的治疗，擤鼻方法、哺乳姿势是否正确。

（二）身体状况

1. 症状

（1）全身症状：可有畏寒、发热、食欲减退等。儿童更甚，哭闹不安，常伴呕吐、腹泻等消化道症状。小儿鼓室顶壁的岩鳞缝尚未闭合，感染可向颅内扩散，引起高热、惊厥、嗜睡等表现。鼓膜穿孔后，体温逐渐下降，全身症状明显减轻。

（2）耳痛：耳深部搏动性跳痛或刺痛，可向同侧头部或牙齿放射，儿童表现为哭闹不安、用手抓耳，穿孔后耳痛顿减。

（3）听力减退及耳鸣：初期常有耳闷、耳鸣及听力减退，穿孔后耳聋减轻。

（4）耳漏：鼓膜穿孔后中耳腔内有液体流出，初为血水样，以后变为黏脓性。

2. 体征

（1）耳镜检查：早期鼓膜松弛部、锤骨柄及紧张部周边充血，继之鼓膜弥漫性充血、肿胀，向外膨出，鼓膜标志不清，穿孔后有脓性分泌物从中耳腔溢出。穿孔较小时，鼓膜表面可见"灯塔征"，即脓液从穿孔处搏动性流出形成的闪烁亮点。

（2）耳部触诊：乳突部可有轻微压痛，鼓窦区较明显。

（三）辅助检查

（1）听力检查：多呈传导性耳聋。

（2）实验室检查：血常规检查白细胞总数及多形核白细胞增加。

（四）心理社会状况

病人因剧烈耳痛、听力减退、耳鸣，及发热致烦躁不安、小儿哭闹不止，同时担心疾病能否治愈、听力能否恢复。护士应多关心病人，注意病人的情绪状况，讲解疾病相关知识，增强其对疾病的认知。

【治疗要点】

控制感染，通畅引流，祛除病因。

1. 全身治疗　早期、足量使用抗生素。一般用青霉素类、头孢菌素类药物。鼓膜穿孔后，取脓液作细菌培养及药敏试验，根据结果选用敏感抗生素，疗程 10 天左右，或流脓停止后继续用药一周。

2. 局部治疗

（1）鼓膜穿孔前：用 2% 酚甘油滴耳，消炎止痛。0.5%（儿童）或 1%（成人）呋麻滴鼻液和含有激素的抗生素滴鼻液交替滴鼻，改善咽鼓管通畅度，减轻局部炎症。全身及局部症状较重、鼓膜膨出明显、引流不畅者，应在无菌操作下行鼓膜切开术。怀疑并发急性乳突炎者，行 X 线或 CT 扫描确诊后，立即行乳突切开引流手术。

（2）鼓膜穿孔后：①先用 3% 过氧化氢液彻底清洗并拭净外耳道脓液，再用抗生素滴耳液滴耳，如 0.3% 氧氟沙星滴耳液、利福平滴耳液等。②脓液减少、炎症消退时，可用甘油或乙醇制剂滴耳。③炎症完全控制后，多数病人的鼓膜穿孔可自行愈合。

穿孔长期不愈合者，行鼓膜修补术。

3. 手术治疗　鼓膜切开术、鼓膜修补术。

【常见护理诊断／问题】

1. 急性疼痛　与中耳急性化脓性炎症有关。

2. 体温过高　与炎症引起全身反应有关。

3. 潜在并发症：急性乳突炎、耳源性脑脓肿等。

4. 知识缺乏：缺乏有关急性化脓性中耳炎的治疗和防护知识。

【护理措施】

1. 一般护理

（1）休息与活动：保持室内安静，温、湿度适宜，症状轻者适当休息，病情较重、年老体弱者、高热时卧床休息，给予物理降温或遵医嘱给予退热药。

（2）饮食：多饮水，摄入营养丰富、易消化饮食，保持大便通畅。忌烟、酒、辛辣刺激性食物。

2. 病情观察　观察耳痛、体温变化情况、外耳道分泌物的量、性质、气味等。有无恶心、呕吐、剧烈头痛、烦躁及意识改变等耳源性并发症的发生。

3. 用药护理　遵医嘱使用抗生素控制感染，正确使用滴鼻液、滴耳液体，禁止粉剂，以免与脓液结块影响引流，同时观察药物的疗效及不良反应。

4. 行鼓膜修补术者，配合医生做好术前准备及术后护理。

【健康教育】

1. 指导病人正确使用滴鼻药、滴耳药及擤鼻方法。宣传正确的哺乳姿势，保证吸吮的奶量适宜。哺乳后将婴儿抱起，保持头部竖立，人工喂养所用的奶嘴大小要合适，防止奶汁经咽鼓管呛入中耳，引发中耳炎。

2. 鼓膜穿孔、鼓室置管者禁止游泳，洗漱时勿使耳内进水。

3. 行鼓膜修补术者，避免术后用力擤鼻、咳嗽等，以免鼓膜修补片脱落，导致手术失败。

4. 积极治疗鼻腔、咽部和鼻咽部的慢性疾病，如慢性鼻窦炎、肥厚性鼻炎、腺样体肥大、慢性扁桃体炎等，防止中耳炎再发。彻底治疗急性化脓性中耳炎，防止迁延为慢性化脓性中耳炎。

5. 加强锻炼，增强机体抵抗力，防止感冒。

案例导学与思考

案例导学：

病人，女性，42岁，多年前因感冒出现左耳间断流脓，一周前开始左侧流脓，左侧耳痛，听力下降。查左侧外耳道脓性分泌物，左侧鼓膜紧张部穿孔。

思考：

1. 病人可能存在的临床诊断是什么？

2. 试述对该病人应进行哪些护理评估？

五、慢性化脓性中耳炎

慢性化脓性中耳炎（chronic suppurative otitis media）为中耳黏膜、骨膜或骨质的慢性化脓性炎症，多因急性化脓性中耳炎迁延不愈而致。以反复耳流脓、鼓膜穿孔及听力下降为特点，严重者可引起颅内、外并发症而危及生命。

【护理评估】

（一）健康史

1. 急性化脓性中耳炎未及时治疗或用药不当，细菌毒素过强，鼻部、咽部存在的慢性病灶、全身或局部抵抗力下降为主要诱因。

2. 感染途径主要是通过咽鼓管和已穿孔的鼓膜。

3. 常见致病菌为金黄色葡萄球菌、铜绿假单胞菌、变形杆菌以及克雷伯杆菌。无芽孢厌氧菌感染或混合感染逐渐多见。

评估病人既往是否有急性化脓性中耳炎病史，有无鼻咽部慢性疾病，机体抵抗力是否低下等。

（二）身体状况

根据临床表现可分为三型，即单纯型、骨疡型、胆脂瘤型。骨疡型和胆脂瘤型可合并存在。

图片：慢性化脓性中耳炎

1. 单纯型　最常见，病情较轻，病变局限于中耳鼓室粘连，一般无肉芽形成。表现为间歇性耳流脓，量多少不等；脓液呈黏液性或黏脓性，无臭味；听力减退为轻度传导性耳聋；鼓膜紧张部穿孔（图 6-1-3a、b），鼓室黏膜呈慢性充血、水肿；X 线乳突拍片显示乳突气房密度增高，无骨质缺损破坏。

2. 骨疡型　组织破坏较广泛，病变深达骨质，听小骨、鼓环及鼓窦均可被破坏，并伴肉芽组织形成，常产生各种并发症。表现为持续性耳流脓，脓液黏稠有臭味；鼓膜边缘性大穿孔或全部破坏，多有中、重的传导性耳聋（图 6-1-3b、c），鼓室或外耳道可见肉芽组织；乳突 X 线片可见骨质破坏。

3. 胆脂瘤型　胆脂瘤并非真性肿瘤，外层有纤维组织包裹，内含坏死上皮组织、角化物、胆固醇结晶，故称胆脂瘤。胆脂瘤不断增大，对周围骨质有压迫作用，且能产生肿瘤坏死因子、多种酶及前列腺素等物质，使周围骨质不断被侵蚀破坏，故易导致颅内、外并发症。表现为持续性耳流脓，脓液呈“豆腐渣样”，有恶臭味；鼓膜穿孔常在松弛部或紧张部后上方（图 6-1-3c、d），不易被发现。听力检查有不同程度的传导性耳聋，病变波及耳蜗，可引起混合型耳聋或感音神经性聋。乳突 X 线摄片或 CT 检查示上鼓室、鼓窦或乳突有骨质破坏区，边缘多浓密、整齐。

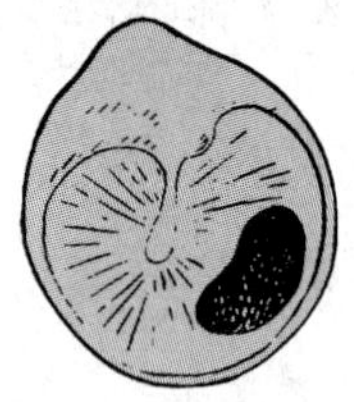

a. 紧张部前下方穿孔多示咽鼓管感染

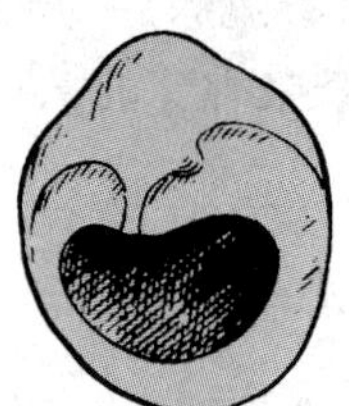

b. 紧张部大穿孔锤骨柄部分腐烂

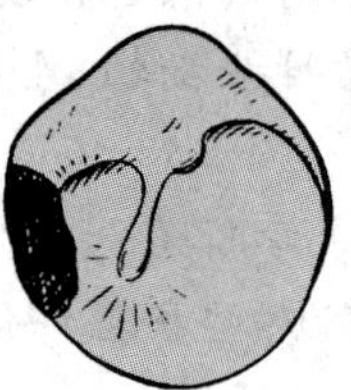

c. 边缘性穿孔

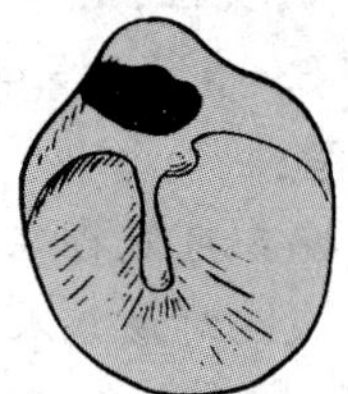

d. 松弛部穿孔

图 6-1-3　各型鼓膜穿孔示意图

4. 耳源性并发症　骨疡型和胆脂瘤型中耳炎如不及早手术治疗，彻底清除病灶，建立良好的引流，常可引起耳源性并发症，其后果十分严重。常见颅外并发症有耳后骨膜下脓肿、颈部贝佐尔德脓肿、迷路炎、面瘫。颅内并发症有乙状窦血栓性静脉炎、硬膜外脓肿、耳源性脑膜炎和脑脓肿。

（三）辅助检查

1. 听力检查 纯音听力测试，静止期为轻度传导性聋，活动期为较重的传导性聋，也可呈混合性聋或感音神经性聋。

2. 乳突X线、颞骨CT检查 静止期无骨质破坏，无肉芽及胆脂瘤；活动期中耳有软组织影并可伴有骨质破坏。

（四）心理社会状况

因对疾病的认识不足，部分病人对本病不重视。部分病人因长期耳流脓、听力下降且伴有臭味等而产生自卑心理。另因担心手术或手术并发症如面瘫等，而产生焦虑、恐惧心理。护士应多关心病人，注意病人的情绪状况，讲解疾病相关知识，以满足其及对疾病的认知。

【治疗要点】

消除病因，控制感染，清除病灶，通畅引流，恢复听力。

1. 病因治疗 积极治疗原发病，如腺样体肥大、慢性扁桃体炎、慢性化脓性鼻窦炎。

2. 药物治疗 对引流通畅的中耳炎，以局部用药为主，炎症急性发作时，宜全身应用抗生素。流脓停止2个月后可行鼓室成型术，彻底根治中耳的慢性病变。

3. 手术治疗 对活动期引流不畅的中耳炎或疑有并发症者，尽早行乳突根治术，根据病变的部位、性质及听力状况选择术式，尽可能重建中耳传音结构，保留或改善听觉功能。

【常见护理诊断/问题】

1. 感知改变：听力减退 与中耳结构的完整性破坏有关。
2. 舒适受损 耳流脓与慢性化脓性中耳炎有关。
3. 焦虑 与长期耳流脓、有臭味及害怕手术或担心手术效果有关。
4. 潜在并发症：颅内、外感染，面瘫等。
5. 知识缺乏：缺乏有关慢性化脓性中耳炎的治疗和自我护理知识。

【护理措施】

1. 一般护理

（1）休息与活动：注意保持良好的生活起居习惯，适度参加体育锻炼，增强抵抗力，避免上呼吸道感染，避免过度疲劳，保持良好心态。眩晕病人应卧床休息。

（2）饮食指导：进食高蛋白、高热量、高维生素、易消化饮食，多吃水果蔬菜，忌食辛辣刺激性食物，戒烟酒。

2. 病情观察 严密观察病人有无头痛、恶心、呕吐、意识改变等症状出现，防止颅内、外并发症的发生。

3. 用药护理 遵医嘱正确使用滴耳剂、滴鼻剂。对引流通畅的中耳炎，以局部用药为主，炎症急性发作时，宜全身应用抗生素。

4. 手术护理 流脓停止2个月后可行鼓室成型术，彻底根治中耳的慢性病变。对活动期引流不畅的中耳炎或疑有并发症者，尽早行乳突根治术，配合医生做好术前准备及术后护理。

【健康教育】

1. 指导病人正确的洗耳和滴耳方法。滴药前首先用棉签拭净外耳道内脓液，然后用3%过氧化氢液洗耳，最后用抗生素药液滴耳。忌用氨基糖苷类抗生素如庆大霉素，以免引起内耳中毒；避免滴用有色药物，以免影响局部观察。

2. 告知病人术中植入听小骨的目的是提高听力，术后需卧床3天，以避免听小骨移位。由于口腔与中耳腔由咽鼓管相连，术后应保持口腔清洁，防止伤口感染。

3. 病人如有鼓膜穿孔或鼓室成形术后，洗头、沐浴时须用干棉球塞于外耳道口，防止中耳进水感染；鼓室成形术后 3 个月内耳内会有少量渗出，属正常现象。半年内禁止游泳，保持外耳道清洁干燥。

4. 加强锻炼，增强机体抵抗力，预防上呼吸道感染。

5. 宣传慢性化脓性中耳炎的危害，特别是骨疡型和胆脂瘤型有引起颅内外并发症的危险。

6. 积极治疗原发病，如腺样体肥大、慢性扁桃体炎、慢性化脓性鼻窦炎。

案例导学与思考

案例导学：

李阿姨，48 岁，早晨做饭时突然摔倒在地，只见她紧闭着双眼，眉头紧锁，脸色苍白，女儿急忙上前扶她，李阿姨摆摆手一动也不敢动，女儿知道妈妈眩晕症又犯了，急忙拨打“120”。

思考：

1. 李阿姨在工作生活中可能存在哪些潜在的危险？
2. 作为接诊护士，应采取什么护理措施？

六、梅尼埃病

梅尼埃病（Meniere disease）是一种以膜迷路积水为主要病理改变，以反复发作的旋转性眩晕、波动性耳聋和耳鸣为临床特征的内耳疾病。多见于青壮年。首次发病年龄多为 30~50 岁。一般为单耳发病，也可累双耳。

【护理评估】

（一）健康史

病因尚不明确，多认为与内耳微循环障碍、内淋巴管阻塞和内淋巴吸收障碍、膜迷路机械性阻塞或破裂、病毒感染、变态反应及代谢与内分泌异常有关。多数病人既往有反复发作的眩晕、耳鸣和听力障碍等病史。询问病人眩晕及耳鸣发作的特点，了解既往有无耳疾病，有无家族史。

（二）身体状况

1. 眩晕　多呈突发旋转性眩晕，并伴有恶心、呕吐、面色苍白、出冷汗、血压下降等自主神经反射症状。病人神志清楚。眩晕反复发作，持续短暂，数十分钟或数小时后自行缓解，间歇长短不一，眩晕发作次数越多，持续时间越长，间歇越短。

2. 耳鸣　多在眩晕发作前出现。初期为持续性低音调吹风声或流水声，后期为高音调蝉鸣声、哨声或汽笛声。

3. 听力减退　多为单侧，发作期加重，间歇期减轻，呈明显波动性听力下降。随着发作次数的增加和听力损失的程度加重，可转为不可逆的永久性感音神经性耳聋。

4. 其他症状　发作期患耳或头部有胀满感、压迫感。有的病人出现复听，即健患耳将同一纯音听成音调、音色迥然不同的两个声音。

（三）辅助检查

1. 耳镜检查　鼓膜正常。声导抗测试正常，咽鼓管功能良好。

2. 听力学检查　呈感音性耳聋。纯音听力图早期为上升型或峰型，晚期为平坦型或下降型。

3. 前庭功能检查　发作期可见自发性眼震和位置性眼震，间歇期眼震电图结果正常，反复多次发作者前庭功能减退或丧失。

4. 甘油试验　通过减少异常增加的内淋巴来检测听觉功能的变化。试验方法：50% 甘油按 2.4~3.0ml/kg 空腹饮下，服用前与服用后 3 小时内，每隔 1 小时纯音测听一次。若患耳在服用甘油后平均听阈 >15dB，则为甘油试验阳性。本病病人常为阳性，提示有膜迷路积水。

5. 影像学检查　颞骨 CT、膜迷路 MRI 检查显示前庭导水管变直、变短、变细。

（四）心理社会状况

病人可因眩晕反复发作而焦虑，或因听力下降影响正常生活和工作而产生悲观情绪。护士应评估评估病人年龄、受教育程度、职业等，多与病人沟通交流，了解其对本病的认知程度和心理状态。

【治疗要点】

1. 对症治疗　急性发作期给予前庭神经抑制剂如地西泮、地芬尼多等；还可应用抗胆碱能药，如山莨菪碱等，缓解眩晕、恶心、呕吐。减轻膜迷路积水，选用脱水剂如 50% 葡萄糖注射液或氯噻酮；改善微循环，选用血管扩张剂及钙离子拮抗剂如氟桂利嗪、尼莫地平等。

2. 手术治疗　反复发作、症状较重、保守治疗无效者，根据情况选择手术治疗，如颈交感神经节普鲁卡因封闭术、内淋巴囊手术、内淋巴分流术、前庭神经切断术、迷路切除术。

【常见护理诊断 / 问题】

1. 舒适度减弱　与眩晕、恶心等有关。

2. 感知紊乱　与耳鸣、听力下降有关。

3. 有受伤的危险　与眩晕有关。

4. 焦虑　与反复眩晕、听力下降影响工作和生活有关。

5. 知识缺乏：缺乏梅尼埃病的预防保健知识。

【护理措施】

1. 一般护理

（1）急性发作期应卧床休息，加床栏保护；室内温湿度适宜、光线柔和，保持环境舒适、安静。

（2）饮食应限制钠盐摄入，进食高蛋白、高维生素、低脂肪饮食，适当控制入水量。

2. 病情观察　密切观察病人意识、面色、生命体征等，注意眩晕发作的次数、持续时间及伴发症状。

3. 用药护理　遵医嘱给予镇静剂、利尿脱水剂以及改善微循环药物等，观察用药后的反应。对长期应用利尿脱水剂者，注意适当补钾，避免水电解质紊乱。服用镇静药期间，加床栏保护防止坠床，活动时注意看护搀扶，防止跌倒。

4. 心理护理　向病人和家属讲解疾病相关知识，消除焦虑心理，使其积极配合治疗和护理。

5. 手术治疗病人，按耳科手术前、后病人常规护理。

【健康教育】

1. 指导病人保持良好的心态，适当锻炼身体，尽量缓解心理压力。饮食宜清淡低盐，避免烟、酒和浓茶。

2. 告知病人及家属，眩晕发作时，应立即闭目平卧，深呼吸。不宜单独外出、骑车，不可从事驾驶、高空作业等职业，防止意外发生。

七、耳聋的预防与康复

耳聋为耳鼻咽喉科常见症状之一，是听觉传导通路发生器质性或功能性病变导致不同程度听力损伤的总称。耳聋可以发生于任何年龄，病因比较复杂。若 2 岁以前出现双耳重度听力障碍，会使学习语言受到影响，成为聋哑人。成年人虽聋而不哑，但严重影响其生活和工作。因此，耳聋的预防十分重要。根据病变的性质和部位，耳聋可分为器质性耳聋和功能性耳聋两大类。器质性耳聋按病变部位又可分为传导性耳聋、感音神经性耳聋和混合性耳聋。根据发病时间，分为先天性耳聋和后天性耳聋。

（一）耳聋的分类

1. 传导性耳聋（conductive hearing loss）　在声音传导径路上，外耳道或中耳的病变都可导致进入内耳的声能减弱。如各种急、慢性的外耳、中耳炎症；颞骨骨折累及中耳，鼓膜外伤、听骨链中断等；外耳道异物、耵聍栓塞、肿瘤、胆脂瘤等；先天性外耳道闭锁、听骨链畸形、鼓膜缺失、前庭窗、蜗窗发育不全等。

2. 感音神经性耳聋（sensorineural hearing loss）　由于内耳螺旋器毛细胞、听神经或各级神经元受损，导致声音感受与神经冲动传导发生障碍，引起听力下降或消失。分为遗传性聋、非遗传性先天性聋和非遗传性获得性感音神经性聋。由于基因或染色体异常所致耳聋为遗传性聋；因妊娠早期母体病毒感染、大量应用耳毒性药物、产伤等因素所致耳聋为非遗传性先天性聋。非遗传性获得性感音神经性聋发病率占临床确诊感音神经性耳聋的 90% 以上。常见有老年性聋、耳毒性聋、全身系统疾病性聋、创伤性聋、突发性聋、传染病源性聋及自身免疫性聋等。

3. 混合性耳聋（mixed deafness）　为耳传音和感音系统同时受累所致。常见于耳硬化症中期、中耳炎合并老年性聋、颞骨骨折等。

4. 功能性耳聋（functional hearing loss）　由于心理上受到某种较强刺激而产生的非器质性耳聋。病人主观感觉明显，客观测听多无异常，又被称为精神性或癔症性耳聋。暗示疗法有效。

5. 伪聋（pseudo deafness）　又称为装聋，指为达到某种目的而故意装作或夸大的耳聋。

（二）耳聋的分级

根据国际通用的世界卫生组织 1980 年公布的耳聋分级标准，以 500Hz、1000Hz、2000Hz 的平均听阈为准，将耳聋分为轻度、中度、中重度、重度聋及全聋 5 级，作为听力损失的程度（表 6-1-1）。

表 6-1-1　耳聋分级与临床表现

耳聋程度	耳聋表现	纯音听力损失程度（平均听阈）（dB）
轻度聋	听低声说话有困难	26~40
中度	听正常声音说话也感到困难	41~55
中重度	需大声说话才能听清楚	56~70
重度聋	仅能听到在耳旁的高声呼喊声	71~90
全聋	已听不到声音	>90dB

（三）耳聋的预防

1. 广泛宣传耳聋防治知识，禁止近亲结婚，降低遗传性聋儿出生率。避免各种诱因，如不用锐器、硬物挖耳，噪声环境下注意护耳，学会正确的擤鼻方法。

2. 加强孕期保健，避免感染呼吸道病毒性疾病，如风疹病毒等，降低新生儿耳聋的发病率。

3. 开展婴幼儿听力筛查，做到早发现、早治疗。

4. 讲解药物知识，使用激素类药物应遵照医嘱正确服药，不得擅自更改或停药。严格掌握耳毒性药物的适应证，加强用药期间的听力监测，发现耳鸣、眩晕等中毒征兆立即停药并积极治疗。

5. 适当锻炼身体，增强机体抵抗力，积极治疗各种耳部疾病，如鼓膜穿孔、急性中耳炎等，防止转为慢性中耳炎而损害听力。保持身心健康，减慢耳的老化过程。

6. 改善劳动条件，加强个体防护，减少噪声等有害理化因素的刺激。避免长时间听耳机，控制音响强度。开展对耳聋病人的康复和指导。

（四）听力残疾康复

1. 佩戴助听器　助听器是一种帮助聋哑人利用残余听力听取声音的扩音装置。适用于尚存有残余听力、经药物或手术治疗无效、病情已稳定的传导性聋及轻中度神经性聋的病人，是一种提高听力最简单实用的方法。

选配前应作纯音听力测试，根据听力图选用合适的助听器，纯音听力测试阈值在45~90dB建议配用，效果较满意。首次选配助听器者，可先试用2~3周，由专人给予指导调整，以获得满意效果，同时要注意助听器保养，防止保养不当而影响听力。

2. 植入人工耳蜗　先天性、重度感音神经性耳聋病儿，应在2岁时植入人耳蜗，以获得听力，避免形成聋哑。

知识拓展

人工耳蜗

人工耳蜗是一种能替代人耳功能的声电转换电子装置。人工耳蜗植入技术是目前能够恢复全聋病人听觉的唯一有效的治疗方法。研究表明，语言形成早期实施人工耳蜗植入术可以帮助重度、极重度耳聋或全聋儿童恢复言语能力。

人工耳蜗装置将连接到体外的声电换能器上的微电极经蜗窗插入耳蜗鼓阶内，贴附在耳蜗蜗轴骨壁上，直接刺激神经末梢，将模拟的听觉信息传向中枢，使病人重新感知声响。

人工耳蜗植入后15~30天开机调频，定期调试至稳定，进行听觉语言康复训练，从环境声、男女声等开始，循序渐进。注意告知病人勿用力擤鼻、打喷嚏等，勿剧烈撞击或挤压头部，体外部件防治潮湿，并远离高电压、强磁场等。

3. 听觉和语言训练　利用残余听力，借助助听器唤醒听觉感受器，培养聋人的聆听习惯和声音辨别能力。

4. 手语训练　可通过手语训练提高其交流的能力，为参加社会生活活动创造条件。

5. 微型计算机的应用　听力残疾者学习和掌握计算机应用技术可提高其交流能力。

（杨丽萍）

思考题

1. 简述急性化脓性中耳炎的护理措施。
2. 简述分泌性中耳炎的主要临床表现及护理措施。
3. 简述耳聋的预防措施。
4. 病例分析：病人，女性，58岁，眩晕反复发作6年，以往发作时口服眩晕停等药物，卧床休息片刻后症状缓解，今年开始发作频繁，经常突然晕倒，伴有恶心、呕吐症状。检查确诊为：梅尼埃病。

请思考：

（1）梅尼埃病的典型身心状况有哪些表现？

（2）眩晕发作时应给予哪些护理措施？

自测题

第二节 鼻科病人的护理

学习目标

1. 掌握鼻部常见病病人的护理评估和护理措施。
2. 熟悉急、慢性鼻炎，急、慢性鼻窦炎及鼻出血病人的护理诊断及治疗要点。
3. 了解鼻部常见病病人的辅助检查方法及心理社会状况。
4. 能运用护理程序对鼻部常见病病人施行整体护理。
5. 具有高尚的职业精神，主动关爱和尊重病人，帮助病人解除痛苦。

一、鼻疖

鼻疖（furuncle of nose）是鼻前庭、鼻尖及鼻翼部毛囊、皮脂腺或汗腺的局限性急性化脓性炎症。多因局部皮肤损伤，细菌侵入感染所致。

【护理评估】

（一）健康史

1. 不良习惯如挖鼻或拔鼻毛等是本病的诱因，可继发于鼻前庭炎。致病菌多为金黄色葡萄球菌。

2. 机体抵抗力下降的情况下，如糖尿病、肿瘤或其他慢性病等，易发病，并反复发作。

询问病人近期有无挖鼻、拔鼻毛、鼻前庭炎史；询问病人既往有无糖尿病、肿瘤或其他慢性病的病史。

知识拓展

糖尿病病人为什么容易生疖

可能与以下几种因素有关:①代谢紊乱,抵抗力较差;②血糖升高,给细菌提供了很好的皮肤微环境;③皮肤有血管和神经病变,供血不良,营养较差,自我保护功能及皮肤恢复能力也较差;④高糖环境下,血液中白细胞的杀菌功能减弱,细菌容易感染。因此,应早预防、早发现、早治疗。

(二)身体状况

1. 症状　鼻内或鼻外小疖肿,可出现局部发热红肿疼痛,严重者可引起患侧上唇及面颊部蜂窝织炎,表现为同侧上唇、面颊及下睑红肿热痛,常伴有畏寒、发热、头痛和全身不适等明显的全身症状。

2. 体征　初期局部皮肤充血肿胀,丘状隆起,压痛,周围组织浸润发硬、发红。疖肿成熟后,丘状隆起顶部出现黄白色脓点,约在一周内自行溃破流脓而愈。疖肿多为单发,亦可多发,颌下淋巴结常肿胀疼痛。

3. 并发症　因鼻部血管丰富,且与海绵窦相通,属面部的"危险三角区"。当鼻疖扩展或因挤压等处理不当或抵抗力低下者,可引发海绵窦血栓性静脉炎。临床上表现为高热、寒战、剧烈头痛、患侧眼睑及结膜水肿、眼球突出固定甚至失明,如不及时治疗,严重时可危及生命。炎症向深层扩散,波及软骨膜可致软骨膜炎;炎症向四周扩散,可引起眼蜂窝织炎、颊部及上唇蜂窝织炎。

(三)辅助检查

血常规检查,白细胞计数可增高;对反复发作者,需进行血糖和尿糖等全身检测。

(四)心理社会状况

病人及家属往往以为鼻疖是小病,不予重视,不及时就医或自行挑破挤压排脓,而造成严重后果,此时可出现焦虑、恐惧心理。

【治疗要点】

1. 鼻疖未成熟时,局部热敷,每日数次;可作氦氖激光局部照射、超短波、透热疗法等理疗消炎止痛;可用10%鱼石脂软膏或抗生素软膏涂抹局部,同时应给予足量抗生素或磺胺类药物。

2. 鼻疖已成熟时,可待其自行穿破或在无菌操作下用尖刀片挑破脓头后用小镊子钳出脓栓,切开时务必不要切及周围浸润部分,切忌挤压。

3. 鼻疖溃破后,局部清洁消毒,促进引流,破口涂抗生素软膏抗感染。

4. 如合并海绵窦血栓性静脉炎者,必须住院,给予足量抗生素,请眼科和神经科医生协助治疗,切不可疏忽。

【常见护理诊断/问题】

1. 疼痛　与局部炎症刺激和压迫感觉神经末梢有关。
2. 体温升高　与感染有关。
3. 潜在并发症:颊部及上唇蜂窝织炎、海绵窦血栓性静脉炎等。
4. 知识缺乏:病人缺乏并发症的防治及保健知识。

【护理措施】

1. 一般护理　注意休息，多饮水，忌辛辣、酒类食物，保持大便通畅。

2. 告知病人疼痛的原因、可能持续的时间，安慰和鼓励病人，疼痛剧烈者可适当服用镇痛剂。

3. 配合治疗，遵医嘱给予足量有效抗生素或磺胺类药物，注意观察药物不良反应。保持疖肿局部清洁卫生，及时换药。

4. 如有高热，应给予物理降温，并报告医生及时处理。

5. 观察病情变化，是否出现海绵窦血栓性静脉炎等严重并发症，一旦出现及时报告医生处理，切不可掉以轻心。

6. 如为糖尿病病人，应和内分泌科医生联系，给病人制订糖尿病治疗方案。

【健康教育】

向病人宣传挖鼻及拔鼻毛等不良习惯的危害；告知病人及家属不要自行切开或挤压疖肿，避免发生并发症；加强锻炼，提高机体抵抗力。

案例导学与思考

案例导学：

病人，女性，32 岁，于感冒后出现鼻塞、流黏液脓性涕，反复发作 1 年余。自行购买感冒药服用，有所缓解；鼻塞初起为交替性，近 2 个月转为持续性，伴头痛、头昏及嗅觉减退，起病以来，睡眠质量很差，心情烦躁，精神不振。

思考：

1. 通过评估分析病人目前存在的主要护理问题。

2. 根据护理程序，为病人制定一个整体护理计划。

二、鼻炎

鼻炎（acute rhinitis）即鼻腔黏膜的炎性疾病，是病毒、细菌、变应原、各种理化因子以及某些全身性疾病引起的鼻腔黏膜的炎症。鼻炎的主要病理改变是鼻腔黏膜充血、肿胀、增生、萎缩或坏死等。临床上分为急性鼻炎和慢性鼻炎。

（一）急性鼻炎

急性鼻炎（acute rhinitis）是一种由病毒感染引起的鼻腔黏膜急性炎症，可经呼吸道传播，俗称“伤风”、“感冒”。四季均可发病，以冬季、季节交替、气候变化不定时多见。

【护理评估】

1. 健康史

（1）感染：病毒感染是主要病因，可继发细菌感染。最常见是鼻病毒，其次是流感病毒、副流感病毒、腺病毒及冠状病毒等。细菌感染常为继发性，如肺炎链球菌、葡萄球菌、流感嗜血杆菌等。

（2）诱因：机体抵抗力下降，常见诱因如：①全身因素，如受凉、营养不良、过度劳累、烟酒过度或全身性慢性疾病等。②局部因素，如鼻中隔偏曲、慢性鼻炎、慢性扁桃体炎、慢性化脓性鼻窦炎等。

询问病人起病时的情况，近期是否有与类似病人接触，评估病人有无引发急性鼻炎的局部因素及全身因素存在。

2. 身体状况　潜伏期1~3天。起病时鼻或鼻咽部干燥、痒感，频繁打喷嚏；随即出现鼻塞、流清水样鼻涕；继之鼻塞加重，鼻涕转为黏液脓性，不易擤出。全身症状轻重不一，可有发热、头痛、四肢酸软等不适症状。若无并发症，病程一般为7~10天。鼻黏膜充血、肿胀，以下鼻甲为甚，初期大量清水样涕，后期呈黏脓涕、脓涕。

急性鼻炎可因感染而引起多种并发症，经鼻窦开口向鼻窦内蔓延，可以引起急性鼻窦炎，其中以筛窦炎和上颌窦炎多见；经咽鼓管向中耳扩散，可引起中耳炎；经鼻咽部向下扩散，可引起急性咽炎、喉炎、气管及支气管炎、肺炎等。

3. 辅助检查　前鼻镜检查可见鼻腔黏膜充血、肿胀，鼻道内有大量水样或黏液脓性分泌物；合并感染者可出现白细胞增高。

图片：急性鼻炎

4. 心理社会状况　急性鼻炎病人由于有鼻塞、喷嚏、流涕及全身不适等症状，病人很容易出现焦虑、烦躁等心理变化。

【治疗要点】

1. 可以采用抗病毒治疗，口服板蓝根、维C银翘片等，合并细菌感染或有其他并发症时，全身应用抗生素。

图片：麻黄碱滴鼻液滴鼻前后对比

2. 以支持和对症治疗为主，常选择鼻内血管收缩剂，如麻黄碱滴鼻剂，以消除鼻黏膜肿胀，恢复鼻腔正常通气功能。

3. 发汗治疗，如生姜红糖水、热水浴等。

【常见护理诊断/问题】

1. 感知受损　鼻腔黏膜肿胀、分泌物增多有关。

2. 潜在并发症：鼻窦炎、中耳炎、急性咽炎、急性喉炎等。

3. 知识缺乏：缺乏疾病相关的自我保健和预防传播的知识。

【护理措施】

1. 指导病人多饮水，饮食清淡，利尿通便，加速毒素排出。初起时可采用发汗疗法，如热水浴，或用生姜、红糖、葱白煎水热服等，可缩短病程。

2. 遵医嘱使用抗病毒药、解热镇痛药，合并细菌感染或疑有并发症时，遵医嘱应用抗菌药物控制感染，预防或治疗并发症；指导病人正确的滴鼻法，注意此类药物连续使用时间一般不大于7天。

3. 初起时可用蒸汽吸入法以减轻鼻腔黏膜水肿，促进分泌物排出。

4. 注意观察体温等全身及鼻部分泌物等局部变化，如果出现高热、脓性鼻涕、耳痛、耳闷等，及时报告医生。

【健康教育】

1. 加强锻炼，增强体质，注意劳逸适度，饮食调和。

2. 注意正确擤鼻方法，先擤净一侧鼻孔，再擤另一侧鼻孔，或将分泌物吸入咽部后吐出，预防耳部及鼻窦并发症。

3. 患病期间，尽量不出入公共场所，避免传播他人，注意居室通风。

（二）慢性鼻炎

慢性鼻炎（chronic rhinitis）是指鼻腔黏膜及黏膜下组织的慢性非特异性炎症。通常包括慢性单纯性鼻炎和慢性肥厚性鼻炎两种类型。

【护理评估】

1. 健康史

（1）局部因素

1）急性鼻炎反复发作或治疗不彻底，演变成慢性鼻炎。

2）鼻腔及其邻近病灶的影响，如慢性鼻窦炎、鼻中隔偏曲、慢性扁桃体炎、腺样体肥大等，分泌物或者炎症刺激引起慢性鼻炎。

3）鼻腔用药不当，如长期使用血管收缩剂，可引起药物性鼻炎。

（2）全身因素

1）全身慢性疾病，如贫血、糖尿病、营养不良、维生素缺乏等，可使机体防御能力减弱；心肺功能不全、肝肾疾病、慢性便秘及长期使用血管扩张剂等，可引起鼻腔黏膜长期淤血或反应性充血而致病。

2）内分泌失调，如青春期、月经期、妊娠期和绝经期，可发生鼻腔黏膜生理性充血、肿胀。甲状腺功能低下，可引起鼻腔黏膜增生、水肿。

3）长期情绪紧张或精神负担过重可导致自主神经功能紊乱，引起鼻腔黏膜反应性充血。

（3）其他因素

1）职业及环境因素：生活或工作环境中的有害粉尘、化学气体，以及过热、过冷、干燥、潮湿的空气等，长期接触并刺激鼻腔黏膜；

2）不良生活习惯：如嗜烟、酒刺激等，造成黏膜损害而罹患本病。

2. 身体状况

（1）症状

1）慢性单纯性鼻炎：鼻塞呈间歇性和交替性，时轻时重。夜间、久坐、疲劳、酒后、遇寒冷时鼻塞加重；白天、运动、天热时鼻塞减轻。侧卧时，总是居于下侧的鼻腔阻塞，上侧则通气良好。由于鼻塞，间或有嗅觉减退。涕多呈黏液性，有继发感染者可变为黏液脓性。因鼻涕常向后流入鼻咽部，故可出现咽部不适、咳嗽、“多痰”等症状。

2）慢性肥厚性鼻炎：鼻塞较重，多呈持续性，常张口呼吸。鼻涕黏稠，呈黏液或黏液脓性，量多，不易擤出。肥大的下鼻甲后端压迫咽鼓管咽口，可出现耳鸣和听力减退。中鼻甲肥大时，因分布于鼻中隔的筛前神经末梢受压，常引起不定期发作性额部疼痛。由于鼻塞，常有嗅觉减退。因长期张口呼吸和分泌物刺激，多伴有慢性咽炎、喉炎。

（2）体征

1）慢性单纯性鼻炎：检查鼻腔黏膜呈暗红或淡红色，肿胀，以下鼻甲黏膜最为明显；黏膜表面光滑、湿润、柔软而富于弹性；用探针轻压之有凹陷，移去探针后立即恢复原状；涂用1%麻黄碱液后黏膜明显收缩，鼻甲缩小；鼻腔分泌物较黏稠，多积留于鼻腔底部，总鼻道可有黏液丝。

2）慢性肥厚性鼻炎：检查鼻腔黏膜呈淡紫或粉红色，肥厚，以下鼻甲游离缘及其前端和中鼻甲前端最为明显；黏膜表面不平，呈结节状或桑葚状；用探针压之有坚实感，不显凹陷，或有凹陷但移去探针后不能迅速恢复原状；涂用1%麻黄碱液后黏膜不收缩或收缩不明显；鼻腔底部常有稠厚的分泌物。

3. 心理社会状况　慢性鼻炎因长期出现鼻塞、流涕及嗅觉障碍等症状，治疗效果差，影响到病人工作、学习、生活及社会交往，很容易出现焦虑、烦躁等心理变化。

【治疗要点】

1. 慢性单纯性鼻炎治疗以根除病因，恢复鼻腔通气功能为原则。

2. 慢性肥厚性鼻炎以缩小鼻甲，恢复鼻腔通气功能为原则。短期可使用鼻内血管收缩剂如麻黄碱液滴鼻。鼻腔黏膜尚能收缩者，治疗方法基本与慢性单纯性鼻炎相同；鼻腔黏膜对血管收缩剂无反应者，可作下鼻甲硬化剂注射、激光、冷冻、微波、射频等治疗；或经上述治疗未能奏效者，应行下鼻甲黏膜部分切除术（图 6-2-1），切除范围不宜超过下鼻甲的 1/3，否则可能会引起萎缩性鼻炎。鼻甲骨肥大者，可行下鼻甲黏骨膜下切除术。

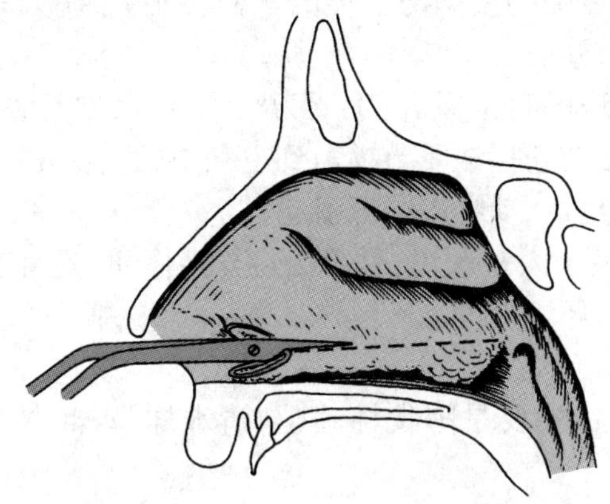

图 6-2-1　下鼻甲黏膜下切除术

【常见护理诊断 / 问题】

1. 感知受损　与慢性鼻炎鼻腔黏膜肿胀、分泌物增多有关。

2. 知识缺乏　缺乏慢性鼻炎防治知识。

3. 潜在并发症：鼻窦炎、中耳炎、咽炎、喉炎等。

【护理措施】

1. 对血管收缩剂敏感者　选用合适的滴鼻剂，如用 0.5%（儿童）或 1% 麻黄碱液滴鼻，1 日 3 次。

2. 对血管收缩剂不敏感者　可选下鼻甲硬化剂注射法、激光疗法、冷冻疗法、微波等。

3. 鼻腔冲洗　鼻内分泌物多者，可用生理盐水冲洗。

4. 对拟行手术治疗者（下鼻甲黏膜部分切除或下鼻甲黏骨膜下切除），参照鼻科病人护理常规。

5. 观察病情，及时向医生报告新的评估发现，指导和帮助病人预防鼻窦炎、中耳炎等并发症。

【健康教育】

1. 指导病人掌握正确的擤鼻、鼻腔滴药方法，防止滥用血管收缩剂滴鼻。

2. 指导病人重视慢性鼻炎的治疗，并积极治疗其他鼻腔疾病及全身疾病。

3. 向病人介绍本病的预防措施，加强劳动防护、注重个人保护，戒烟、酒等不良嗜好等。

4. 建议病人进行适当体育锻炼，增强机体抵抗力，预防感冒。

三、变应性鼻炎

变应性鼻炎（allergic rhinitis）指鼻黏膜的变态反应性疾病，亦称过敏性鼻炎，分常年性变应性鼻炎和季节性变应性鼻炎（即花粉症）两种类型。近年来该病发病率有增加趋势，可能与大气污染、空气中 SO_2 浓度增高有关。

本病属Ⅰ型变态反应，是特应性个体接触致敏原后由IgE介导的、以炎性介质（主要是组胺）释放为开端的、有免疫活性细胞和促炎细胞以及细胞因子等参与的鼻黏膜慢性炎症反应性疾病。

【护理评估】

（一）健康史

1. 过敏体质　变应性鼻炎的发病与遗传因素密切相关，病人多为特异性个体，常伴有其他变态反应性疾病病史和家族史。

2. 变应原　为诱发本病的直接原因，主要为吸入物，其次是食物。季节性变应性鼻炎主要由树木、野草和农作物，在花粉播散季节播散到空气中的植物花粉上引起的。常年性变应性鼻炎主要由屋尘、螨、真菌、羽毛、动物皮屑等引起。

询问病人有无家族史及个人过敏史，是否为特异性体质，是否有接触某种变应原病史，是否长期处于空气污染较重的环境中等。

（二）身体状况

变应性鼻炎的典型症状主要是阵发性喷嚏、清水样鼻涕、鼻塞和鼻痒。部分伴有嗅觉减退。

1. 喷嚏　每天数次阵发性发作，每次多于3个，多在晨起或者夜晚或接触过敏原后立刻发作。

2. 鼻痒　大多数病人鼻内发痒，花粉症病人可伴眼痒、耳痒和咽痒。

3. 清涕　大量清水样鼻涕，有时可不自觉从鼻孔滴下。

4. 鼻塞　间歇或持续，单侧或双侧，轻重程度不一。

鼻镜检查可见鼻腔黏膜水肿，苍白或浅蓝色，鼻腔有水样或黏液样分泌物。病史长、症状反复发作者可见中鼻甲息肉样变或鼻息肉，鼻甲肥厚，以下鼻甲为甚。

（三）辅助检查

1. 鼻分泌物涂片检查　可见较多嗜酸粒细胞。

2. 变应性皮肤试验　为目前最常用的测试方法。使用标准化变应原试剂，作皮内注射或皮肤点刺，20分钟后观察是否对该变应原过敏。

3. 血清特异性IgE检测　血清特异性IgE检测结果呈阳性。

4. 鼻黏膜激发试验　是变应性鼻炎诊断金标准，但具有风险，临床不作为常规方法。

图片：变应性鼻炎

（四）心理社会状况

变应性鼻炎病人由于鼻痒、喷嚏及有大量的鼻分泌物，导致社交困难，学习、工作和生活受影响，病人常有孤僻、焦虑、烦躁等心理，护士应通过与病人的交流，评估其对本病的认知程度和心理状态。

【治疗要点】

避免接触变应原，正确使用抗组胺药和糖皮质激素，如有条件可行特异性免疫疗法。

【常见护理诊断/问题】

1. 舒适改变　与鼻腔黏膜变态反应有关。

2. 潜在并发症：变应性鼻窦炎、支气管哮喘、过敏性皮炎等。

3. 知识缺乏：缺乏变应性鼻炎的防治知识。

【护理措施】

1. 避免接触过敏原　了解过敏原因，确定过敏原，嘱病人应尽量避免与之接触。花粉播散季节外出时应戴口罩，尽可能不接近树木、野草和农作物；保持室内外清洁干燥，经常晒洗衣物被褥，搞卫生时戴口罩，不要饲养宠物等。

2. 用药护理　指导鼻部用药，注意观察疗效和不良反应：

（1）糖皮质激素鼻喷雾剂使用：常用的有丙酸倍氯米松鼻喷雾剂、丙酸氟替卡松鼻喷雾剂。

（2）抗组胺药使用：如氯苯那敏、盐酸西替利嗪、氯雷他啶。

（3）肥大细胞膜稳定剂：2% 色甘酸钠滴鼻剂及鼻喷剂，口服尼多可罗，适用于轻症病人。

（4）鼻内血管收缩剂：治疗鼻塞，常用 1% 麻黄碱（儿童为 0.5%），但不宜长期滥用。

（5）抗胆碱药：0.03% 溴化异丙托品鼻喷剂，可明显减少鼻水样分泌物。

3. 特异性免疫疗法护理　选用皮试阳性变应原浸液，从极低浓度开始皮下注射，逐渐增加剂量和浓度。适应于鼻部药物治疗效果不理想、Ⅰ型变态反应或吸入致敏物明确，但又难以避免者。

4. 其他疗法护理　做好下鼻甲冷冻、激光、射频、微波等治疗护理，降低鼻黏膜敏感性；鼻内选择性神经切断术护理，降低神经兴奋性，有一定治疗作用。

【健康教育】

1. 避免接触明确的过敏原和过敏环境，改善工作和生活环境，注重个人防护。不使用羽绒和蚕丝制作的衣被，不要使用毛毯，室内不铺设地毯。

2. 不在家中养狗、猫、家禽、鸟类等宠物。

3. 室外变应原以花粉多见，应尽量减少各种花粉吸入，室内不养花。

4. 教会病人正确的擤鼻方法，不要用手用力揉搓鼻部。

5. 加强锻炼，增强体质，避免上呼吸道感染，减少诱发因素。

6. 饮食规律，忌烟、酒、辛辣刺激性食物。

7. 保持身心愉快，因过度生气、忧郁、烦恼等精神刺激都可诱发本病。

8. 定期门诊随访，及时观察治疗进程和治疗效果。

四、急性鼻窦炎

急性鼻窦炎（acute sinusitis）为鼻窦黏膜的急性化脓性炎症。病情严重者可累及骨质，甚至可引起周围组织和邻近器官的并发症。

鼻窦由于窦口小、鼻道狭窄而曲折，易阻塞，引起鼻窦通气引流障碍。各窦口彼此毗邻，炎症时相互累及。由于各鼻窦的解剖位置、窦口情况、引流情况不一致，临床上以上颌窦发病率最高，蝶窦发病率最低。

【护理评估】

（一）健康史

1. 局部原因

（1）急性鼻炎：是引起急性鼻窦炎最常见的原因。

（2）窦口鼻道复合体阻塞：如中鼻甲肥大、鼻息肉、鼻腔肿瘤、鼻中隔偏曲等。

（3）邻近感染性病灶蔓延：上颌第二双尖牙和第一、第二磨牙根尖周围炎时，感染可穿透菲薄的骨板侵及上颌窦。此外，扁桃体炎、腺样体肥大等亦可引起鼻窦炎。

（4）直接感染：如鼻窦开放性骨折、潜水、跳水、擤鼻不当等，细菌可经伤口或随压入鼻窦的污水、鼻涕等进入鼻窦，引起感染。

2. 全身因素　贫血、糖尿病、过度疲劳、受寒、受冷、营养不良等，可使机体抵抗力减低，诱发本病。急性传染病、上呼吸道感染常为本病的直接原因。此外，变态反应体质、环境卫生条件等与本病发生有关。

主要的致病菌为肺炎链球菌、流感嗜血杆菌、卡他莫拉菌和葡萄球菌等。牙源性上颌窦炎多属厌氧菌感染。临床上绝大多数鼻窦炎为混合感染。

（二）身体状况

1. 全身症状　急性鼻窦炎常继发于急性鼻炎，故出现原症状加重，表现为畏寒、发热、食欲缺乏、周身不适等。儿童症状较成人重，可出现呕吐、腹泻、抽搐等。

2. 局部症状　以鼻塞、脓涕和头痛为主，并在急性鼻炎基础上加重。

（1）鼻塞：多为持续性，以患侧明显，为鼻腔黏膜肿胀和分泌物潴留于鼻腔所致。

（2）流脓涕：呈黏液脓性或脓性，量多，不易擤尽，有时混有血丝。牙源性感染者，脓涕常带有腐臭味。

（3）局部痛及头痛：为急性鼻窦炎常见的症状。一般前组鼻窦炎引起的头痛部位多位于头颅表面，后组鼻窦炎引起的头痛多在头颅深部。通常头痛多有特定的部位和明显的时间规律。急性上颌窦炎头痛特点为晨起轻、午后重。急性额窦炎前额疼痛具有明显的周期性，即晨起后逐渐加重，中午为甚，午后渐减轻，至夜间完全消失，次日又重复发作。急性筛窦炎可觉内眦或鼻根部处疼痛，程度轻，晨起明显，午后减轻。急性蝶窦炎疼痛定位较深，多是眼球后或枕后钝痛。晨起轻，午后重。

（4）嗅觉障碍：常表现为嗅觉减退或缺失，多为暂时性。

3. 体征

（1）局部红肿与压痛：前组鼻窦接近头颅表面，患急性炎症时其病变部位的皮肤可发生红肿，接近体表的窦壁处可有压痛和叩痛。后组鼻窦位置深，患急性炎症时体表不显红肿，亦无压痛。

（2）前鼻镜检查：鼻腔黏膜充血肿胀，尤以中鼻甲、中鼻道及嗅裂等处为明显。前组鼻窦炎可见中鼻道积脓，后组鼻窦炎可见嗅裂积脓，或脓液自上方流至后鼻孔。

（三）辅助检查

（1）鼻内镜检查：可正确判断鼻腔与鼻窦口附近黏膜的病理改变和脓性分泌物来源。

（2）体位引流：如疑为鼻窦炎，鼻道未查见脓液，可行体位引流试验，以助诊断。

（3）影像学检查：鼻窦 CT 扫描是诊断鼻窦炎最直接和准确的方法，可以显示病变鼻窦的位置、范围、解剖学结构异常、病变程度等。也可选择 X 线摄片检查。

（四）心理社会状况

急性鼻窦炎病人由于头痛明显、鼻塞及大量的脓性涕和嗅觉减退，病人常有焦虑、烦躁等心理变化。护士应通过与病人的交流，评估其对本病的认知程度和心理状态。

【治疗要点】

以控制感染、畅通引流、消除病因、预防并发症为治疗原则。

1. 全身治疗　足量、有效抗生素。

2. 局部治疗　鼻内血管收缩剂、糖皮质激素鼻腔喷雾剂或滴鼻剂。

【常见护理诊断 / 问题】

1. 急性疼痛　与黏膜肿胀压迫及分泌物、细菌毒素刺激神经末梢有关。

2. 体温过高　与炎症引起全身反应有关。

3. 感知受损　与鼻窦黏膜炎症、肿胀及窦口阻塞有关。

4. 舒适受损　与鼻腔黏膜肿胀和分泌物潴留或手术后鼻腔纱条填塞有关。

5. 潜在并发症：急性咽炎、扁桃体炎、喉炎、气管炎、中耳炎、眶及颅内并发症。

【护理措施】

（一）急性疼痛和体温过高护理

1. 局部热敷、红外线照射或短波透热，可消除炎症、减轻疼痛。

2. 遵医嘱全身应用抗菌药物控制感染，通常疗程不少于 2 周，观察药物不良反应。

3. 观察体温变化，高热时可采用物理降温的方法，并遵医嘱使用退热药。

4. 高热病人注意休息，多饮水，保持大便通畅。

（二）鼻塞、嗅觉减退的护理

1. 指导病人正确使用鼻内血管收缩剂，可以收缩鼻黏膜，开放窦口，改善通气引流，但长期使用可对黏膜纤毛系统的形态与功能造成破坏。

2. 遵医嘱指导病人使用糖皮质激素鼻腔喷雾剂或滴鼻剂，可控制鼻 – 鼻窦黏膜的炎症和水肿，达到改善鼻腔通气和引流的目的。

3. 指导和教会病人冲洗鼻腔，建议使用 35~40℃温生理盐水清除鼻腔内分泌物，以保持鼻腔清洁通畅。

（三）预防并发症的护理

1. 遵医嘱使用足量有效抗菌药物。

2. 密切观察局部红肿、压痛及体温变化，注意面颌部、咽喉部、耳部肿痛，警惕发生急性咽炎、扁桃体炎、喉炎、气管炎、中耳炎、眶及颅内等并发症。

【健康教育】

1. 指导改善不良的生活方式，预防感冒，避免过度劳累。

2. 指导正确滴鼻、鼻腔冲洗、体位引流，同时养成正确的擤鼻方法。

3. 游泳时避免跳水和呛水。

4. 积极治疗鼻炎、牙病、鼻中隔偏曲、变态反应性疾病等。

案例导学与思考

案例导学：

某高二学生，2 年前感冒后出现头痛，额部较为明显，性质为深部钝痛，伴有双侧间断性鼻堵、流脓涕等症状。在当地医院就诊，诊为“鼻窦炎”。经药物治疗，并行 4 次上颌窦穿刺，每次均可冲洗出脓液，症状可短暂缓解。病人近 2 个月来头痛、鼻塞渐加重，伴流黄脓涕、头昏、嗅觉下降，且有记忆力减退、注意力不集中等症状，学习成绩下降越来越严重，家长和学生均很紧张，遂来门诊求医。

思考：

1. 该同学目前身体出现问题，如何正确进行护理评估？

2. 针对该病人和家属，医护人员应提供哪些指导？

五、慢性鼻窦炎

慢性鼻窦炎（chronic sinusitis）为鼻窦黏膜及黏膜下组织的慢性化脓性炎症。可单发于某一鼻窦，但多数为两个以上鼻窦同时或先后罹患。因多合并有鼻炎，两者发病机制和病理生理过程相同且相辅相成，故近年来已将鼻炎和鼻窦炎统称为“鼻－鼻窦炎（rhinosinusitis）”。

【护理评估】

（一）健康史

病因与急性鼻窦炎相似。询问病人有无急性鼻窦炎的反复发作史，有无变应性鼻炎、鼻息肉病和支气管哮喘等疾病史，有无牙源性感染，有无拔牙时损伤上颌窦壁等病史等。

（二）身体状况

1. 全身症状　多不明显，病人常有精神不振、记忆力减退、注意力不集中、易倦、头昏等。

2. 局部症状

（1）流脓涕：为本病的主要症状。以患侧明显，呈黏液脓性或脓性。前组鼻窦炎，脓涕多流向鼻底且易从前鼻孔擤出；后组鼻窦炎，脓涕多经后鼻孔流向鼻咽部而病人觉“痰多”。牙源性感染者，脓涕常有腐臭味。

（2）鼻塞：由黏膜病变和鼻腔有脓涕滞留引起。以脓涕滞留为主者，表现为经常性鼻塞，擤出鼻涕后鼻塞可暂时缓解。若为鼻甲肿胀、肥厚、息肉或息肉样变等黏膜病变引起者，多呈持续性鼻塞。

（3）嗅觉减退或消失：鼻塞通常伴有嗅觉障碍，多数属暂时的，少数为永久性，伴息肉病人，嗅觉障碍可呈持续性加重。

（4）头痛：多不明显，常表现为沉重感、压迫感或钝痛。头痛有时间性或固定部位。咳嗽、低头位、吸烟、饮酒和情绪激动时头痛加重。

图片：鼻息肉

3. 体征　前鼻镜检查：鼻黏膜慢性充血、肿胀或肥厚，以鼻腔上部黏膜最为明显。中鼻甲肿胀、肥厚或有息肉样变。中鼻道变窄，黏膜水肿或有息肉形成。前组鼻窦炎可见中鼻道有脓性分泌物，后组鼻窦炎可见嗅裂或鼻腔后部有脓性分泌物。

（三）辅助检查

（1）鼻内镜检查：可清晰地观察到鼻腔、鼻窦口及其邻近区域的病变，为临床诊断提供了可靠的检查方法。

（2）体位引流：怀疑鼻窦炎而中鼻道或嗅裂又无脓性分泌物时，可采取此法。

（3）影像学检查：包括X线鼻窦平片、鼻窦CT检查及MRI检查。其中鼻窦CT检查最具诊断价值。

（4）上颌窦穿刺冲洗术：若疑有上颌窦炎时，可作此项检查。通过穿刺冲洗，可了解窦内脓液的质与量，借以推断窦腔病变程度。将冲出分泌物作细菌培养和药物敏感实验，以便协助制订治疗方案。

（5）其他检查：鼻窦X光检查，适用于上颌窦与额窦，可发现窦内积液、息肉和肿瘤等。鼻窦纤维内镜检查，可直接观察窦内病变情况。

（四）心理社会状况

慢性鼻窦炎病人因病程长，且反复发作，除了鼻塞、脓涕、头痛外，常还有精神不振、记忆力减退、注意力不集中、易倦等症状，严重影响正常的工作、学习和生活，病人易产生焦虑、烦躁等心理变化。

【治疗要点】

解除病因，控制感染和预防并发症，解除鼻腔、鼻窦引流和通气障碍。可采取中医中药治疗。保守治疗无效时，施行手术治疗，如鼻甲部分切除、鼻息肉摘除术、鼻中隔矫正术、鼻窦根治术等。

【常见护理诊断 / 问题】

1. 感知觉紊乱：嗅觉减退　与鼻塞及鼻腔鼻窦黏膜的病变有关。

2. 清理呼吸道无效　与黏膜肿胀肥厚、鼻息肉样变及脓涕过多不易排出有关。

3. 潜在并发症：手术后鼻出血、感染、眶蜂窝织炎等。

4. 焦虑　与学习成绩下降、工作效率降低和担心手术效果有关。

【护理措施】

（一）恢复鼻的正常通气功能

1. 鼻部滴药　教会病人正确使用血管收缩剂，常用 1% 的麻黄碱（儿童 0.5%）滴鼻，以收缩鼻黏膜，开放窦口，改善通气引流，但疗程不能超过 7 天。

2. 鼻腔冲洗　每天 1~2 次，可用生理盐水冲洗，以清除鼻腔分泌物。

3. 上颌窦穿刺冲洗　每周 1~2 次。穿刺冲洗时应观察脓液的性质、量及疗效，并做好记录。如发现病人诉头昏、无力、出冷汗、脉搏细弱，应立即停止冲洗，拔出穿刺针，让病人去枕平卧，密切观察生命体征，及时报告医生并协助护理（图 6-2-2）。

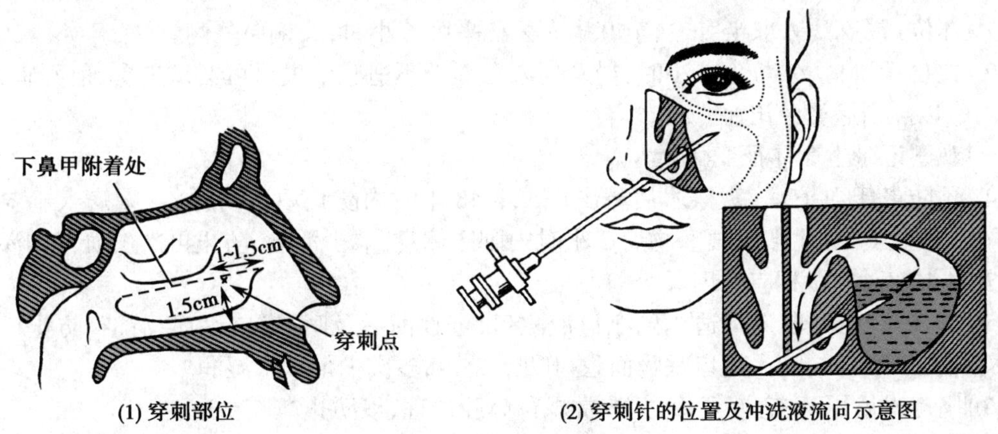

图 6-2-2　上颌窦穿刺冲洗法

4. 鼻窦置换治疗　利用负压吸引作用吸净鼻腔分泌物，同时使药液进入鼻窦内，达到治疗目的。儿童慢性全组鼻窦炎病人尤为适用。

5. 中医中药　遵医嘱使用以芳香通窍、清热解毒、祛湿排脓为原则的中医中药，如鼻窦炎口服液、霍胆丸等。

（二）围术期护理

慢性鼻窦炎有下列情况之一者，可手术治疗：①影响窦口鼻道复合体或各鼻窦引流的明显解剖学异常；②影响窦口鼻道复合体或各鼻窦引流的鼻息肉；③经药物治疗症状改善不满意；④出现眶内、颅内等并发症。

常用手术方法：①鼻腔手术方法：鼻中隔偏曲、泡状鼻中甲、息肉或息肉样变、肥厚性鼻炎等阻塞鼻窦口，需手术矫正或切除。②鼻窦手术方法：目前应用鼻内镜鼻窦手术来解除鼻腔和鼻窦口的引流和通气障碍，也称为功能性内镜鼻窦手术（functional endoscopic sinus surgery，FESS），已经成为当代慢性鼻窦炎外科治疗的主要手术方式。

知识拓展

功能性内镜鼻窦手术

功能性内镜鼻窦手术通过借助内镜的良好照明和配套的手术器械，可以使手术变得更加精细，将传统的根治性或全部刮除鼻窦内黏膜的破坏性手术，转变为在彻底清除病变的基础上，尽可能保留鼻腔及鼻窦的正常黏膜和结构，形成良好的通气和引流，促使鼻腔、鼻窦黏膜的形态和生理功能恢复的功能性手术。这种手术可以根据病变的严重程度，达到依靠鼻腔及鼻窦自身生理功能的恢复来治愈鼻炎、鼻窦炎和鼻息肉的目的，同时还能纠正鼻腔内结构异常。该方法具有创伤小、术中及术后痛苦小、手术彻底、操作精细等优点，已经成为当代慢性鼻窦炎外科治疗的主体手术方式。

1. 术前护理　按鼻科手术和全麻手术的护理常规。

2. 术后护理

（1）体位：局麻病人取半卧位，全麻病人去枕平卧 6 小时，头偏向一侧。

（2）饮食：全麻病人禁食 6 小时，局麻病人在咽部不适感消失后可尝试进食，但不宜大口、过急过快，以免引起鼻腔出血。

（3）观察记录生命体征变化。

（4）预防鼻出血护理：观察术后鼻出血，24~48 小时内防止填塞物脱落；嘱病人不要自行扯出鼻腔填塞物。医生取出填塞物后 2 小时内卧床休息，减少活动，防止再次出血。如渗血较多者，及时告知医生做相应处理。

（5）加强口腔护理，选择适当的漱口液漱口，进食前后及睡前进行口腔清洁，防止口腔感染。术后鼻腔填塞时，病人用口呼吸而致口咽干燥，嘱多次少量饮水湿润。

（6）坚持术后用药，定期复诊，并按常规行鼻腔清理，以防止鼻腔粘连。

【健康教育】

1. 教会病人掌握正确滴鼻、鼻腔冲洗、体位引流及鼻腔喷药的方法。
2. 忌烟、酒、过度劳累，教会病人正确擤鼻涕的方法。
3. 加强体育锻炼，增强体质，预防感冒，积极治疗感冒和牙病。
4. 生活有规律，劳逸结合，注意工作、生活环境的清洁，加强室内通风。
5. 指导病人按时用药和定期复查。

案例导学与思考

案例导学：

病人，男性，58岁，反复鼻出血3年。最开始为一侧鼻出血，自行用卫生纸填塞可以止血，没有在意，认为鼻出血并无大碍。近2个月来，鼻出血从一侧转化为两侧，间断性反复出血、持续出血。多次出现头昏、口渴、乏力、面色苍白等症状，病人开始重视，在多家医院就诊，治疗效果欠佳。

思考：

1. 护士如何配合医生进行紧急抢救？
2. 患者鼻出血为什么疗效差，护士如何进行护理评估和健康指导？

六、鼻出血

鼻出血（epistaxis，nosebleed）是临床常见症状之一，可单纯由鼻腔、鼻窦疾病引起，也可由某些全身疾病所致，但以前者多见。鼻出血是由局部或全身疾病引起的常见症状之一，大多数发生于鼻中隔前下部的利特尔区，也有些中老年人的严重鼻出血来自鼻腔后部的鼻－鼻咽静脉丛和鼻中隔后部动脉。

【护理评估】

（一）健康史

1. 局部因素

（1）外伤：鼻骨骨折、鼻窦骨折、前颅底骨折、鼻腔手术创伤等，因鼻腔或鼻窦黏膜损伤而出血。此外，挖鼻、经鼻插管、用力擤鼻、剧烈咳嗽和喷嚏等，可造成鼻腔黏膜血管损伤而出血。

（2）炎症：急慢性鼻炎、鼻窦炎、干燥性鼻炎、萎缩性鼻炎以及鼻结核、鼻梅毒等。

（3）肿瘤：如鼻咽血管纤维瘤、鼻中隔毛细血管瘤，以及鼻腔、鼻窦和鼻咽部恶性肿瘤等。

（4）鼻中隔病变：如鼻中隔偏曲、鼻中隔糜烂、鼻中隔溃疡、鼻中隔穿孔等。

（5）鼻腔异物：如寄生虫、石块、玻璃等，常引起涕中带血。

2. 全身因素　凡能引起动脉或静脉压力增高、血管通透性改变、凝血功能障碍、肝肾功能障碍等全身性疾病，均可引起鼻出血。

（1）心血管疾病：如高血压、动脉硬化、慢性阻塞性肺气肿、肺源性心脏病等。

（2）急性传染病：如流行性感冒、流行性出血热、麻疹、猩红热、疟疾、伤寒等，多因高热，鼻腔黏膜高度充血、干燥，以致出血。

（3）血液病：如血友病、多发性骨髓瘤、血小板减少性紫癜、白血病、再生障碍性贫血等。

（4）营养障碍或维生素缺乏：如缺乏维生素C、K、P、B_2及钙等。

（5）其他：如肝肾疾病、风湿热、内分泌失调所致的代偿性月经，化学药品或药物中毒，飞行、登山、潜水时气压急剧变化等。

询问病人起病时的情况，了解病人有无引发鼻出血的局部因素及全身因素等。

（二）身体状况

表现为单侧或双侧鼻出血，间歇性反复出血或持续性出血。出血量多少不一，轻者仅鼻涕带血或倒吸血涕，重者可达数百毫升以上。短时间内失血达500ml时，病人可出现头昏、口渴、乏力、面色苍白等症状；超过500ml者常有胸闷、出冷汗、血压下降、脉速无力等表现；超过1000ml者可致休克。

由于鼻出血可因不同病因引起，除表现为鼻出血外，还伴有病因本身的临床表现。

（三）辅助检查

鼻出血的病因确定，可选择下列检查：

1. 窥鼻器检查可了解鼻、鼻腔及鼻窦情况和出血部位。

2. X线和CT可排除鼻腔鼻窦肿瘤引起的出血。

3. 血液系统检查如全血细胞计数、出凝血时间、凝血酶原时间测定等，可排除血液系统疾病导致的出血。

（四）心理社会状况

鼻出血多起病急，病人很容易出现焦虑、恐惧、烦躁等心理变化。因此，护士应通过与病人及家属的交流，了解他们对本病的认知程度和心理状态。

【治疗要点】

鼻出血的主要治疗方法是镇静、局部止血和病因治疗。局部常用止血方法有指压止血法、烧灼法、填塞法、血管结扎法、血管栓塞法等。其中鼻腔填塞法用于活动性出血剧烈、弥漫性出血或出血部位不明确时，是最常用的止血方法。

【常见护理诊断/问题】

1. 焦虑　与鼻出血有关。

2. 潜在并发症：再次鼻出血、失血性休克。

3. 感知受损　与鼻腔填塞有关。

4. 知识缺乏：缺乏鼻腔填塞后自我护理知识及预防鼻腔再次出血的知识。

【护理措施】

1. 心理护理　解释鼻出血原因和治疗护理措施，安慰病人及家属，使他们尽量放松心情，必要时遵医嘱给予镇静剂。在实施治疗措施前，应向病人交代注意事项、目的、意义，以缓解其紧张焦虑心理。

2. 取坐位或半卧位，疑有休克者取平卧头低位，保持安静环境，利于病人休息。

3. 严密观察病情，记录血压、脉搏及出血等情况。

4. 指导简易止血方法　为防止再出血和休克，指导简易止血方法：

（1）指压止血法：用手指用力将鼻翼压向鼻中隔10~15分钟。

（2）1%麻黄素生理盐水或0.1%的肾上腺素棉片塞入鼻腔，同时压迫鼻翼。

（3）冷敷鼻部、前额及后颈。

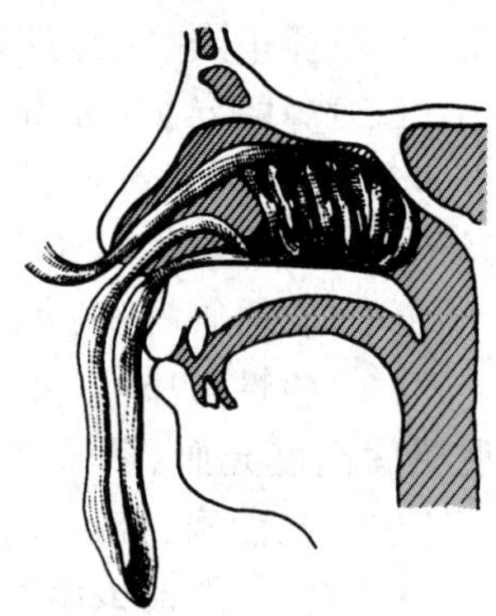

图6-2-3　前鼻孔填塞法

5. 配合医生做好鼻腔填塞　用消毒的纱条或棉花等填塞在鼻腔内。鼻腔填塞分前鼻孔填塞（图6-2-3）和后鼻孔填塞（6-2-4）两种。

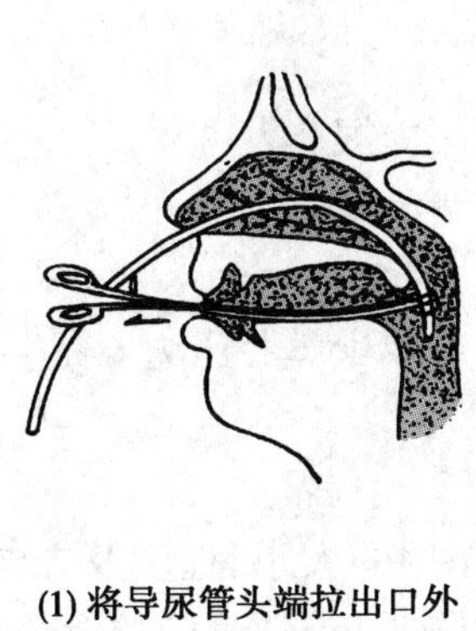
(1) 将导尿管头端拉出口外

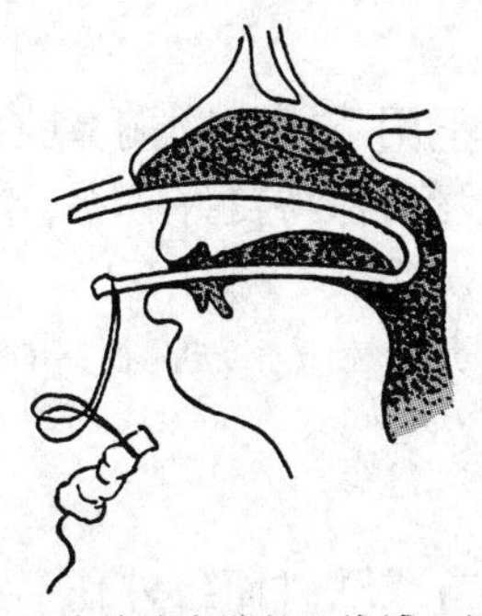
(2) 将纱球尖端的丝线缚于导尿管头端,回抽导尿管

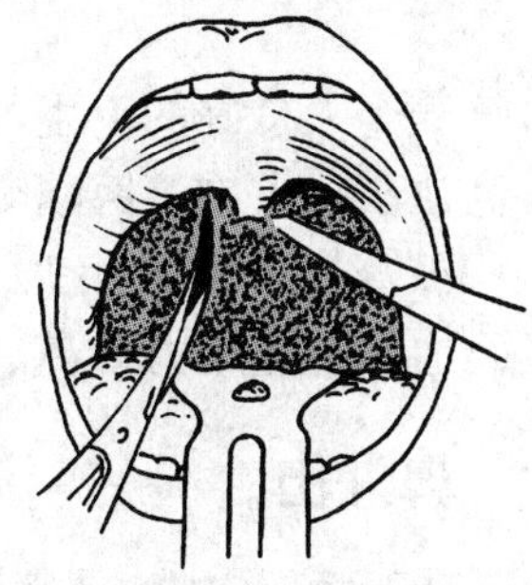
(3) 借器械之助,将纱球向上推入鼻咽部

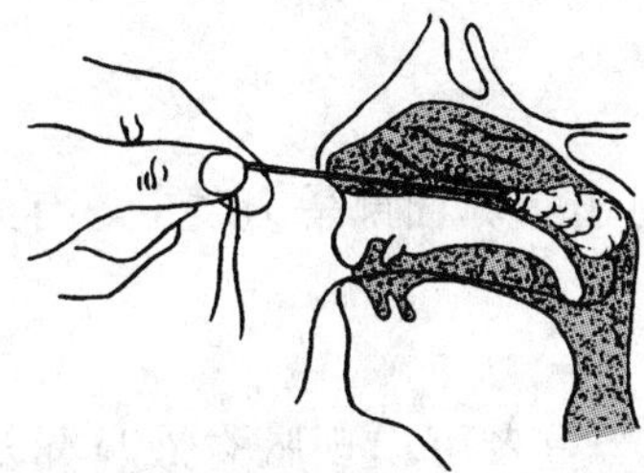
(4) 将线拉紧,使纱球嵌入后鼻孔

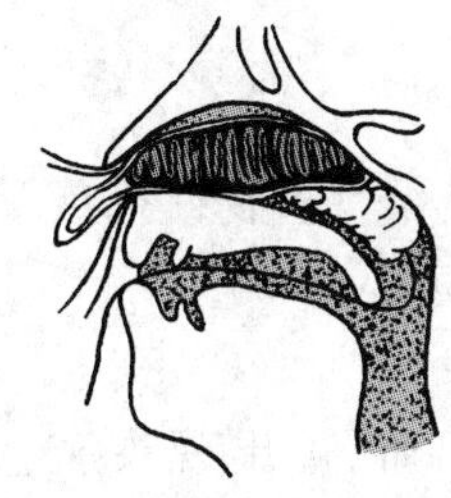
(5) 再作鼻腔填塞

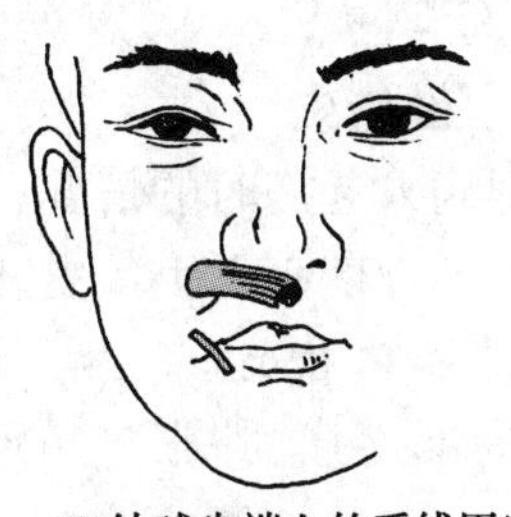
(6) 纱球尖端上的系线固定于前鼻孔处,底部单线固定于口角

图 6-2-4　后鼻孔填塞法

6. 填塞后护理

（1）保持鼻填塞物的正确位置,避免咳嗽、喷嚏、可做深呼吸,用舌顶上腭,以免填塞物脱落;需观察咽后壁有无血液流下,填塞物是否松动脱落,尽量避免打喷嚏。

（2）少量出血时嘱病人将口中血液吐到痰杯中,不要吞咽,以免血液刺激胃部黏膜引起呕吐,并影响正确估计出血量。如发现鼻腔大出血、休克等症状,应立即报告医生并积极配合抢救,迅速准备止血所需的器械、药品及敷料。

（3）鼻腔填塞物期间,每天用液状石蜡滴鼻 4~6 次,滑润纱条,以免纱条抽出时发生出血和疼痛。

（4）鼻腔填塞物可在 24~48 小时后分次取出,碘仿纱条可适当延长留置时间。鼻腔填塞物取出后,遵医嘱滴用 0.5%~1% 的麻黄碱滴鼻剂,每天 2~3 次,每次 1~2 滴,一般使用不超过 7 天。

（5）双侧鼻腔填塞者应加强口腔护理,口唇涂液状石蜡或敷以湿纱布,多饮水或含服润喉片。

（6）注意观察有无中耳炎、鼻窦炎等并发症表现。

7. 遵医嘱应用止血剂、维生素 C、维生素 K、维生素 P、输液或输血等。

【健康教育】

1. 多饮水,不吃辛辣、刺激性食物,以免诱发出血。

2. 加强锻炼,增强体质,避免受凉,感冒而引起呼吸道感染,导致咳嗽、打喷嚏诱发出血。

3. 培养个人良好的卫生习惯，不用手或硬物掏鼻腔，切忌用力捏鼻。

4. 高血压病人应遵医嘱规律服药，保持良好心态，避免情绪激动。

5. 积极查找病因，治疗原发性疾病。

6. 止血后避免用力擤鼻、重体力劳动或运动，打喷嚏时张口减少鼻腔压力。

七、鼻外伤

鼻突出于面部中央，易遭受撞击或跌碰而致外伤。外力作用的大小、程度及方向不同，所致损伤的程度各异，可表现为软组织挫伤、裂伤、鼻骨骨折、中隔骨折、软骨脱位等。若伤势较重，可危及生命。

【护理评估】

（一）健康史

询问病人起病时的情况，了解是否有重物碰撞或拳、棒打击等鼻面部暴力袭击。有无鼻异物病史等。近期有无手术史和肿瘤病史。

（二）身体状况

1. 局部疼痛、肿胀与畸形、鼻出血，可出现头痛、头晕，严重者可出现脑脊液鼻漏及休克症状。

2. 局部肿胀，皮下瘀血，鼻梁偏斜或塌陷，触诊压痛，有骨摩擦音或捻发音。当鼻黏膜、骨膜和鼻泪管黏膜撕裂伤时，可发生皮下气肿。

3. 中隔脱位、弯曲，黏膜撕裂或血肿形成，可导致鼻塞等症状。

4. 上颌窦和筛窦骨折时，若伤及蝶腭、筛前动脉、筛后动脉或翼静脉丛等大血管，则出血较剧烈。若蝶窦骨折合并海绵窦和颈内动脉破裂，常发生致命性大出血。筛窦、蝶窦顶壁或额窦后壁骨折，常合并硬脑膜撕裂，引起脑脊液鼻漏，可见鼻腔内流清水样脑脊液。

5. 功能障碍　因外伤的部位和程度不同而异。伤及筛骨水平板，可引起嗅觉障碍。眶壁骨折，可出现复视。伤及视神经管，可发生视觉障碍。上颌窦横断移位，可导致咬合错乱而引起咀嚼障碍。

（三）辅助检查

1. 摄鼻骨侧位片　确诊有无骨折及骨折的类型，如疑有鼻窦及颅脑损伤，应加拍鼻窦片及颅底片，必要时可行 CT 扫描。

2. 脑脊液检查　流出液进行葡萄糖定量分析，其含量在 1.7mmol/L 以上即可确诊脑脊液鼻漏。

（四）心理社会状况

鼻外伤病人因担心预后不理想，害怕对形象的影响，易产生焦虑心理。护士应通过与病人及家属的交流，评估其心理状态，以了解其对疾病的认知和期望。

【治疗要点】

1. 止血　同鼻出血一样，有指压法、烧灼或冷冻疗法、中药局部用止血粉或糊剂、堵塞方法等。

2. 有骨折者应尽早复位（2 周以内进行）　以止血钳或其他适用的器械裹以薄层凡士林纱布经鼻腔将凹陷之鼻骨抬起，然后填塞鼻腔，必要时外部用印模胶固定，2~3 天后取出鼻内填塞的纱条(图 6-2-5)。

3. 外鼻软组织有破裂污染者,应行清创术。

4. 注射抗生素及破伤风抗毒素,预防感染。

5. 伴有颌骨骨折、齿列移位者,其诊治详见口腔科常规颌骨骨折。

6. 外伤后出现脑脊液鼻漏,可采用降低颅压、预防感染等保守治疗,大部分可以治愈。脑脊液漏长期不愈,应行手术治疗。

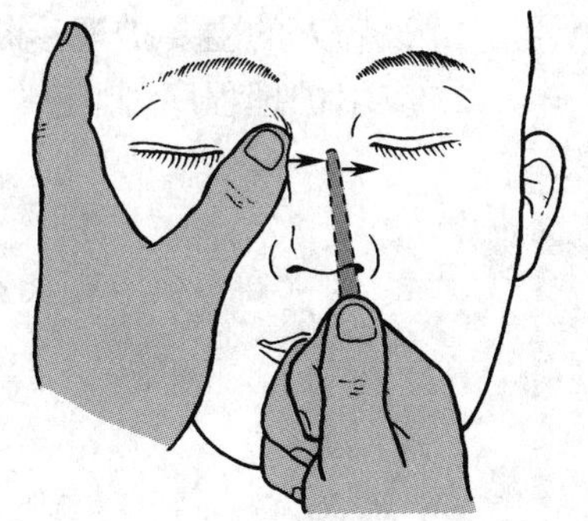

图 6-2-5 鼻骨骨折整复法

【常见护理诊断 / 问题】

1. 急性疼痛 与外伤和骨折有关。

2. 有感染的危险 与鼻腔黏膜与软组织损伤有关。

3. 潜在并发症:失血性休克、颅内感染等。

4. 知识缺乏:缺乏鼻外伤预防及处理的有关知识。

【护理措施】

1. 饮食方面 外伤初期,因肿痛剧烈、发热及食欲不振,饮食清淡为主,忌烟酒和辛辣食物。后期,肿痛已逐步缓解,可加强营养以促进愈合。

2. 取半卧位,应注意休息。

3. 鼻外伤周围用酒精擦拭,或用生理盐水或自来水将创面及周围冲洗干净,然后用干净纱布覆盖。如鼻部皮肤未破,早期给予冷敷,1~2 天后给予热敷。

4. 观察鼻部出血情况,记录出血量,观察有无休克表现。

5. 若后鼻孔填塞者,须注意耳部、鼻窦炎等并发症症状。

6. 鼻骨骨折及时进行复位,避免咳嗽打喷嚏、擤鼻等动作。

7. 脑脊液鼻漏病人,遵医嘱正确使用抗生素和降颅内压药物,取头高卧位,限制水和钠摄入量,保持大便通畅。需手术者配合医生手术。注意观察生命体征变化,观察有无嗜睡,有无颅内压增高的表现,发现异常及时通知医生。

8. 加强心理护理,安抚病人保持安静及呼吸道通畅。

【健康教育】

1. 伤后忌揉鼻,以免加重外伤及骨折。

2. 骨折复位者按时到医院复查。

3. 如患有咳嗽、过敏性鼻炎病人,尽量控制咳嗽和喷嚏。

4. 在进行可能会损伤头面部的体育运动、可能引起异物飞溅的工作的时候佩戴头盔或者面罩来保护,避免鼻部受伤。

(范国正)

思考题

病例分析:病人,男性,24 岁,诉右鼻疼痛引起右侧头痛、面痛和牙痛 2 天。病人 8 天前开始咽喉痛,后来右侧鼻部不适,并有打喷嚏、流鼻涕等症状,服用罗红霉素胶囊、银黄胶囊,部分症状消失,但右鼻的不适并好转,且头部轻微疼痛、面颊部疼痛,体温 38.5℃。昨日开始牙痛,今日来门诊就诊。

请思考：

1. 该病人的主要护理诊断是什么？
2. 应用护理程序，制定一个完整的护理计划。

自测题

第三节　咽科病人的护理

学习目标

1. 掌握急慢性扁桃体炎病人的护理。
2. 熟悉鼻咽癌病人的临床发病特点及护理要点和阻塞性睡眠呼吸暂停低通气综合征的临床表现及护理措施。
3. 了解慢性咽炎的病因及健康教育，了解咽异感症的临床发病特点及护理要点。
4. 能正确运用护理程序，对咽科病人进行整体护理。
5. 具有进行有效沟通并作出正确护理诊断及健康教育的能力。

案例导学与思考

案例导学：

病人，女性，43岁，半年前因受凉后出现咳嗽、咳白色黏痰，经治疗后无咳嗽、咳痰，随后容易感冒，咽喉不适，感觉痰多，近1个月来上述症状加重。检查：体温正常，口腔有异味，咽部充血，咽后壁淋巴滤泡增生，双侧扁桃体无肿大。病人较紧张，怀疑自己得了癌症，睡眠质量不佳。

思考：

1. 指出病人存在的主要护理问题。
2. 如何对病人进行健康教育和心理辅导。

一、慢性咽炎

慢性咽炎（chronic pharyngitis）为咽部黏膜、黏膜下及淋巴组织的慢性弥漫性炎症，常为上呼吸道慢性炎症的一部分。临床上依据病理类型分为慢性单纯性咽炎、慢性肥厚性咽炎及慢性萎缩性咽炎。成年人多见，病程长，症状较顽固，较难治愈。

【护理评估】

（一）健康史

1. 局部因素　急性咽炎反复发作；各种鼻病、慢性扁桃体炎及上呼吸道慢性炎症、阻塞性睡眠呼吸暂停低通气综合征等所致的长期张口呼吸、龋齿、牙周炎、胃食管反流性疾病的影响所致；粉尘、颈部放疗、有害气体刺激、烟酒过度等使咽部长期受刺激。

2. 全身因素　多种慢性病，如贫血、消化不良、下呼吸道慢性炎症、心血管疾病、内分泌功能紊乱、肝脏及肾脏疾病等，均与本病有关。

（二）身体状况

1. 咽部异物感、痒感、灼热感、干燥感、微痛感。因分泌物的刺激，病人可出现刺激性咳嗽，严重时可引起恶心、呕吐，此症状晨起尤为明显，一般无全身症状。

2. 体征

（1）慢性单纯性咽炎：咽部检查可见咽黏膜慢性充血，呈暗红色，常附少量黏稠分泌物，悬雍垂肿胀。

（2）慢性肥厚咽炎：咽部检查可见咽黏膜充血肥厚，咽后壁淋巴滤泡增生，多个散在隆起或融合成块。两侧咽侧索充血肥厚。

（3）慢性萎缩性咽炎：黏膜干燥，萎缩变薄，颜色苍白，多附有黏稠分泌物或黄褐色痂皮，有臭味。

（三）辅助检查

咽部检查，必要时全身检查。询问病史，特别注意病人是否有各种慢性病史，如鼻病、牙病、全身慢性疾病等。许多全身疾病早期症状与慢性咽炎相似，尤其需考虑咽、喉部、颈段食管的早期占位性病变、甲状腺疾病。

（四）心理社会状况

慢性咽炎常迁延不愈，病程长，症状顽固，不同程度影响病人工作、生活和学习。病人容易产生紧张、焦虑等不良心理。因此，应多与病人沟通，注意病人的情绪状况，讲解疾病相关知识，增强其及对疾病的认知。

【治疗要点】

1. 局部治疗

（1）单纯性咽炎：常用复方硼砂溶液、呋喃西林溶液、2% 硼酸溶液含漱。亦可含服碘喉片、薄荷喉片等。

（2）肥厚性咽炎：除上述治疗外，可用 10% 硝酸银涂擦咽黏膜。也可用激光、冷冻等治疗，但治疗范围不要过广过深。

2. 病因治疗　戒烟禁酒，积极治疗鼻炎、气管炎、支气管炎等呼吸道慢性炎症及其他全身性疾病。

3. 中医治疗　近年临床应用较多的中成药有慢咽舒灵、桂林西瓜霜、草珊瑚含片等。

【常见护理诊断 / 问题】

1. 舒适改变　与咽部慢性炎症有关。

2. 焦虑　与长期咽部不适、迁延不愈有关。

3. 知识缺乏：缺乏慢性咽炎的防治知识。

【护理措施】

1. 遵医嘱给予抗生素治疗，观察用药反应。

2. 局部可用复方硼砂溶液、2% 硼酸液等漱口，含漱时头后仰、张口发“啊”音，但不要将外用药吞入。或者含化碘喉片、薄荷喉片等。

3. 进食清淡、营养食物，多饮水，加强体育锻炼，增强体质。

4. 物理治疗配合　对咽后壁滤泡增生明显的病人，配合医生完成激光、微波等物理治疗，指导病人进食低温流质或半流质饮食，并注意漱口。

5. 加强心理护理　对焦虑明显的病人，耐心介绍慢性咽炎的发生、发展以及转归过程，使病人树立信心，消除烦躁紧张心理。

【健康教育】

1. 积极治疗邻近组织器官的慢性炎症及全身相关疾病，戒除烟酒，少食辛辣、生冷和油煎食物。

2. 注意保暖，预防上呼吸道感染。

3. 改善生活和工作环境，保持室内空气清新，避免接触刺激性气体。

4. 坚持锻炼，增强体质，提高抗病能力。

二、咽异感症

咽异感症（abnormal sensation of throat）是指除疼痛外的各种咽部异常感觉的统称，是临床最常见的症状之一。中医称为“梅核气”。

【护理评估】

（一）健康史

1. 远处器官的疾病　可通过神经反射和传导作用使咽部发生异常感觉。如消化道疾病、心血管系统疾病、肺部疾病等。

2. 咽部本身疾病　各种类型的咽部炎症、占位疾病、扁桃体及会厌病变，如扁桃体角化症、舌扁桃体肥大、会厌囊肿等。

3. 邻近器官的疾病　如茎突过长、胃食管反流、颈部肿物、鼻炎、鼻窦炎、口腔疾病等。

4. 全身因素　严重的缺铁性贫血，自主神经功能失调，长期慢性刺激（如烟、酒、粉尘和化学药物），甲状腺功能减退、更年期内分泌失调等。

5. 精神因素　咽喉、气管、食管无器质性疾病，主要由大脑功能失调所引起的咽部功能障碍，如精神抑郁、恐癌症等。

知识拓展

女性更年期与咽异感症

女性更年期也称围绝经期，是妇女由性成熟期逐渐进入到老年期的过渡期。由于生理、心理、社会、文化及妇女的个性特征等多种因素的影响，有许多妇女会表现出各种各样的临床症状。据调查，咽异感症几乎与闭经、月经紊乱同时发生。但更年期女性对咽异感症了解不多，往往就诊于耳鼻喉科，反复检查也查找不到原因。由于主诉症状明显，往往又查无器质性病变，临床易被忽略。

（二）身体状况

本病以 30~40 岁女性居多。病人咽部有异物感、烧灼感、痒感、紧迫感、黏着感等，空咽时明显，位置常在咽中线上或偏于一侧，多在环状软骨或甲状软骨水平。吞咽饮食正常，常伴有焦虑、急躁、抑郁、紧张等精神症状，其中以恐癌症多见。

（三）辅助检查

对咽异感症病人，首先要排除器质性病变，以免误诊。应仔细行咽部检查，尤其注意黏膜皱褶间的微小病变，咽隐窝内、黏膜下型鼻咽癌，扁桃体实质内病变，下咽部及喉部的占位性病变等。咽部、颈部触诊及邻近器官检查都不应忽略，纤维内镜、X线、颈部B超等检查十分必要，尤其对于病程长、症状较明显者。

（四）心理社会状况

咽异感症诱发因素多且复杂，病程长且顽固，病人多伴有紧张、焦虑等不良心境，应加强与病人的沟通，增加病人对疾病的了解，平稳心态。

【治疗要点】

1. 病因治疗　有局部和全身病变者，先进行病因治疗。
2. 心理治疗　对有恐癌症等精神因素者，耐心解释，找出证据，解除心理负担。
3. 对症治疗　可用镇静剂，或疏肝行气开郁中药，如三花汤加减、半夏厚朴汤加减，也可针刺廉泉、天突、人迎、阿是穴等进行治疗。

【常见护理诊断/问题】

1. 舒适改变　与咽部及全身疾患的至咽部改变有关。
2. 焦虑　与病程迁延不愈有关。
3. 知识缺乏：缺乏对于疾病的正确认识

【护理措施】

1. 遵医嘱针对各种病因进行治疗，告知疾病的相关知识、注意事项，正确指导用药方法。
2. 饮食护理　应予清淡易消化饮食，忌辛、辣、煎、炒、烟酒等，适当增加营养。
3. 保持口腔清洁，饭后用淡盐水漱口。勿用嗓过度、接触粉尘和受化学物质刺激等。
4. 加强锻炼，增强体质，增加机体的免疫能力。
5. 精神因素引起的咽异感症，应以亲切和蔼的态度，关心体贴病人，耐心做好解释工作，消除疑虑，使病人树立信心，消除对疾病的紧张恐惧心理，可采用暗示疗法等精神治疗法。
6. 对睡眠欠佳、焦虑、神经衰弱等病人，必要时可用地西泮、舒乐安定等镇静药物。
7. 遵医嘱使用中医中药的治疗，如半夏厚朴汤加减。

【健康教育】

1. 保持心情舒畅，以积极乐观的态度对待身体不适症状，密切配合各种治疗。
2. 少食油腻、辛辣等刺激性食物。
3. 注意休息，保证睡眠，生活规律并加强体育锻炼。

案例导学与思考

案例导学：

病人，男性，21岁，咽痛2天，加重2小时，伴吞咽困难、畏寒、乏力、全身不适。查体：体温39.5℃，咽黏膜弥漫性充血，双侧扁桃体肿大，表面有黄白色分泌物，双侧下颌下淋巴结肿大。

思考：

1. 该病人主要护理问题是什么？应采取哪些护理措施？
2. 如何对该病人进行健康指导？

三、扁桃体炎

扁桃体炎（tonsillitis）为腭扁桃体的非特异性炎症，临床上可分为急性扁桃体炎和慢性扁桃体炎，是一种常见的咽部疾病。多发生于春秋气候多变之季节，具有一定的传染性，主要通过飞沫及直接接触传染，常好发于儿童及青少年。

（一）急性扁桃体炎

急性扁桃体炎（acute tonsillitis）腭扁桃体的一种急性非特异性炎症，常伴有不同程度的咽黏膜及咽淋巴组织的炎症，是一种常见的咽部疾病。一般在季节交替、气温变化时容易发病，儿童及青年多见。

【护理评估】

1. 健康史　主要致病菌为乙型溶血性链球菌，葡萄球菌、肺炎双球菌、流感杆菌、腺病毒、鼻病毒及单纯疱疹病毒等也可引起本病。细菌和病毒混合感染也不少见。近年来发现有厌氧菌感染、革兰阴性杆菌感染有上升趋势。受凉、潮湿、过度劳累、体质虚弱、烟酒过度、有害气体刺激等因素均可诱发本病。急性扁桃体炎的病原体可通过飞沫和直接接触而传染，但通常呈散发状发病。

2. 身体状况

（1）局部症状：剧烈咽痛，可放射至耳部，伴吞咽困难。小儿若因扁桃体肥大可引起呼吸困难，影响睡眠。

（2）全身症状：多见于急性化脓性扁桃体炎，起病急，出现畏寒、高热、食欲下降、关节酸痛、全身不适、便秘等。小儿可因高热引起抽搐、呕吐及腹泻等消化道症状。

（3）体征：

1）急性病容，咽部黏膜呈弥漫性充血，腭扁桃体肿大，在其表面可见黄白色脓点，有时连成一片形似假膜，容易拭去。

2）局部检查，不同类型扁桃体炎表现各异：①急性充血性扁桃体炎，亦称急性卡他性扁桃体炎，病变较轻，通常表现为扁桃体表面黏膜充血，扁桃体隐窝及实质多无明显炎症变化。②急性化脓性扁桃体炎，分为急性隐窝性扁桃体炎和急性滤泡性扁桃体炎，表现为扁桃体及舌腭弓、咽腭弓充血明显、扁桃体肿大。急性隐窝性扁桃体炎可见隐窝口有黄白色脓点，有时可连接成一片形似假膜，易拭去；急性滤泡性扁桃体炎主要表现为扁桃体实质淋巴滤泡充血、肿胀甚至化脓，并常伴有下颌角淋巴结肿大。

图片：急性化脓性扁桃体炎

3）并发症：炎症可直接波及邻近组织，局部引起扁桃体周围脓肿、急性中耳炎、急性喉炎、急性淋巴结炎及咽旁脓肿等，全身引起急性肾炎、急性关节炎、亚急性心内膜炎、心肌炎、风湿热及败血症等。

知识拓展

扁桃体周围脓肿诊断要点

在扁桃体急性发炎3~4天后，发热仍持续不退或又加重，体温上升达39℃以上，咽痛加剧，吞咽时尤甚，常限于患侧，可放射至耳及颈部。病情严重时病人头偏向患侧，不易转动。说话时言语不清，似口中含物一般，口不能张大，口内有多量黏稠唾液沿口角外流。

3. 辅助检查　实验室检查白细胞总数和中性粒细胞增多提示细菌感染。

4. 心理社会状况　急性扁桃体炎起病急骤，症状明显，病人常感到痛苦。大部分能得到及时治疗，少数因忽视或治疗不彻底，迁延成慢性反复发作，还可引起风湿热、心肌炎等全身疾病，影响病人工作和生活。

【治疗要点】

1. 抗感染　早期足量有效抗生素应用为主要治疗方法。首选青霉素类药物，若治疗 2~3 天病情无好转，或高热不退，应改用其他抗生素。可酌情应用糖皮质激素。

2. 局部治疗　常用复方硼砂溶液、复方氯己定含漱液或 1∶5000 呋喃西林液漱口。

3. 合并扁桃体周围脓肿、咽旁脓肿等，脓肿成熟后应及时切开排脓。

4. 中医中药疏风清热、消肿解毒。

【常见护理诊断 / 问题】

1. 急性疼痛　与扁桃体急性炎症有关。

2. 体温升高　与扁桃体急性炎症有关。

3. 潜在并发症：扁桃体周围脓肿、败血症、风湿热、急性肾炎等。

4. 知识缺乏：缺乏急性扁桃体炎的治疗与护理知识。

【护理措施】

1. 指导病人进高营养、易消化的流食或软食，多饮水，注意休息，淡盐水每日含漱。

2. 遵医嘱应用抗生素，严密观察病人体温、脉搏变化及咽痛程度。体温过高时，给予物理降温，如酒精及温水擦浴。

3. 对于咽痛较重者，评估疼痛程度及病人心理，可选用喉片含服以消炎止痛，必要时遵医嘱使用止痛剂，配合中医中药治疗。

4. 注意观察病人有无一侧咽痛加重、一侧软腭及腭舌弓红肿膨隆、腭垂偏向对侧等扁桃体周围脓肿表现，发现异常及时与医生联系。

图片：扁桃体周围脓肿

5. 了解各项检查结果，对已发生全身并发症的病人应配合医生积极对病人实施治疗。

（二）慢性扁桃体炎

慢性扁桃体炎（chronic tonsillitis）为腭扁桃体的慢性炎症，咽部常见疾病，青少年多见，多由急性扁桃体炎反复发作或因扁桃体隐窝引流不畅、窝内细菌、病毒滋生感染而演变为慢性炎症。

【护理评估】

1. 健康史　本病主要致病菌为链球菌和葡萄球菌。反复发作的急性扁桃体炎使隐窝内上皮坏死，细菌与炎性渗出物充填其中，隐窝口阻塞，引流不畅，反复刺激，导致本病发生。还可继发于猩红热、白喉、流感、麻疹等急性传染病以及鼻腔、鼻窦感染。本病的发病机制尚不清楚，近年来认为本病与自身变态反应有关。

2. 身体状况

（1）病人平时多无明显自觉症状，仅有咽部不适、异物感、刺激性咳嗽等症状。小儿因肥大的扁桃体而导致呼吸不畅、睡眠时打鼾等。扁桃体隐窝内干酪样腐败物或有大量厌氧菌感染可致口臭。当隐窝内脓栓被咽下，可刺激胃肠道，或隐窝内细菌、毒素被吸收而致消化不良、头痛、乏力、低热等症状。

（2）体征检查：可见舌腭弓及扁桃体慢性充血，黏膜呈暗红色。隐窝口可见干酪样点状物溢出。下颌角下可触及肿大的淋巴结。成人扁桃体多已缩小，常与周围组织粘连。儿童扁桃体可有生理性肥大，应排除慢性扁桃体炎。

3. 辅助检查 尿液检查、血沉、抗链球菌溶血素“O”升高、心电图检查等可以协助并发症的诊断。

4. 心理社会状况 因平时无明显症状，病人多不予重视。急性扁桃体炎反复发作或出现并发症及拟定手术时，病人常表现紧张、恐惧等心理状况。因此，应注意评估病人及家属对疾病的认知程度和心理状况。

【治疗要点】

1. 非手术治疗

(1)合理使用抗生素。

(2)免疫疗法：使用有脱敏作用的细菌制品以及各种增强免疫力的药物。

(3)局部涂药、隐窝灌洗及激光疗法等有一定疗效。

2. 手术疗法 可施行扁桃体切除术。

【常见护理诊断】

1. 急性疼痛 与手术伤口有关。

2. 焦虑 与反复发作急性扁桃体炎、并发症或手术有关。

3. 潜在并发症：切口出血、风湿热、急性肾炎等。

【护理措施】

1. 指导病人遵医嘱正确用药并观察药物疗效及不良反应。

2. 手术护理

(1)术后体位：全身麻醉未醒者取侧俯卧位，头偏向一侧，防止血液阻塞呼吸道；清醒者和局部麻醉者取半卧位。

(2)一般护理：观察生命体征、神志及面色等变化情况。若出现神志淡漠、血压下降、出冷汗及面色苍白、体温升高等，要及时告诉医生，但术后48小时内病人可有低热，此为正常反应。

(3)注意出血：密切观察口中分泌物的色、质、量。全身麻醉未醒者注意有无频繁吞咽动作，如有频繁吞咽动作，应立即报告医生；清醒者或局部麻醉者，嘱其轻轻吐出口中分泌物，不要咽下，唾液中混有少量血丝时，属正常现象，如持续口吐鲜血，应立即报告医生。嘱病人术后少说话，避免咳嗽，防止出血。

(4)疼痛的护理：术后疼痛为正常现象，教会病人通过分散注意力来减轻疼痛，如听音乐、看电视等。也可行颈部冷敷，或遵医嘱给予止痛剂。

(5)饮食护理：局部麻醉者术后2小时、全身麻醉者术后6小时可进冷流质饮食，次日改为半流质饮食，3日后可进软食，2周内忌吃硬食及粗糙食物，以免损伤创面引起出血。病人因创面疼痛常进食较少者，应加强宣教，鼓励进食，并注意评估病人的摄入情况，必要时遵医嘱给予液体补充。

(6)预防感染：术后次日开始给予含漱剂漱口，次日创面形成一层白膜具有保护作用，勿触动之，以免出血和感染。术后10天内白膜脱落属正常现象，若白膜变厚、变黄伴口臭、发热，则是创面感染。常规术后应遵医嘱应用抗生素预防或治疗感染。

【健康教育】

1. 坚持锻炼，增强体质，提高机体免疫力。

2. 多进食水果蔬菜、高蛋白、高维生素食物，忌食辛辣刺激性食物。

3. 多饮水，注意休息，避免劳累、受凉及烟酒过度等诱因。

4. 扁桃体切除术后 1 个月内避免进食过硬或粗糙食物。

5. 保持口腔清洁。

案例导学与思考

案例导学：

病人，男性，52 岁。夜间睡眠时打鼾 5 年，加重伴憋气半年入院。病人 5 年前体重开始增加，并出现夜间睡眠时打鼾，未予注意。近半年来常夜间憋醒，家属发现病人睡眠时有呼吸暂停，持续约 1 分钟。白天嗜睡，记忆力减退。晨起头痛，咽干，咽异物感。个人及家族史无特殊。体格检查：身高 1.70m，体重 90kg，血压 140/90mmHg。鼻中隔向左侧呈 C 型偏曲，右侧下鼻甲肥大，悬雍垂粗大，腭咽弓、腭舌弓肥厚，扁桃体Ⅱ度肥大，咽腔狭小。

思考：

1. 病人存在的主要健康问题有何危险？

2. 如何对病人进行健康指导。

四、阻塞性睡眠呼吸暂停低通气综合征

阻塞性睡眠呼吸暂停低通气综合征（obstructive sleep apnea hypopnea syndrome，OSAHS）是指睡眠时上气道堵塞或塌陷引起的呼吸暂停或通气不足，伴打鼾、睡眠结构紊乱、频繁发生血氧饱和度下降、白天嗜睡等症状。成人定义为 7 小时夜间睡眠时间内，发生至少 30 次呼吸暂停或低通气，气流停止至少 10 秒以上；低通气为睡眠中呼吸气流强度较基础水平降低 50% 以上，并伴有动脉血氧饱和度下降 ≥ 4%。OSAHS 可发生于任何年龄，但以中年肥胖男性发病者居多。

【护理评估】

（一）健康史

1. 上呼吸道狭窄或阻塞　喉部上方鼻、咽、软腭以及舌根部为发生狭窄或阻塞的主要部位。导致上呼吸道狭窄或阻塞的常见因素有鼻中隔偏曲、鼻息肉、鼻甲肥大、腺样体肥大、扁桃体肥大、鼻咽部肿瘤、悬雍垂过长、颌骨畸形、喉软骨软化、喉蹼、软腭松弛和肥厚、咽侧壁肥厚、和后缩及喉占位等。

2. 上气道扩张肌的肌力异常　主要表现为颏舌肌、咽壁肌肉及软腭肌肉张力异常。

3. 全身性因素及疾病　如肥胖、甲状腺功能低下、糖尿病等，可影响上述两种因素而诱发本病。某些因素如饮酒、吸烟等可加重病情。

4. 遗传因素　可使 OSAHS 的发病率增加 2~4 倍。

（二）身体状况

1. 高调鼾声　鼾声如雷，常超过 60dB。睡眠时出现打鼾和呼吸暂停现象，多数病人自己未察觉，往往被同室的人观察到。

2. 呼吸暂停　即憋气，睡眠时频繁发生，每次持续数十秒。打鼾和呼吸暂停交替出现。憋气常发生于仰卧位，侧卧位时减轻或消失。

3. 白天嗜睡　病人总感觉睡眠不足，在阅读、看电视、听报告等场合，特别在安静的环境中很容易入睡，甚至在谈话间不自觉地入睡。常伴有精神不振、过度嗜睡、记忆力减退、注意力

不集中、工作效率低、行为怪异等。

4. 心血管症状 长期持续发作的病人可并发心血管疾病，如高血压、心律失常、心绞痛、心肺功能衰竭及猝死等。

5. 其他 病人多属肥胖体形。夜间睡眠差，常有躁动、多梦、遗尿、阳痿等症状。

（三）辅助检查

1. 多导睡眠描记仪（PSG） 是诊断 OSAHS 的金标准，可对 OSAHS 病人进行整夜连续的睡眠观察和监测。可测试肺功能，自动记录心电图、眼电图、脑电图、肌电图、血氧饱和度等。

2. 鼻内镜、纤维喉镜、头颅 X 线、CT 扫描或 MRI 检查等，有助于明确病因、部位性质，判断阻塞部位。

3. 应用声级计和频谱仪对鼾声做客观的声学监测，有助于治疗前后的对比。

（四）心理社会状况

OSAHS 是一个潜在性威胁生命的疾病，至今尚未被人们正确对待，许多病人及其家属还没有认识到这是一种疾病，对于治疗并不持积极态度。部分病人可发生性格改变，如性情暴躁、多疑、忌妒、沮丧等，影响人际关系。同时，由于病人白天嗜睡、精神不振、工作效率差，不受单位领导和同事欢迎。

【治疗要点】

1. 非手术治疗

（1）药物治疗：对症状较轻的 OSAHS 病人，睡前可服用抗忧郁药普罗替林 5~30mg。但因其可致心律紊乱、口干及尿潴留等，临床应用受限。

（2）鼻腔持续正压通气：睡眠时通过密闭的面罩将正压空气送入气道，改善通气情况，以纠正缺氧。

（3）应用口器治疗：睡眠时佩戴特定口内装置，将下颌向前拉伸，使舌根前移，以扩大舌根后气道。适应于以舌根后气道阻塞为主、病情较轻的病人。

2. 手术治疗 若病因明确，原则上采取手术治疗，如可行鼻息肉摘除术、鼻中隔偏曲矫正术、扁桃体、腺样体切除术以及腭咽成形术等。

【常见护理诊断】

1. 气体交换受损 与气道狭窄等原因影响通气有关。

2. 睡眠型态紊乱 与呼吸道阻塞引起打鼾、憋气等有关。

3. 焦虑 与健康受到威胁、担心治疗效果等有关。

4. 知识缺乏：缺乏本病的相关知识。

5. 潜在并发症：高血压、心律失常、心肺功能衰竭、猝死等。

【护理措施】

1. 心理护理 鼓励病人表达自己的感受，详细解答病人的提问，消除其紧张、恐惧心理，树立治疗信心。取得家属、病人同事的支持与配合，多关心和鼓励病人，争取家属、同事的支持与配合。

2. 尽量安排病人住单间，以免鼾声影响其他病人睡眠及休息。

3. 调整睡眠姿势 指导病人尽量取侧卧位或半坐卧位，可减少舌根后坠，减轻睡眠呼吸暂停和鼾声。

4. 密切观察生命体征，特别是呼吸暂停情况，凌晨 4~6 时最容易发生频繁呼吸暂停或猝死，尤其要加强巡视。同时准备好抢救用物，以备急用。如果病人憋气时间过长，应将其推醒，改变睡眠姿势。

5. 忌饮酒，避免擅自应用镇静安眠等中枢神经抑制药，以免睡眠呼吸暂停症状加重。

6. 遵医嘱采用舌保护器。睡前可将舌保护器置于口中，使舌保持轻度前置位，增加咽腔前后径距离，从而减轻上呼吸道阻塞症状。

7. 遵医嘱用药　睡前应用鼻内用减充血剂滴鼻、抗抑郁药如普罗替林等。但使用抗抑郁药时注意观察病人脉搏、心律及尿量的变化，防止不良反应的发生。

8. 遵医嘱给予病人持续低流量吸氧或使用正压通气治疗，纠正缺氧状况。

9. 病因明确，需手术治疗的病人，完善术前准备。

【健康教育】

1. 加强运动，合理控饮食，控制饮酒，避免体态向肥胖型发展。

2. 术后4周内勿进干硬、大块以及酸辣刺激性食物，并注意口腔卫生，进食后漱口。

3. 白天嗜睡、注意力不集中的病人，不宜从事驾驶、高空作业等有潜在危险的工作。

4. 坚持随访，监测心脏功能、血压等，预防并发症。

五、鼻咽癌

鼻咽癌（carcinoma of nasopharynx，NPC）是我国常见的恶性肿瘤之一，居耳鼻咽喉恶性肿瘤之首。我国鼻咽癌发病率居世界首位，其中以广东、广西、福建、湖南等地为多发区，男性发病率为女性的2~3倍，40~50岁为高发年龄段，发病率超过1/10万。

知识拓展

鼻咽癌是最具地域性的癌症

没有任何一种癌症像鼻咽癌一样，东方和西方会有如此明显的差异。鼻咽癌就好像是中国人的病，西方病人很少。据统计，世界上接近八成的鼻咽癌发生在中国，南方的发病率又比北方高，高发地区集中在广东、广西等地，所以鼻咽癌又被称为“广东瘤”，是全球极少数以地区命名的肿瘤之一。在所有肿瘤当中，广东鼻咽癌发病率最高，每10万人当中大约有30人患有鼻咽癌，发病率占全国的60%。这可能与以上地区喜欢吃腌制食物有关。

【护理评估】

（一）健康史

目前认为可能与下列因素有关：

1. 遗传因素　鼻咽癌病人有种族易感性及家族聚集现象，人类白细胞抗原（HLA）的遗传因素与鼻咽癌发生相关。

2. 病毒因素　EB病毒在鼻咽癌病人有较高的感染率。

3. 环境因素　流行病学调查发现，鼻咽癌高发区的大米和水中的微量元素镍含量较低发区高。另外，动物实验证实亚硝胺类化合物可在大鼠诱发鼻咽癌。

（二）身体状况

1. 鼻部症状　鼻出血是本病的早期症状，常出现回吸鼻涕后痰中带血或擤出血性涕等症状，易被病人疏忽。晚期如肿瘤破坏较大血管时，可有大量出血。肿瘤不断增大，可阻塞后鼻孔引起单侧鼻塞，继而出现双侧鼻塞。

2. 耳部症状　肿瘤阻塞或压迫咽鼓管咽口，可引起耳鸣、耳闷塞感、听力减退或伴有鼓室积液。临床易因分泌性中耳炎而漏诊。

3. 颈淋巴结肿大　颈部淋巴结转移者较常见，以颈淋巴结肿大为首发症状者占60%。常发生在颈内淋巴结上群，呈进行性增大，无压痛，质硬不活动，界限不清，始为单侧，继之发展为双侧。

4. 脑神经症状　肿瘤经咽隐窝的破裂孔侵入颅内，可相继出现第Ⅱ～Ⅵ、Ⅸ～Ⅻ脑神经的损害症状，表现为头痛、面部麻木、眼球外展、复视及上睑下垂、软腭麻痹、呛咳、声嘶、伸舌偏斜等，尤其是顽固性头痛使病人难以忍受。

5. 远处转移症状　晚期癌肿可向肺、肝、骨骼等远处转移，并有相应症状。

（三）辅助检查

1. 间接鼻咽镜、纤维/电子鼻咽喉镜　可见鼻咽顶前壁或咽隐窝处呈结节状、溃疡状、菜花状或肉芽肿样改变，表面粗糙不平，易出血。

2. 影像学检查　CT扫描及MRI检查可了解肿瘤大小、颅底骨质破坏的程度。

3. EB病毒血清学检查　可以作为鼻咽癌辅助诊断标准。

4. 活检　发现可疑病变，应及时取活检，是确诊鼻咽癌的依据。

060303

图片：鼻咽癌

（四）心理社会状况

鼻咽癌所在部位深而隐蔽，早期症状不典型，病人常不重视。一旦出现症状时，诊断明确，多数病人会产生不同程度的恐惧和绝望心理。

【治疗要点】

鼻咽癌大多属于低分化鳞癌，首选放射治疗。常采用60Co或直线加速器高能放疗，放疗后或局部复发灶可采取手术治疗。另外，在放射治疗期间可配合化疗、中医中药及免疫治疗，以防止癌细胞向远处转移。

【常见护理诊断】

1. 疼痛　与肿瘤侵犯脑神经和脑实质有关。
2. 恐惧　与被诊断为鼻咽癌，对放疗与化疗相关不了解等有关。
3. 潜在并发症：鼻部出血、放疗引起口腔溃疡等。
4. 知识缺乏：缺乏鼻咽癌的相关知识。

【护理措施】

1. 心理护理　鼓励病人说出恐惧的原因及心理感受，采取疏导措施。介绍成功案例，提高病人对治疗的信心。

2. 鼻出血护理　少量出血只需使用药物保守治疗，对大量鼻出血病人应采取相应的止血措施，如遵医嘱应用止血剂、施行鼻腔填塞、血管结扎塞等。失血严重者需作好输血准备。

3. 疼痛护理　正确评估疼痛程度，头痛严重者遵医嘱及时给予镇静止痛药，减轻病人痛苦，提高生存质量。

4. 放疗护理　指导病人每日饭前、饭后、睡前漱口。黏膜破溃者，可采用抗菌、促进组织修复的漱口液含漱。观察放疗区域皮肤，不要用化学物品刺激，只用温水清洗即可。

5. 密切观察病人鼻塞、耳部症状、头痛是否加重，视力是否改变，有无声嘶，关注病情进展，及时报告给医生并协助处理。

【健康教育】

1. 对鼻咽癌高发区或有家族遗传史者应定期普查，做到早发现、早诊断、早治疗。普及健康知识，少食咸鱼等腌制品，如出现回吸涕血、剧烈头痛、颈部肿块等症状时，及时就医。

2. 对放射治疗病人讲解有关口腔、皮肤护理知识，防止感染，注意消化道反应、唾液腺萎缩、放疗性肺炎等并发症。

3. 指导病人进高蛋白、高热量、高维生素饮食，多吃水果，改善营养状况，增强机体免疫功能。

4. 定期复查，根据不同病情情况制定相应随访计划。

（曾祥悦）

思考题

病例分析：病儿，女性，6岁，咽部不适，发热2天。病人于2天前无诱因出现咽部不适，继而测体温37.2℃，在当地卫生室给予退烧抗炎等治疗，效果不佳。发病来无流涕打喷嚏，饮食、睡眠可，大小便正常。检查：体温37.2℃，左侧扁桃体Ⅱ度肿大，可见有白色分泌物附着。

请思考：

1. 对该病儿的评估内容包括哪些？
2. 该病儿常见的护理诊断及护理措施是什么？

自测题

第四节　喉科病人的护理

学习目标

1. 掌握急性会厌炎、急性喉炎的护理评估和护理措施。
2. 熟悉喉梗阻的急救护理要点及喉部疾病的健康指导。
3. 了解气管切开的适应证及操作要点。
4. 能正确运用护理程序，对慢性疾病病人进行整体护理。
5. 具有一定的临床思维能力及应急处理能力。
6. 运用所学知识能正确观察病情变化，对喉部常见疾病进行正确的护理操作。

案例导学与思考

案例导学：

病人，女性，36岁，因进行性咽痛、吞咽困难1天，在朋友陪同下来医院就诊。检查：急性病容，表情痛苦，不敢吞咽和不愿发声，手指咽喉处示意剧痛，频吐唾液。体温38.7℃，咽腔轻度充血，扁桃体无肿大。间接喉镜检查示会厌急性充血，水肿呈球形。急收入院。

思考：

1. 对于病人咽喉部出现问题，如何正确进行护理评估？
2. 针对该病人，医护人员应提供哪些护理措施？

一、急性会厌炎

急性会厌炎（acute epiglottitis）是以会厌为中心的急性喉部炎症，又称急性声门上喉炎。本病多在冬春季节发病，起病急骤，发展迅速，可在短时间内造成上呼吸道阻塞而发生窒息，为喉科急重症之一。

【护理评估】

（一）健康史

1. 感染为最主要的原因，致病菌为B型嗜血流感杆菌最多，其他常见的有葡萄球菌、链球菌、肺炎双球菌等，有时可为两种以上细菌混合感染或合并病毒感染。

2. 异物、外伤、吸入有害气体、放射线损伤、内镜检查或气管插管时损伤、邻近器官急性炎症的蔓延均可导致本病。

3. 全身变态反应亦可引起会厌高度水肿、继发感染而致病。变应原多为药物、血清、生物制品或食物，多发生于成年人，常反复发作。

（二）身体状况

1. 症状　多数病人起病急，有畏寒、乏力和高热等全身症状，体温多在37.5~39.5℃，少数可达40℃以上。病人有剧烈的咽喉痛，吞咽时明显加重，常引起吞咽困难、流涎、进食呛咳、语言含糊不清，病变多不累及声带，故少有声嘶。严重时有呼吸困难，甚至发生窒息。

2. 体征　病人呈急性面容，咽部检查无明显改变。间接喉镜检查，会厌高度充血肿胀，尤以舌面为著，甚至增厚呈球状。

（三）辅助检查

喉部影像学检查，CT扫描和MRI等检查可显示会厌等声门上结构肿胀，喉咽腔阴影缩小，对小儿急性会厌炎有一定的诊断价值。血常规检查白细胞数明显增高。咽拭子培养及药敏实验可明确致病菌，有助于选用敏感抗生素。

（四）心理社会状况

本病起病急，咽喉部疼痛剧烈，严重者可以出现呼吸困难，病人和家属多表现焦虑、恐惧。但无呼吸困难的病人由于缺乏对本病的认识，不了解其严重性，常以为本病是普通的咽喉炎症疾病而不予重视。护士要注意正确评估病人的心理和情绪状况，使其对疾病有正确的理解和认识。

【治疗要点】

一旦确诊，需住院治疗。尽快控制感染和水肿，以抗生素和糖皮质激素为主；形成脓肿者应切开引流；如喉阻塞程度较严重，则按喉阻塞的处理原则治疗；进食困难者予以静脉补液等支持疗法。

【常见护理诊断/问题】

1. 有窒息的危险　与会厌高度肿胀阻塞呼吸道有关。

2. 体温过高　与会厌感染引起炎症反应有关。

3. 急性疼痛　与会厌感染引起充血肿胀、炎症反应有关。

4. 吞咽障碍　与会厌高度充血肿胀以及剧烈咽痛有关。

5. 知识缺乏：缺乏本病相关治疗配合及健康教育等知识。

【护理措施】

（一）一般护理

1. 静卧休息，给予清淡、易消化的半流质饮食，忌辛辣食物，保持大便通畅。不发音或少发音，指导轻咳嗽。

2. 保持口腔清洁，进食后用漱口液漱口。局部采用蒸汽吸入或超声雾化吸入，对本病的治疗有明显效果。

3. 按医嘱及时给予足量、敏感的抗生素和类固醇激素，如头孢类抗生素、地塞米松等，注意观察用药疗效和不良反应。

（二）病情观察

1. 注意观察病人体温变化，随时调整室内温度及湿度，体温过高者，应采取物理降温或根据医嘱使用药物降温等措施，使体温恢复正常。

2. 严密观察呼吸型态，必要时吸氧。对有明显呼吸困难者，应做好气管切开术的准备，及时配合医生行气管切开术，以防发生窒息。

【健康教育】

开展卫生宣传教育，提高病人对本病的认识，不可掉以轻心。一旦复发，应及时诊治。同时嘱病人愈后加强锻炼，增强体质，积极预防呼吸道急性感染和喉外伤。由变态反应所致者应避免与变应原接触。

二、急性喉炎

急性喉炎（acute epiglottitis）是指以声门区为主的喉黏膜急性卡他性炎症，是一种常见的急性呼吸道感染性疾病。好发于冬春季节。成年人以声嘶、喉部疼痛为主要表现，小孩急性喉炎如不及时治疗，可引起喉阻塞而危及生命。

知识拓展

小儿急性喉炎呼吸困难的主要原因

1. 小儿喉腔较小，黏膜一旦出现肿胀，易致声门裂阻塞。

2. 喉软骨柔软，黏膜与黏膜下层附着不紧密，罹患炎症时肿胀较显著。

3. 喉黏膜下淋巴组织及腺体组织丰富，容易发生黏膜下浸润而使喉腔变窄。

4. 小儿咳嗽功能较差，气管及喉部分泌物不易排出。

5. 小儿对感染的抵抗力及免疫力不如成人，故炎症反应较重。

6. 小儿神经系统较不稳定，容易发生喉痉挛；痉挛除可引起喉阻塞外，又促使充血加剧，喉腔更加狭小。

【护理评估】

（一）健康史

1. 感染　多为病毒或细菌感染引起，本病多继发于急性鼻炎与急性咽炎，也可单发于喉部。也可以是流感、百日咳、麻疹、猩红热等急性传染病的前驱症状。

2. 用声过度　滥用嗓音，如说话过多、大声喊叫、剧烈咳嗽等。

3. 其他　理化刺激、烟酒过度、气候变化、喉部外伤及变态反应等。

（二）身体状况

1. 起病较急，多有发热、乏力、全身不适、食欲下降等全身症状。发热早期即可出现。儿童畏寒、发热等全身症状较成人严重。

2. 声音嘶哑　声音嘶哑为急性喉炎的主要症状，严重者可引起失声，以成人更为显著。

3. 咳嗽　早期仅有干咳，表现为阵发性“空空”声咳嗽或犬吠样咳嗽，随着病情的发展，可有稠厚的黏脓痰咳出。小儿病人则痰液不易咳出，常出现夜间加重、频繁咳嗽，咳声钝。

4. 吸气性呼吸困难　在小儿急性喉炎病人多见。初起哭闹时喘息，伴有吸气期喉喘鸣声，病儿表现烦躁不安、出汗，并可出现胸骨上窝、锁骨上窝、肋间隙及上腹部软组织吸气期凹陷即“四凹征”等喉阻塞症状。严重者面色苍白、发绀、大汗淋漓、呼吸无力，甚至神志不清，呼吸循环衰竭而死亡。

（三）辅助检查

间接或直接喉镜下可见喉黏膜弥漫性充血肿胀，声带呈红色，边缘肿胀变厚，附有少许黏稠分泌物。由于小儿病人不合作，临床工作中很少行喉镜检查。实验室检查：血常规检查，白细胞总数及中粒细胞数增多。对小孩病人可做喉分泌物细菌培养，排除白喉等疾病。

（四）心理社会状况

声音嘶哑与咳嗽等症状可给工作和生活带来不便，使病人急于求治，病人易产生焦虑不安心理。小儿就诊时因环境陌生，也存在明显的恐惧心理，同时因出现呼吸困难，家长常有恐惧感，往往以急诊就医。部分病人对本病不重视，不积极求医，以致反复发展成慢性喉炎或出现其他危险。

【治疗要点】

消除病因，控制用声，适当使用抗生素和糖皮质激素。给氧、解痉和化痰治疗，保持呼吸道通畅。重度喉阻塞经药物治疗后不能缓解者，应及时行气管切开术。

【常见护理诊断/问题】

1. 语言沟通障碍　声音嘶哑或失音，由喉部炎症引起。

2. 体温过高　与喉部感染有关。

3. 有窒息的危险：由小儿急性喉阻塞所致。

4. 舒适改变：喉痛、咳嗽　与喉部炎症有关。

【护理措施】

1. 嘱病人多饮水，禁烟、酒，避免进食刺激性食物；安静休息，尽可能避免发声，可采用笔谈方式与他人交流。小儿病人应避免哭闹，也可适当使用镇静剂，使其保持安静，促进声带恢复，减少体力消耗，减轻呼吸困难。

2. 根据病情需要，及时准确地按医嘱给予抗生素及类固醇激素治疗，以控制感染，预防喉水肿。

3. 遵医嘱采用超声雾化吸入或含喉片等局部治疗。

4. 体温升高者可采用物理降温或遵医嘱给予退热药，用药后注意观察，补充体液。

5. 备齐抢救用品，密切观察病情。床旁备好氧气、吸痰器、心电监护仪、气管切开包等。密切观察病人的面色、唇色、肤色、意志状态、呼吸频率与节律，加强对小孩急性喉炎的巡视，对出现了重度喉梗阻者，应立即报告医生，迅速实施紧急抢救措施。

6. 心理护理 做好解释工作，消除病人对声嘶或暂时失声的疑虑，使其增强战胜疾病的信心。

【健康教育】

嘱病人积极配合治疗，不要用嗓过度，注意休息。小孩因感冒等原因出现声嘶、咳嗽等症状时，应积极到医院就诊，以防发生严重呼吸困难。积极锻炼身体，增强体质，预防上呼吸道感染。

三、声带小结和声带息肉

声带小结（vocal nodules）和声带息肉（polyps of vocal cords）均为喉部慢性非特异性炎症性疾病，是引起声音嘶哑的两种常见疾病。声带小结典型表现为双侧声带前、中1/3交界处对称性结节样突起。声带息肉好发于声带游离缘前、中段，为半透明、白色或淡红色表面光滑的肿物，单侧多见，也可双侧同时发生。

【护理评估】

（一）健康史

多因发声不当或用声过度导致，也可为一次强烈发声之后引起；多有上呼吸道感染病史；长期慢性刺激也可诱发本病。因此，评估重点是病人声音嘶哑的严重程度、发生和持续时间，有无明显诱因如用声不当或长期吸烟史，有无上呼吸道感染史等。

（二）身体状况

主要表现为声音嘶哑。声带小结早期症状轻，仅表现为发声疲倦和间歇性声嘶，逐渐加重。声带息肉因息肉大小、形态和部位不同，其声音嘶哑程度不同，轻者为间歇性声嘶，发高音困难，音色粗糙，重者严重沙哑。巨大息肉位于两侧声带之间，可完全失声，并可引起喘鸣和呼吸困难。

图片：声带小结

（三）辅助检查

间接喉镜下可见，双侧声带前、中1/3交界处对称性结节样突起为声带小结。声带游离缘前、中段，为半透明、白色或淡红色表面光滑的肿物为声带息肉，单侧多见，也可双侧同时发生。

图片：声带重度不典型增生

（四）心理社会状况

病人因持续声嘶影响工作或形象而就诊，但对本病发生的原因、如何保护声带、促进声带康复了解较少。手术治疗时常有恐惧心理，因治疗效果不理想，病人容易丧失信心。

【治疗要点】

早期声带小结可通过禁声，使声带充分休息，小结可自行消失。儿童声带小结也可能在青春发育期自行消失。不可逆且声嘶症状明显的小结可在电子喉镜或纤维喉镜下行声带小结切除术，也可在全麻下经支撑喉镜行喉显微手术切除。声带息肉的主要治疗方法是手术切除。

【常见护理诊断/问题】

1. 语言沟通障碍　由于小结或息肉导致声音嘶哑或低钝有关

2. 有窒息的危险　与术后声带多度充血肿胀有关。

3. 知识缺乏：缺乏正当用嗓知识。

【护理措施】

1. 指导病人注意保护嗓音，注意正确的发声方法，避免长时间用嗓或高声喊叫；戒烟，忌辛辣刺激性食物减少对声带的刺激。

2. 术前向病人解释手术的目的、基本过程、术中可能出现的不适、如何与医生配合。全麻病人术前按照全麻术前护理常规。

3. 术后护理　术后密切观察病人呼吸情况，如有不适及时报告医生处理；避免剧烈咳嗽，减少创口刺激，减轻声带充血水肿，以防出血；术后禁声2周，遵医嘱使用抗生素和糖皮质激素雾化吸入，促进创面愈合。

【健康教育】

1. 科学用嗓，不要用嗓过度，语速不宜过快。不要过多地清嗓子。

2. 变声期、月经期、妊娠期要注意声带休息。变声一般从13岁或14岁开始，变声期要注意合理用嗓，注意身心健康和合理安排运动、饮食。

3. 戒烟酒、忌辛辣食物，不宜食用过酸及过甜食物。

4. 预防呼吸道感染，积极治疗鼻腔、鼻窦、咽部或下呼吸道感染，保持呼吸通畅。喉部不适要及时就医，在感冒或感染造成声音嘶哑时，建议尽量不要讲话。

案例导学与思考

案例导学：

某男性病人，家属诉4小时前因在家做农活时不慎摔倒，锄头尖端直接刺伤病人颈部，颈部可见少量出血，病人立即出现发音困难、呼吸困难，遂急诊就诊。入院时查体：T 37.6℃，R 24次/min，心率102次/min，心律齐。

思考：

1. 该病人的病情观察重点包括哪些？

2. 针对该病人，医护人员应提供哪些护理措施？

四、喉阻塞

喉阻塞（laryngeal obstruction）又称喉梗阻，是因喉部或其相邻组织的病变，使喉腔变窄或发生阻塞，引起以吸气性呼吸困难为主要症状的症候群。喉阻塞是耳鼻咽喉科头颈外科常见急症之一，若不及时处理，可引起窒息死亡。喉阻塞不是单独的疾病，而是由多种原因引起的临床症状。

【护理评估】

（一）健康史

询问病人近期健康状况，有无过度疲劳、上呼吸道感染病史，有无喉部外伤、吸入异物、喉部肿瘤史，有无接触过敏原史，有无甲状腺手术史、气管插管史等。评估病人的呼吸困难发生的时间、程度、有无诱因等。常见的原因有：

1. 炎症　小儿急性喉炎、急性喉气管支气管炎、急性会厌炎、咽后脓肿。

2. 喉外伤　各种喉外伤均可引起。

3. 肿瘤　喉癌、多发性喉乳头状瘤、甲状腺癌、下咽部肿瘤、舌癌等。

4. 异物　喉腔、下咽部及食管上段巨大异物、气管异物等。

5. 喉水肿　主要见于变态反应。

6. 其他原因　先天性喉蹼、喉软骨软化症、喉畸形、喉瘢痕性狭窄、声带麻痹等。

（二）身体状况

1. 症状与体征

（1）吸气性呼吸困难：为喉阻塞的主要症状。表现为病人吸气运动加强，吸气深而慢且时间延长。因呼气时气流向上推开声带，故对其影响不大（图 6-4-1）。

（2）吸气性喉喘鸣：用力吸气时，空气通过狭窄的声门时，产生空气涡流冲击声带，使声带颤动而发出的一种尖锐的喘鸣声。喉喘鸣声的大小与阻塞程度呈正相关。

（3）吸气期软组织凹陷：由于吸气困难，导致胸腔内负压增加，使胸壁及其周围软组织如胸骨上窝、锁骨上窝、肋间隙、剑突下和上腹部软组织向内凹陷（图 6-4-2），故称为“四凹征”。其程度随呼吸困难程度而异，儿童的肌张力较弱，此凹陷尤为明显。

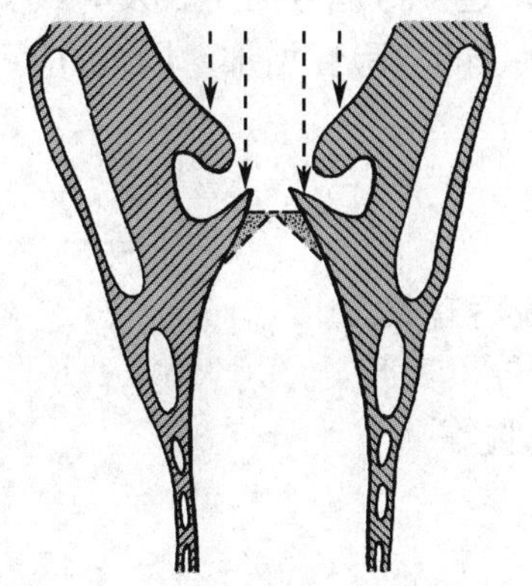

图 6-4-1　吸气期呼吸困难示意图

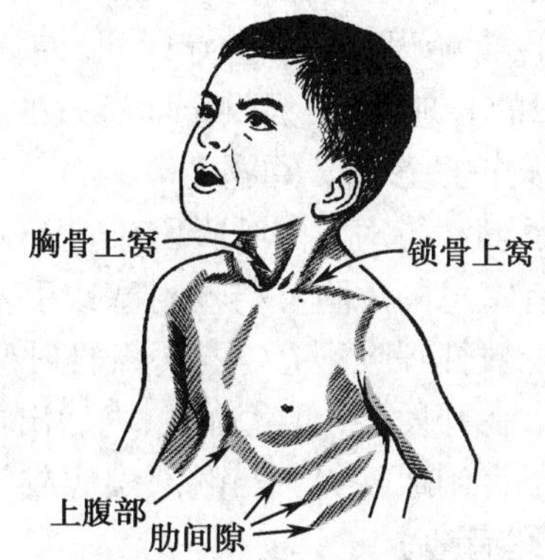

图 6-4-2　吸气性软组织凹陷

（4）声音嘶哑：若病变累及声带，则出现声音嘶哑，甚至失声。

（5）缺氧症状：因缺氧而表现为面色青紫、口唇发绀、脉搏细速，烦躁不能入睡。严重时可导致脉搏微弱、快速，心力衰竭、昏迷，甚至死亡。

2. 喉阻塞引起的呼吸困难分度及处理措施（表 6-4-1）

表 6-4-1　呼吸困难分度及处理措施

分度	临床表现	处理措施
Ⅰ度	安静时无呼吸困难，活动或哭闹时有轻度吸气期呼吸困难，稍有吸气期喉喘鸣及吸气期胸廓周围软组织凹陷	明确病因，积极进行病因治疗
Ⅱ度	安静时也有轻度吸气期呼吸困难，吸气期喉喘鸣及吸气期胸廓周围软组织凹陷活动时加重，无烦躁不安等缺氧症状，脉搏正常	严密观察病情变化，明确病因，积极进行病因治疗

续表

分度	临床表现	处理措施
Ⅲ度	吸入性呼吸困难明显，喉喘鸣声较响，吸气期“四凹征”明显，并出现缺氧症状。	密切观察病情变化，积极使用药物治疗，做好气管切开术的准备。全身情况较差时，宜尽早行气管切开术，若为肿瘤，则应立即行气管切开术
Ⅳ度	呼吸极度困难，病人躁动不安，出冷汗，面色苍白或发绀，定向力丧失，心律不齐，脉搏细速，昏迷，大小便失禁等。若不及时抢救，则可因窒息以致呼吸心跳停止而死亡	立即行气管切开术。若病情十分紧急时，可先行环甲膜切开术，或先气管插管，再行气管切开术

（三）辅助检查

应根据病情缓急而进行相应的检查。X线喉部侧位摄片、喉部CT扫描、内镜检查、纤维喉镜或直接喉镜等检查有利于诊断及正确判定呼吸困难的分度。

（四）心理社会状况

多数病人及家属对喉梗阻的发生都十分紧张和恐惧，多以急诊就医，希望立即解决呼吸困难。少数病人由于缺乏相关知识，对病情发展不够了解，过多考虑今后生长发育或美观而拒绝气管切开，常贻误诊断和治疗时机，使病情加重，病人窒息的危险性增加。因此，应正确评估病人及家属的心理状况，提供全面有效的心理护理措施。

【常见护理诊断/问题】

1. 恐惧　与病人因呼吸困难，担心危及生命有关。
2. 有窒息的危险　与喉阻塞或手术后套管阻塞、脱落有关。
3. 低效性呼吸型态　与吸气性呼吸困难有关。
4. 潜在并发症：低氧血症、术后出血、皮下气肿、气胸等。
5. 语言沟通障碍　与喉部疾病或气管切开术有关。

【护理措施】

（一）心理护理

主动与病人及家属交谈，缓解其紧张、焦虑心理。向病人解释呼吸困难产生的原因及治疗方法，讲解内镜检查的意义和气管切开术对维持正常呼吸状态，挽救生命的作用，取得其配合。

（二）应根据呼吸困难程度及治疗方法的不同而采取相应的护理措施

争分夺秒，尽快解除其呼吸困难及缺氧状况。

1. Ⅰ度呼吸困难

（1）保持室内空气流通，维持一定的温度（18~20℃）和湿度（相对湿度70%以上）。

（2）注意观察病人的呼吸型态，可适当给予低流量氧气吸入。

（3）如为炎症所引起，应及时按医嘱给予抗生素和类固醇激素治疗。

2. Ⅱ度呼吸困难

（1）设专人护理，保持病人安静，绝对卧床休息，减少耗氧量。

（2）必要时吸氧或超声雾化吸入。积极做好气管切开或异物取出的准备工作。

（3）调整卧位，用枕头或背架等维持舒适的半卧位或坐位。限制探视人数，减少刺激因素。

（4）及时正确地执行医嘱。对于小儿急性喉炎、急性会厌炎、喉水肿、气管或气管镜检查所引起的急性喉阻塞，如能在应用抗生素的同时及时加用激素治疗，多数病人可避免行气管切开术。

3. Ⅲ度呼吸困难

（1）密切观察病人的血压、脉搏、神志、呼吸及缺氧情况。

（2）保持周围环境绝对安静，护理人员应沉着冷静，尽快作好气管切开的准备工作。

（3）在迅速实施解除喉阻塞措施的同时，给予低流量氧气吸入作为辅助治疗。

（4）如果呼吸道分泌物较多，病人又无力自己咳出时，应及时将分泌物吸出。

（5）因严重缺氧，病人躁动不安，要防止病人坠床或碰伤。

4. Ⅳ度呼吸困难

（1）立即床边备气管切开包，并迅速作好气管切开的一切准备，必要时可先行环甲膜切开或气管插管。

（2）护理人员应迅速、及时、准确地执行各项医嘱，做到忙而不乱，特别是给予强心剂、呼吸兴奋剂或升压药时，要更加仔细，以保证准确无误。

（3）继续严密观察生命体征及意识等变化，及时报告医生。

（4）Ⅳ度呼吸困难的病人，常伴有多个器官的衰竭，临床上必须争分夺秒地进行抢救，经常由于情况紧急而就地行气管切开术。因此，护理人员应熟练掌握气管切开术的一般配合，以免因配合不当而贻误抢救。已行气管切开术的病人，按气管切开术常规护理（见气管切开术病人的护理）。

知识拓展

环甲膜切开和穿刺术

对于病情危急，需立即抢救者，可于甲状软骨和环状软骨间作一长约2~4cm的横行皮肤切口，于接近环状软骨处切开环甲膜，待呼吸困难缓解后，再作常规气管切开术。对情况十分紧急者，也可用粗针头经环甲膜直接刺入声门下区，亦可暂时减轻喉阻塞症状。穿刺深度要掌握恰当，防止刺入气管后壁。

【健康教育】

1. 加强身体锻炼，提高机体免疫力，防止上呼吸道感染。

2. 指导病人生活起居、饮食、心理调节。戒烟酒，避免进食刺激性食物，避免接触有害粉尘等物质。

3. 通过各种途径介绍喉阻塞的常见病因，预防知识及严重后果。

4. 养成良好的进食习惯，吃饭时不大声谈笑，家长应注意不要病儿吃豆类、花生、瓜子等食物，防止异物吸入。

五、气管切开术病人的护理

气管切开术（tracheotomy）是一种切开颈段气管前壁，插入气管套管以解除喉源性呼吸困难、呼吸机能失常或下呼吸道分泌物潴留所致呼吸困难，使病人直接经套管呼吸和排痰的急救手术（图6-4-3、图6-4-4）。一般在第3~4气管环处切开气管，避免切开第1环，以免损伤环状软骨而导致喉狭窄，亦不能低于第5环，以防损伤大血管和胸膜顶（图6-4-5）。

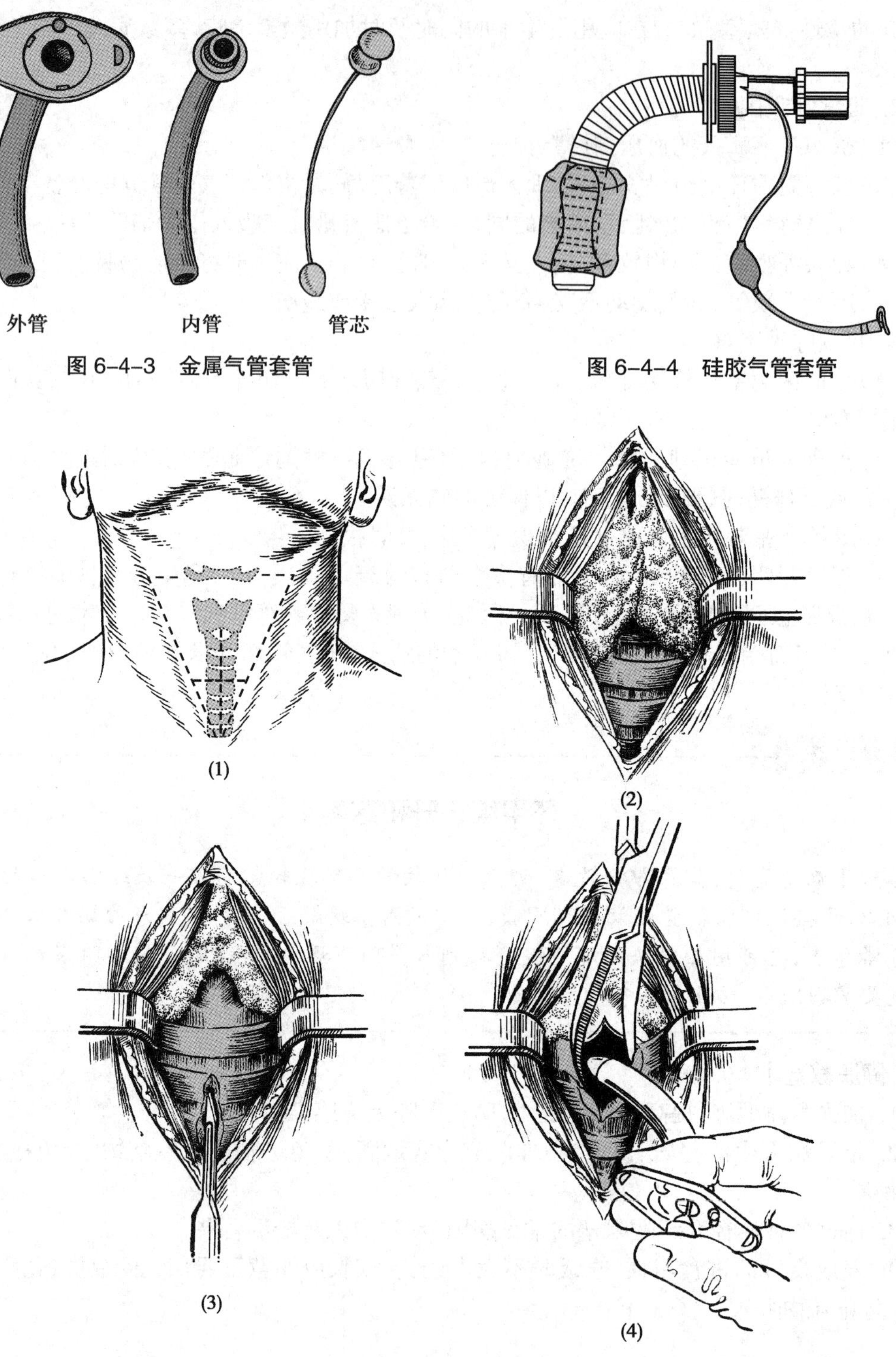

图 6-4-3　金属气管套管

图 6-4-4　硅胶气管套管

图 6-4-5　气管切开术

【适应证】

1. 喉阻塞　任何原因引起的 3~4 度喉阻塞，特别是病因不能快速解除时，应及时行气管切开术。

2. 下呼吸道分泌物阻塞　如昏迷、颅脑病变、呼吸道灼伤等引起喉肌麻痹，喉反射消失，导致下呼吸道分泌物潴留或呕吐物进入气管不能咳出时。

3. 某些手术的前置手术　如颌面部、口腔、咽喉等部位手术时，为了防止血液流入下呼吸道或术后局部肿胀，导致呼吸障碍，行预防性的气管切开术。

【护理措施】

1. 术前护理

（1）严密观察病人呼吸困难及喉阻塞的程度，生命体征的变化情况，协助医生评估是否有气管切开术的适应证。

（2）床旁准备好气管切开包、气管插管、氧气、负压吸引器和敷料等。

（3）向病人说明手术的目的和必要性，术中可能出现的不适感及如何配合，解除病人及家属的紧张和恐惧。

（4）术前禁食、禁水和术前遵医嘱给药，病情许可需完善实验室检查，为病人更换宽松的病人服。如果情况紧急，必须争分夺秒，立即行气管切开。

2. 术后护理

（1）体位与饮食：早期取平卧位，头部稍低，以利于气管内分泌物排出。但要经常转动体位，恢复期可取半卧位。进营养丰富的半流质或软食，少食多餐，增加蛋白质、维生素的摄入，增强机体抵抗力。

（2）保持室内适宜的温度和湿度：室内温度保持在20~25℃左右，湿度保持在60%~70%左右，注意气道湿化，气管套口覆盖2~4层温湿纱布。

（3）维持下呼吸道通畅：定时清洁和消毒内套管，术后1~2周，每隔4~6小时拔出内套管，彻底清洗管腔，然后煮沸消毒，病情稳定后可改为每天1次。随时吸出呼吸道内分泌物，动作宜轻柔，负压不能过大，以免损伤气管内壁。充分湿化，以利于分泌物排出，防止气管干燥、结痂产生，阻塞气道可间断使用蒸汽吸入器、雾化器做湿化，湿化液中可根据需要加入抗生素或其他药物。

（4）预防感染：遵医嘱给予抗生素。每日清洁消毒切口，更换套管垫。密切观察体温的变化、切口渗血、渗液等情况，发现异常及时报告给医生。

（5）并发症的观察和护理：气管切开术后常见并发症有皮下气肿、纵隔气肿、气胸、出血等。术后应注意观察病人生命体征的变化以及缺氧症状有无明显改善。观察皮下气肿的消退情况，正常情况下1周左右可自然吸收。

（6）预防套管阻塞或脱落：气管切开后，特别是术后3天内，应经常检查和调整固定套管的系带松紧，防止因体位改变时气管套管脱出导致再次发生阻塞。

（7）外套管的更换：术后1周内，窦道未形成时不应更换，长期带管者2~3周更换一次。

（8）堵管及拔管：病愈后，呼吸平稳，在拔除气管套管前应试行堵管，观察24~48小时，若呼吸、睡眠、发音均正常方可考虑拔管。拔管后，伤口无需缝合，周围皮肤用碘伏消毒后，用蝶形胶布贴封瘘口，3~4天后瘘口自然愈合。

（9）关心体贴病人，给予精神安慰，病人经气管切开术后不能发音，可采用书面交谈或动作表示，预防病人因急躁而自己将套管拔出，必要时可使用约束带约束双手。

【健康教育】

1. 大力宣传喉阻塞的原因、危险及预防。

2. 增强体质，减少各种上呼吸道疾病的发生。

3. 需长期戴管或暂不能拔管者，出院时教会病人及其家属内套管拔出和放入及清洗煮沸消毒的方法，敷料更换方法，气管内滴药法，观察要点等。嘱其定期随访。

（郭丽君）

思考题

病例分析：患儿，女，6岁，因"发热声音嘶哑1天"入院救治。入院后查体：T 38.6℃，P 106次/min，R 30次/min，BP 98/66mmHg，神智清，精神尚可，鼻翼翕动，咽部充血，扁桃体Ⅱ度肿大，颈软，气管居中，三凹征（－），胸廓无畸形，呼吸运动对称。入院初步诊断：急性喉炎。

请思考：

1. 请列出主要的护理诊断。
2. 请列举儿童急性喉炎易导致呼吸困难的原因，并能正确分度。
3. 请制定一个详细的护理计划。

自测题

第五节　气管、支气管与食管异物病人的护理

学习目标

1. 掌握气管、食管异物病人常见的临床表现及护理措施。
2. 熟悉气管、食管异物病人常见的病因及并发症。
3. 了解气管、支气管异物与食管异物之间的异同点。
4. 具有迅速判断病人病情，快速、及时、准确地抢救病人的敬业精神。
5. 学会气管、支气管及食管异物病人的健康教育要点，能正确运用护理程序评估病人状况，进行有效的健康指导及专科护理操作。

案例导学与思考

案例导学：

门诊急诊一2岁女孩，表情痛苦，因边吃边跑误吸玉米粒后呛咳半天，急诊入院。胸部拍片显示左侧肺不张，听诊左肺呼吸音极低。父母非常着急。

思考：

1. 正确掌握气管异物紧急处理的原则。
2. 针对该病儿，如何指导病人及家长进行有效的预防？

一、气管、支气管异物

气管、支气管异物（foreign bodies in the trachea and bronchi）是耳鼻咽喉科常见的急症之一，多发生于5岁以下儿童，偶见于成人。气管支气管异物因异物误吸滑入气管和支气管，产生以咳嗽和呼吸困难为主要表现的临床急诊，轻者致肺部损害，重者可因窒息死亡。由于解剖因素的关系，右侧支气管异物的发病率高于左侧。

【护理评估】

（一）健康史

注意了解病人在发病前有无明确的异物吸入史或异物接触史。了解异物的种类、大小、形状、存留时间及院外处理情况。常见的发病原因有：

1. 小儿牙齿发育不完善，咀嚼功能不完善，不能将瓜子、花生、豆类等硬物嚼碎，加之喉的防御反射功能不健全又无自制力，口中的食物或异物很容易吸入气道，是最常见的气管异物的原因。

2. 异物本身如花生、西瓜子、豆类、塑料笔帽等表面光滑，体小质轻，具备易吸入气道的条件；用力吸食滑润的食物也可误入气道。

3. 成人习惯口含物品（针、钉及扣等）作业者，尤其是仰头作业者，遇有外来刺激或突然说话，也可不慎将异物吸入气道。

4. 全麻或昏迷病人，由于吞咽功能不全，未取下的义齿或呕吐物易被误吸入气道。

5. 偶可见医疗事故。如拔牙或补牙时因病人哭闹或体位的改变，将脱落的牙齿、修补材料、治疗针等误吸入气管；鼻腔异物的取出、后鼻孔息肉或扁桃体摘除术等也可导致异物滑入气道。

（二）身体状况

1. 气管异物　异物吸入气管后，立即引起剧烈呛咳、憋气、面色潮红和不同程度的呼吸困难等症状。若异物经呛咳贴附于气管壁，症状可暂时缓解或稳定。若吸入的异物轻而光滑，常随呼吸气流在气管内上下活动，引起阵发性剧烈呛咳、呼吸困难。当异物随气流向上撞击声门下区时，产生拍击声。在咳嗽及呼气末期，置听诊器在颈部气管前可听见此声，并可触及撞击感。

2. 支气管异物　其早期症状与气管异物相似。当异物进入支气管后，因其活动减少，咳嗽减轻。但若为植物性异物，可刺激支气管而引起支气管炎，临床常出现炎症反应，如发热、咳嗽、多痰、喘鸣等症状。呼吸困难程度与异物存留部位及大小有关。两侧支气管内均有异物时，呼吸困难多严重。胸部叩诊时呈过清音或浊音，肺部听诊时，患侧呼吸音减低或消失。

3. 常见并发症　肺不张、肺气肿、支气管肺炎等。

（三）辅助检查

对于透光性支气管异物因其阻塞位置及时间不同而产生不同程度的肺气肿或肺不张，胸部X线检查可以清楚显现。对于不透光性异物，胸部X线可确定异物形状、大小及阻塞部位。如不能确诊者，应行支气管镜检查，多能直接发现管腔内异物。

（四）心理社会状况

家属或病人本人常担心异物取不出来需做气管切开术，产生紧张、焦虑、恐惧心理。或因起病急骤，未能及时进行检查与抢救，而出现窒息、呼吸循环衰竭而突然死亡，给家属造成难以接受的心理创伤。

【治疗要点】

及时诊断,尽早经直接喉镜或支气管镜取出异物,保持呼吸通畅,防止窒息及其他并发症出现。对支气管镜下确实难以取出的异物,可行开胸手术、气管切开。

【常见护理诊断/问题】

1. 气体交换受损　与气管、支气管内存有异物阻碍正常呼吸有关。

2. 有窒息的危险　与异物较大,阻塞气管或声门裂有关。

3. 有感染的危险　与异物停留过久,刺激气道黏膜,或阻塞其远端肺叶引流而继发感染有关。

4. 知识缺乏:缺乏气管、支气管异物的预防知识。

5. 恐惧　与担心异物不能取出危及生命有关。

【护理措施】

1. 密切观察病人呼吸情况,使其安静,尤其对于小儿,避免哭闹不安而引起的异物移位卡在声门引起窒息。此外,安静状态还可降低耗氧量。

2. 准备好氧气、负压吸引、气管切开包等急救用品,完善手术前准备,与手术室联系,做好支气管镜检查的准备。

3. 如呼吸困难骤然加重,应立即给予吸氧,并告知医生,及时采取必要的治疗措施,忌用吗啡、哌替啶等抑制呼吸的药物。

4. 注意观察有无呼吸道感染的早期征象,如体温升高、咳嗽、多痰等,均提示有感染存在,应及时报告医生,以便及时应用有效抗生素及类固醇激素控制感染。

5. 对已确定将施行气管镜检查的病人,护理人员应积极配合医生做好各项术前准备工作。并应详尽地向病人及其家属介绍手术的必要性,检查前需禁食 6~8 小时,吃奶的婴儿为 4 小时。同时介绍术中和术后可能发生的并发症、注意事项等,签署手术同意书。

6. 婴幼儿病人,施行支气管镜检查并取出异物后,易发生喉头水肿,引起呼吸困难和声音嘶哑。因此,术后应遵医嘱给予吸氧、抗生素和激素治疗,防止窒息、感染和喉水肿的发生。应特别注意病人的呼吸型态,如有严重呼吸困难者,经药物治疗和吸氧等仍不缓解者,应及时告知医生予以妥善处理,必要时行气管切开术。

7. 术后应安静休息,局麻者术后 2 小时可考虑进食,全麻者醒后 6 小时方可进食。

8. 对于全麻的病人,术后应及时吸除其口腔内及呼吸道分泌物。麻醉尚未清醒前,头偏向一侧,防止误吸分泌物,造成窒息。

9. 术前、术后床边均应配备氧气、吸引器、气管切开包及急救药品。

【健康教育】

1. 加强对小孩的教育,改变口中含物玩耍的习惯,若发现后应婉言劝说,让其自觉吐出,切忌恐吓或用手指强行挖取,以免引起哭闹而误入气道。

2. 奉劝家长及保育人员管理好小孩的食物、玩具等,避免给 5 岁以下婴幼儿吃花生、瓜子等食物。

3. 注意小孩进食时不可哭闹、嬉笑、打骂、追逐或恐吓。

4. 成人要纠正口中含物作业的不良习惯。

5. 加强对昏迷及全麻病人的护理,防止呕吐物吸入下呼吸道。

二、食管异物

食管异物（foreign bodies in the esophagus）是耳鼻咽喉科常见的急诊疾病，可发生于任何年龄，以幼童及老人缺牙者多见。异物常停留于食管的生理狭窄处，如食管入口处、食管中段，而下段较少见到，并发症多，处理不当甚至可危及生命。

【护理评估】

（一）健康史

仔细询问病人或家属有无直接或间接误咽或自服异物史。了解异物的种类、大小及形状，仔细询问发病经过，有无呛咳、咯血及便血症状，有无自行处理或就诊等。常见的原因有：

1. 儿童常因将硬币、纽扣、果核、证章、瓶盖等含在口中，在哭闹、跌跤、说笑、惊吓之际，不慎将口含玩物咽入食管。

2. 成年人饮食过急，将菜饭中鱼刺、鸡骨或肉块咽下；或食物黏性大、义齿过松、牙齿脱落过多、口腔感觉不灵敏，将异物或义齿误咽导致食管异物。

3. 颈部外伤时，爆炸碎片、枪弹片或折断之木片等存留于咽部或食管处。

4. 睡眠、麻醉、昏迷情况下，误将义齿或牙托坠入喉咽部或食管。

5. 食管本身的疾病，如食管狭窄、痉挛或肿瘤也易发生食管异物。

6. 精神障碍和神志不清病人将手表、竹筷、卵石、铁丝等塞入食管。

（二）身体状况

病人是否有明确的异物误吞史，并产生相应的症状与体征。

1. 吞咽困难可伴有流涎等症状，其程度与异物的大小、形状、有无继发感染等有关。

2. 吞咽疼痛　食管异物的主要症状。其部位与程度因异物的大小、形状、有无继发感染等不同，表现为颈根部、胸骨后或背部疼痛，合并感染时疼痛加剧。

3. 呼吸道症状　如异物较大，位于颈段食管，向前压迫气管可出现呼吸困难。

4. 如异物停留时间过长，损伤或刺入组织可致感染，咽后及纵隔脓肿，严重者可导致食管穿孔、大血管破裂等并发症。

（三）辅助检查

1. 食管镜检查可发现异物。

2. X线透视对金属异物可见形状、大小、位置等。

3. 食管碘油造影以确诊有无食管穿孔。

（四）心理社会状况

经口进入的异物由于引起疼痛，不敢吞咽，病人多即刻来诊，少数病人则采用大量饮醋或吞入大团食物等错误办法，企图化解和解除异物。症状较重者常有焦虑、紧张心理。

【治疗要点】

尽早在食管镜下及时取出异物，防止并发症的发生。如取出困难，必要时可考虑行颈侧切开术或开胸术。

【常见护理诊断/问题】

1. 急性疼痛　与异物刺激或压迫有关。

2. 吞咽障碍　与异物阻塞有关。

3. 潜在并发症：感染、食管穿孔、出血、气管食管瘘等。

4. 知识缺乏　与食管异物防治知识缺乏有关。

【护理措施】

1. 保持病室安静，卧床休息，禁食。异物取出4小时后，方可进食无渣、半流质食物。如发生食管穿孔、食管气管瘘等并发症者，术后需插胃管鼻饲，不可经口进食。

2. 治疗配合

（1）食管异物伴有咽及食管壁损伤或合并感染者，遵医嘱常规给予广谱抗生素。

（2）对高热病人给予冰袋冷敷、乙醇擦浴等物理降温措施。

（3）对于确定行食管镜检查者，应配合医生做好各项准备工作，包括禁饮食，术前用药等。同时向病人及家属介绍手术方式，术中注意事项。

（4）静脉输液，以补充营养，维持水电解质平衡。如异物已经取出，且无其他并发症，可尽早恢复进食，保证充足的营养。

3. 病情观察　严密观察病人生命体征，如出现高热、全身中毒症状明显、局部疼痛严重、吞咽时呛咳、呼吸困难、大量呕血或便血等表现，应及时通知医生，并协助处理。在食管镜取异物时，要注意观察病人的脉搏、呼吸、血压的变化，尤其是老年病人。

4. 加强心理护理，减轻病人的思想负担，配合治疗。

【健康教育】

1. 向病人及家属进行有关预防食管异物发生的健康教育。
2. 养成良好的饮食卫生习惯，做到进食要细嚼慢咽，不宜过于匆忙。
3. 教育小儿改正口含物品玩耍等不良习惯。
4. 误咽异物后，切忌自行吞咽大食团、馒头、喝醋等，以免加重损伤。

（郭丽君）

思考题

1. 归纳气管、支气管异物常见的病因及临床表现。
2. 说出食管异物常见的护理诊断及主要护理措施。
3. 列出气管、支气管、食管异物的健康指导要点。

自测题

第七章
口腔颌面部的应用解剖及生理

学习目标

1. 掌握口腔前庭、固有口腔的解剖结构及其特点。
2. 熟悉唇、颊的解剖特点和牙冠、牙弓或牙列的概念，解剖特点。
3. 了解颌面部应用解剖与生理。
4. 能正确运用所学的口腔解剖生理特点，概述口腔颌面部的临床意义；能运用所学的颌面应用解剖与生理特点，概述颌骨、肌肉、神经、血管等的相应的临床意义。
5. 具有求真务实的学习态度、科学的思维能力和创新精神。

口腔颌面部是口腔与颌面颈部的总称，位于头颅前下方，为人体最显露的部位，其范围上起额部发际，下至舌骨水平，左右达颞骨乳突垂直线。随着口腔科学和颌面部外科学的发展，颌面部范围已扩展到上起颅底，下至颈部的区域，但不包括眼、耳、鼻、咽喉等器官。

口腔颌面部位置的特殊性及其解剖特点赋予其特别的临床意义：此部位位置外露，容易遭受外伤，但罹患疾病后，容易早期被发现获得及时治疗；由于血供丰富，有较强的抗感染能力，伤口愈合快，但受伤后出血较多；此部位解剖结构复杂，有面神经、三叉神经、唾液腺及其导管等组织器官，损伤后可能导致面瘫、麻木及涎瘘等并发症的发生；口腔颌面皮肤有自然皮肤皮纹，颌面部的手术切口设计应沿自然皮纹方向，并选择较隐蔽的区域作切口，如此伤口愈合后瘢痕相对不明显（图 7–1–1）。另外，由于此部位毗邻颅脑咽喉，当发生炎症、外伤、肿瘤等疾患时，容易波及颅脑及咽喉部。

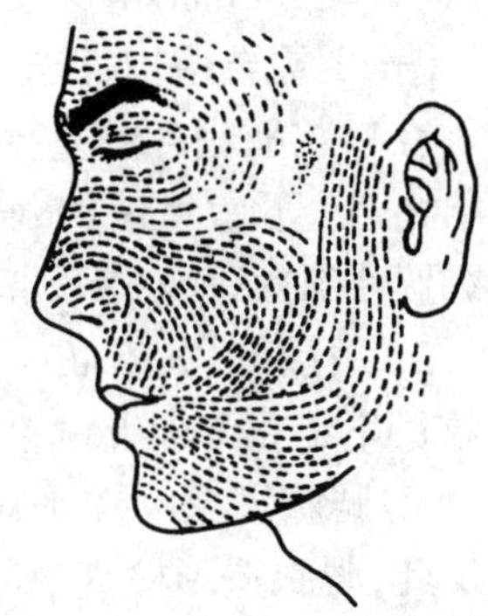

图 7–1–1　颜面部皮纹

第一节　口腔的应用解剖及生理

口腔（oral cavity）为消化道的起始部分，具有摄食、吸吮、咀嚼、味觉、吞咽、消化、语言和辅助呼吸等生理功能。口腔前端以口裂开口于外界，后端以咽峡与喉咽相通，闭口时以上下牙列和牙槽骨弓为界可分为口腔前庭和固有口腔（图 7–1–2），两者借第三磨牙后方的空隙相通，牙关紧闭或颌间固定的病人，可经此空隙输入营养物质。

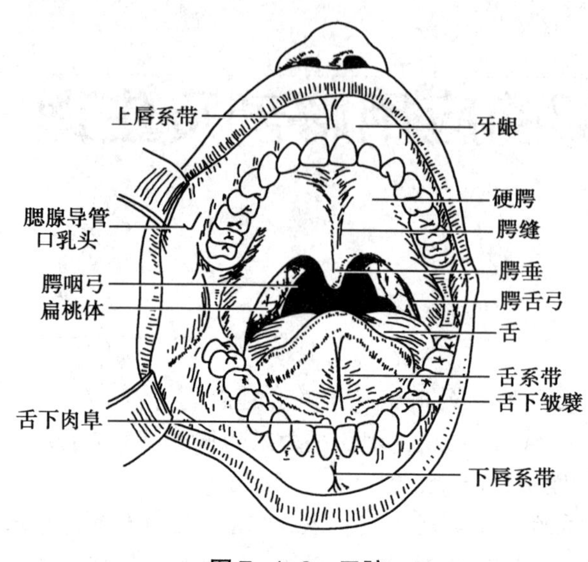

图 7-1-2　口腔

一、口腔前庭

口腔前庭是位于唇、颊与牙列、牙龈及牙槽突之间的蹄形潜在腔隙。口腔前庭的上下界为前庭沟，即唇颊黏膜移行于牙槽黏膜形成的沟，此处组织疏松且富有弹性，是临床上脓肿切开引流和口腔局部麻醉穿刺的进针部位。

（一）重要解剖标志

在口腔前庭各壁上，可见以下具有临床意义的表面解剖标志。

1. 上、下唇系带（frenum of upper and lower lip）　为前庭沟中线由唇至牙龈的扇形或线形的黏膜小皱襞。上唇系带一般较下唇系带明显。制作义齿时，应注意避让基托边缘。

2. 颊系带（buccalfrenum）　为口腔前庭沟相当于上、下尖牙或前磨牙区的扁形黏膜皱襞，其数目不定。一般上颊系带较明显，义齿基托边缘应注意此关系。

3. 腮腺乳头　在平对上颌第二磨牙牙冠的颊黏膜上，呈乳头状突起的肉阜，腮腺导管开口于此，腮腺造影检查或导管内注射时，须从此口实施。

4. 磨牙后区　由磨牙后三角和磨牙后垫组成。

（1）磨牙后三角（retromolar triangle）：位于下颌第三磨牙的后方，该三角的底朝前，为下颌第三磨牙远中面的颈缘，其尖朝向后方。

（2）磨牙后垫（retromolar pad）：为覆盖于磨牙后三角表面的软组织，当下颌第三磨牙冠周炎时，磨牙后垫常显红肿。

（二）唇

唇（lip）分上唇和下唇，其间为口裂，上、下唇联合处称为口角。上下唇黏膜与皮肤移行处称唇红，与皮肤相交处呈弓背状称唇弓。上唇皮肤表面正中与鼻小柱之间有一纵行浅沟，称人中沟。人中沟的上、中 1/3 交点为人中穴，是临床上抢救昏迷病人按压或针刺的常用穴位（图 7-1-3）。

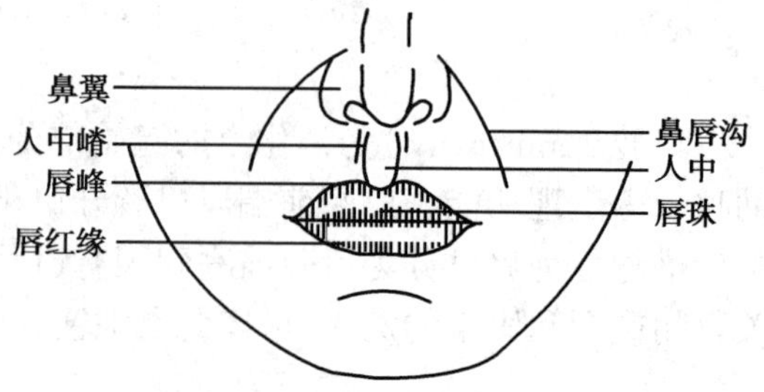

图 7-1-3　唇部正常解剖标志

唇部皮肤富有毛囊、皮脂腺和汗腺，是疖、痈的好发部位。唇部是疏松结缔组织，外伤或炎症时会出现明显水肿。

（三）颊

颊（cheek）位于面部两侧，构成口腔的外侧壁，主要由皮肤、皮下组织、肌肉和黏膜构成。两侧平对上颌第二磨牙牙冠的颊黏膜处，有一乳头状突起，为腮腺导管开口。大张口时，上、下颌之间颊黏膜上有一由前向后微凸的三角形隆起，称颊脂垫，其尖称颊垫尖，略高于下颌孔的水平，是临床下牙槽神经阻滞麻醉进针的标志之一。

二、固有口腔

固有口腔是口腔的主要部分，上界为硬腭和软腭，下界为舌和口底，前界和两侧界为上下牙弓，后界为咽峡，其间包括舌与牙齿。

（一）牙冠、牙弓或牙列

固有口腔内只见到牙的牙冠部位。不同部位、不同功能的牙有不同的牙冠表面形态，根据牙的功能及形态可分为切牙、尖牙、前磨牙和磨牙，根据牙的部位可分为前牙和后牙。上、下颌牙槽骨上分别有上、下颌牙齿，上、下颌牙形成连续的弓形，构成上、下牙弓或牙列。牙冠的外表形态除了牙冠的五面外，还有沟、窝、点隙、嵴等标志。

1. 唇面或颊面　前牙靠近唇黏膜的一面均称为唇面，后牙靠近颊黏膜一面称为颊面。

2. 舌面或腭面　前牙、后牙靠近舌侧一面称为舌面，上颌牙舌面接近腭，亦称腭面。

3. 近中面与远中面　面向中线的牙面称为近中面，远离中线的牙面称远中面，近、远中面统称邻接面。

4. 咬合面　上、下颌牙相对发生咀嚼作用的一面称为咬合面。前牙无咬合面，称为嵴。

5. 牙尖　牙冠上突出成尖的部分称为牙尖。

6. 嵴　牙冠上细长形成的牙釉质隆起，称为嵴。常可分为轴嵴、边缘嵴、横嵴、斜嵴和颈嵴。

7. 沟　牙面上细长的线形凹陷部分称为沟。发育沟处的牙釉质因钙化不全而不能密合称为裂沟。

8. 窝　牙冠面上不规则的凹陷称为窝。

9. 点隙　发育沟的汇合处或沟末端处的凹陷称为点隙。该部位牙釉质如果钙化不全，则为点隙裂。裂沟和点隙裂均是龋的好发部位。

（二）腭

腭（palate）由前 2/3 的硬腭和后 1/3 的软腭构成。在硬腭两中切牙之间后方的乳头状突起称切牙乳头，下方为切牙孔，是临床鼻腭神经阻滞麻醉进针的重要标志。在硬腭后缘前方约 0.5cm，上颌第三磨牙腭侧，约相当于腭中缝至龈缘之外、中 1/3 交界处，左右各有一骨孔，称为腭大孔，有腭前神经及腭大血管通过此孔，向前分布于尖牙后的黏骨膜及腭侧牙龈。软腭后端游离缘正中小舌样物体为悬雍垂（腭垂）。软腭两侧向外下方形成两个弓形黏膜皱襞，前者为腭舌弓，后者为腭咽弓，两弓之间为扁桃体窝容纳扁桃体。在正常情况下，软腭和咽部肌肉协调运动，完成腭咽闭合，从而行使其呼吸、语言、吞咽等生理功能。

（三）舌

舌（tongue）以人字沟为界，分为前 2/3 的舌体和后 1/3 的舌根，舌有味觉功能，并能协助完成咀嚼、吞咽、语言等重要功能。舌体的上面分布有丝状乳头、菌状乳头、轮廓乳头和叶状乳头（图 7-1-4）。舌根部黏膜有许多圆形淋巴滤泡突起，为舌扁桃体。舌腹面黏膜薄而平滑，正中有一黏膜皱襞与口底相连，称舌系带。如舌系带过短或附着过前，可限制舌的活动，常造成吸吮、咀嚼及语言障碍，可作手术加以矫正。舌的感觉由舌神经（舌前 2/3）和舌咽神经（舌后 1/3）管理。舌的运动神经为舌下神经。舌的味觉神经为面神经的鼓索支。

（四）口底

口底（floor of the mouth）位于舌体以下、两侧下颌骨体以内的口腔底部，由黏膜、肌肉等组织构成。在舌系带两侧各有一乳头状突起，称舌下肉阜，为颌下腺和舌下腺导管的开口部位。舌下肉阜两侧各有一条向后外斜行的黏膜皱襞称舌下皱襞（图 7-1-5）。口底组织较疏松，当外伤或感染时容易形成较大的血肿、水肿或脓肿，易导致呼吸困难或窒息，危及病人生命，在护理观察时应特别警惕。

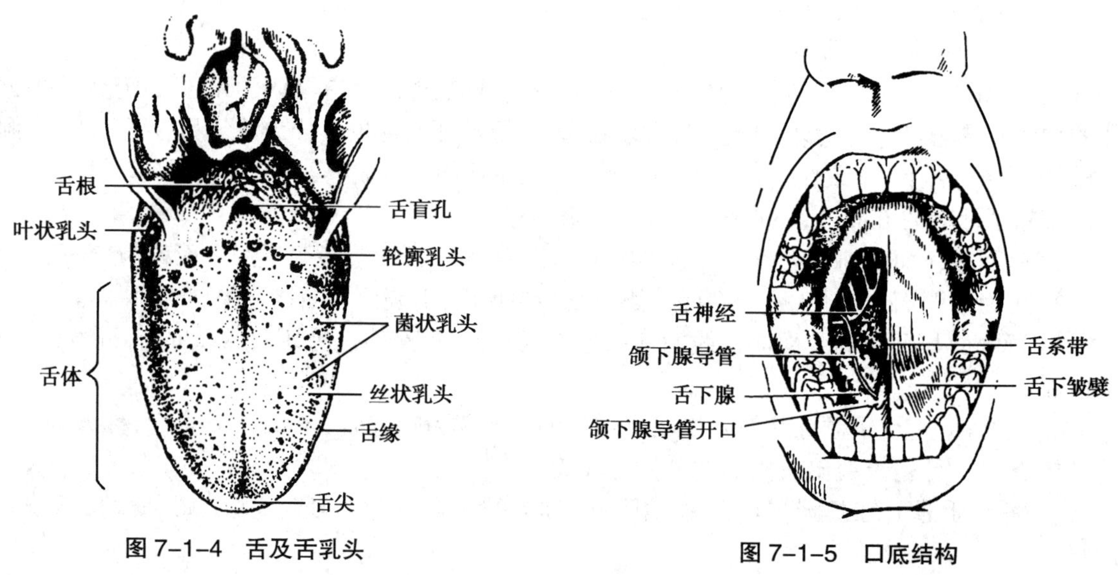

图 7-1-4　舌及舌乳头

图 7-1-5　口底结构

第二节　牙体及牙周组织的应用解剖及生理

一、牙齿

（一）牙齿的名称、数目、萌出

人一生有两副天然牙齿，按萌出时间和形态可分为乳牙和恒牙。

1. 乳牙（deciduous teeth）　共 20 个，上、下颌左右侧各 5 个，从中线向两侧依次为乳中切牙、乳侧切牙、乳尖牙、第一乳磨牙和第二乳磨牙。出生后 6~8 个月左右开始萌出乳牙，约 2 岁半萌齐。乳牙萌出时间与顺序见表 7-2-1。

2. 恒牙（permanent teeth）　共 28~32 个，从中线向两侧依次为中切牙、侧切牙、尖牙、第一前磨牙（第一双尖牙）、第二前磨牙（第二双尖牙）、第一磨牙、第二磨牙和第三磨牙。6~7 岁时开始萌出恒牙，替换乳牙，12~13 岁以后乳牙全部被恒牙替换，除第三磨牙外恒牙全部萌出。自第一个恒牙萌出至乳牙全部脱落，称为替牙期，又称混合牙列期。第三磨牙（俗称智齿）萌出时间不定，一般在 17~26 岁之间，也有终生不萌出者。恒牙萌出时间与顺序见表 7-2-2。

表 7-2-1　乳牙萌出时间与顺序

牙齿名称和顺序	萌出时间（月）
乳中切牙	6~8
乳侧切牙	8~10
第一乳磨牙	12~16
乳尖牙	16~20
第二乳磨牙	22~30

表 7-2-2　恒牙萌出时间与顺序

牙齿名称和顺序	萌出时间（岁）	
	上颌	下颌
第一磨牙	5~7	5~7
中切牙	7~8	6~7
侧切牙	8~10	7~8
尖牙	11~13	10~12
第一前磨牙	10~12	10~12
第二前磨牙	11~13	11~13
第二磨牙	12~14	11~14
第三磨牙	17~26	17~26

（二）牙位记录法

临床上为了便于记录牙位，以“+”符号将上下牙弓分为四区。水平线区分上颌、下颌，垂直线区分左侧、右侧（垂直线左代表病人的右侧，垂直线右代表病人的左侧）。乳牙用罗马数字代表牙位，恒牙用阿拉伯数字代表牙位，即

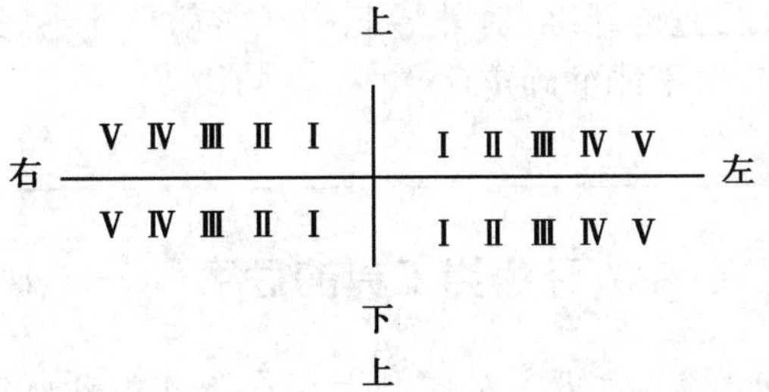

上

右	Ⅴ Ⅳ Ⅲ Ⅱ Ⅰ	Ⅰ Ⅱ Ⅲ Ⅳ Ⅴ	左
	Ⅴ Ⅳ Ⅲ Ⅱ Ⅰ	Ⅰ Ⅱ Ⅲ Ⅳ Ⅴ	

下

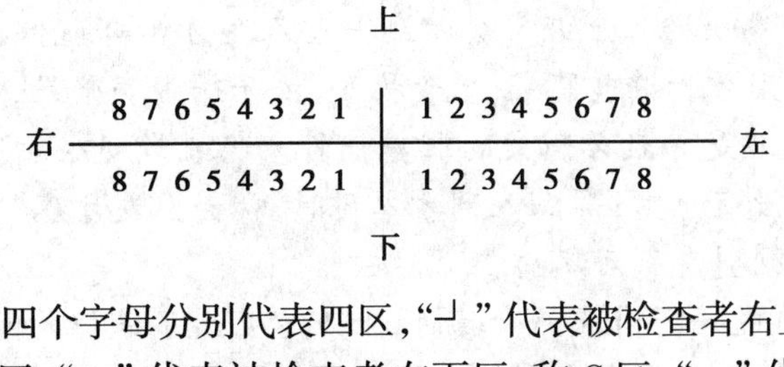

上

右	8 7 6 5 4 3 2 1	1 2 3 4 5 6 7 8	左
	8 7 6 5 4 3 2 1	1 2 3 4 5 6 7 8	

下

亦可用 A、B、C、D 四个字母分别代表四区，“┘”代表被检查者右上区，称 A 区；“└”代表被检查者左上区，称 B 区；“┐”代表被检查者右下区，称 C 区；“┌”代表被检查者左下区，称 D 区，即A|B/C|D。如Ⅳ┐也可记作ⅣC，读为右侧下颌第一乳磨牙。

（三）牙的组成

从外观上看，牙体由牙冠、牙根和牙颈三部分组成（图 7-2-1）。

1. 牙冠　为牙体牙釉质覆盖的部分，是发挥咀嚼功能的主要部分。不同部位、不同功能的牙齿有不同的牙冠表面形态。每个牙齿的牙冠都有五个面，即近中面、远中面、唇（颊）面、舌（腭）面和咬合面，还有沟、窝、点隙等标志。前牙主要是切割食物；后牙主要研磨食物；尖牙有尖锐的牙尖，可以撕裂食物。

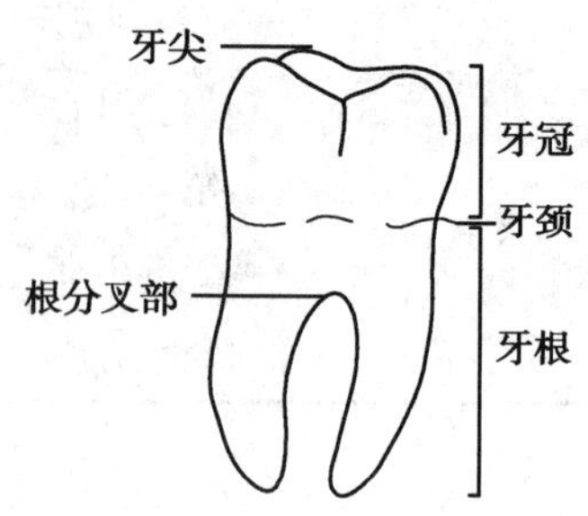

图 7-2-1　牙齿各部名称

2. 牙根　为牙体牙骨质覆盖的部分，其形态和数目各不相同。根的尖端称为根尖，每个根尖都有牙髓血管神经通过的小孔，称为根尖孔。因牙齿的咀嚼力和功能的不同，其牙根的数目和大小也不相同。

3. 牙颈　牙冠与牙根交界处呈一弧形曲线，称为牙颈。

（四）牙体组织结构

从牙体纵剖面看，牙体由牙釉质、牙本质、牙骨质三种硬组织和牙髓一种软组织构成（图 7-2-2）。

1. 牙釉质（enamel）　是覆盖在牙冠表面呈乳白色、半透明的钙化硬组织，对牙本质和牙髓具有保护作用。

2. 牙本质（dentin）　构成牙齿的主体，呈淡黄色，硬度仅次于牙釉质，位于牙釉质及牙骨质内层硬组织。在牙本质小管内，有由牙髓分出的神经末梢，牙本质受到刺激时有明显酸痛感。牙本质的内面有一空腔，称髓腔，容纳牙髓。

3. 牙骨质（cementum）　为包绕在牙根表面的一薄层淡黄色的硬组织，借牙周膜将牙体固定在牙槽窝内。当牙根受到损伤时，牙骨质可再生，具有修复功能。

4. 牙髓（pulp）　为充满于髓腔中的疏松结缔组织，内含血管、神经、淋巴和结缔组织，主要功能是营养牙体组织、形成牙本质。牙髓神经为无髓鞘纤维，对外界刺激异常敏感，受刺激可引起剧烈疼痛，但不能准确定位。

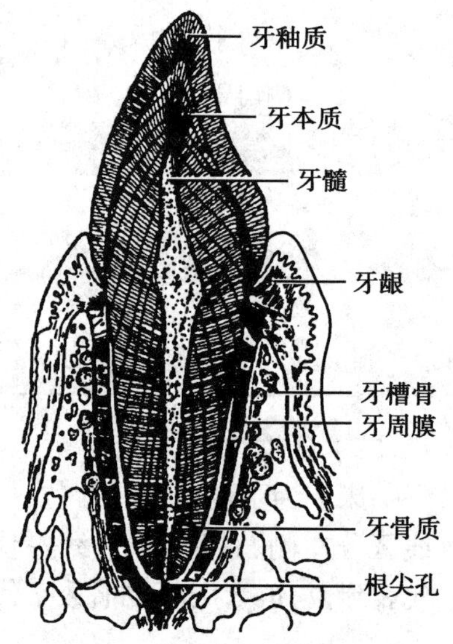

图 7-2-2　牙齿及其周围组织剖面图

知识拓展

牙齿当工具的危害

夏天来临，路边的餐饮摊位上经常会看到一些人用牙齿开瓶盖，生活中也经常会看到有人用牙齿揪断线头，用牙齿撕包装袋，嗑食榛子、松子等带壳坚果，啃食骨头，甚至用牙齿开核桃，而这样的做法就是导致牙隐裂的罪魁祸首。隐裂多发生于磨牙，如果仅仅发生在牙釉质部分，患者往往没有感觉；等深入到牙本质时，就会引发牙疼；裂到牙髓部位，就会引发牙髓炎或者根尖周炎，引发剧烈疼痛。

因此，专家提醒，在吃坚硬外壳的食物时，千万不要忘了保护牙齿，一定要用开瓶器、剥壳器、剪刀、钳子等工具，不要把牙齿当工具使。

二、牙周组织

牙周组织包括牙龈、牙周膜和牙槽骨（图 7–2–2）。

（一）牙龈

牙龈（gingiva）是覆盖于牙颈和牙槽突的口腔黏膜组织，呈粉红色，有光泽，质坚韧而无活动性。表面有呈橘皮状的凹陷小点，称点彩，当牙龈发炎水肿时点彩消失。两邻牙之间的牙龈突起称龈乳头，牙龈边缘称龈缘。龈缘与牙齿间的空隙称龈沟，正常深度不超过 2mm。如龈沟过深则表示有牙周病变。

（二）牙周膜

牙周膜（periodontal brane）是介于牙根和牙槽骨之间的纤维结缔组织，纤维的一端埋于牙骨质内，另一端则埋于牙槽窝骨壁里，将牙齿固定于牙槽窝内。牙周膜内含有血管、神经、淋巴和上皮细胞，具有感觉、营养、缓冲咀嚼压力的作用。

（三）牙槽骨

牙槽骨（alveolar bone）是颌骨包围牙根的突起部分，又称牙槽突。骨质较疏松富于弹性，是支持牙齿的重要组织。牙槽骨容纳牙根的凹窝称牙槽窝，牙槽骨的游离缘称牙槽嵴。当牙齿脱落后，牙槽骨逐渐萎缩。

第三节　颌面部的应用解剖及生理

颌面部位于头颅前下方，主要包括颌骨、颞下颌关节、涎腺、肌肉、血管、神经及软组织等。

一、颌骨

（一）上颌骨

上颌骨（maxilla）居颜面中部，是面中部最大的骨骼，左右各一，互相对称，在腭中缝结合，与邻骨连接，参与眼眶底、口腔顶、鼻底壁及侧壁等的构成。上颌骨形态不规则，由一体和四突构成（图 7–3–1），即上颌体和额突、颧突、腭突和牙槽突。上颌骨体中央形成的空腔称上颌窦。上颌骨骨质疏松，血运丰富，抗感染能力强，发生骨折时易出血，但易愈合。

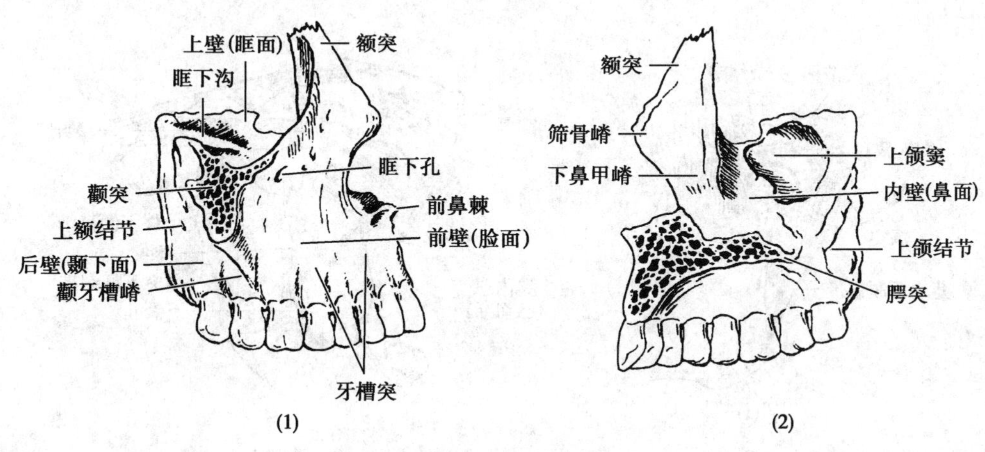

图 7–3–1　上颌骨

（1）外侧面观；（2）内侧面观

（二）下颌骨

下颌骨（mandible）是颌面骨中唯一可活动且最坚实的骨骼，左右对称，在中线融合成蹄铁形，分为下颌体与下颌支两部分（图 7-3-2）。下颌体的上缘为牙槽突。下颌体外面相当于第二前磨牙的下方有一孔，称颏孔，有颏神经、血管通过；下颌支内侧面中央有一骨孔，称下颌孔，有下牙槽神经、血管通过；下颌支后缘与下缘相交的部分，称下颌角；下颌支的上端有两个突起，前方是喙突，后方是髁状突。髁状突与颞骨的关节凹构成颞下颌关节。下颌骨血运较上颌骨差，临床上发生骨髓炎较上颌骨多见，且愈合也较上颌骨慢。下颌骨正中联合、颏孔区、下颌角和髁突颈部为骨折的好发部位。

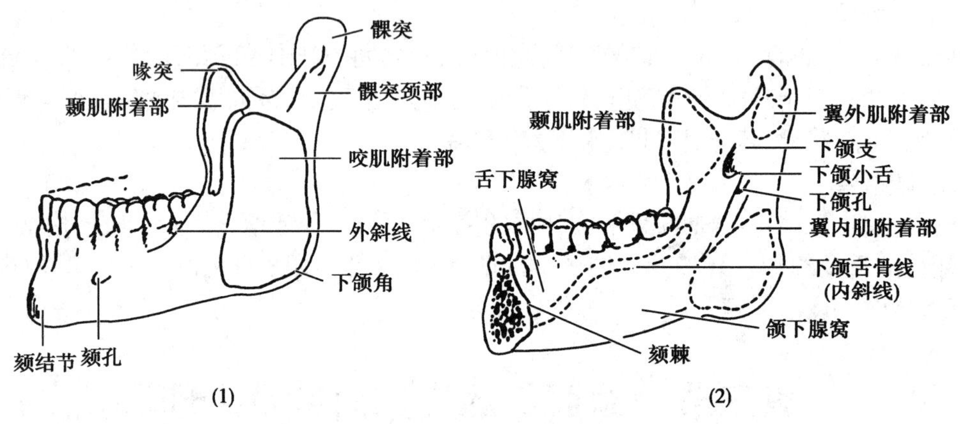

图 7-3-2　下颌骨
（1）外侧面观；（2）内侧面观

二、颞下颌关节

颞下颌关节（temporomandibular joint）由颞骨关节面、下颌骨髁突，以及居于两者间的关节盘、关节囊和囊内外韧带组成。颞下颌关节是颌面部唯一具有转动、滑动和左右协调统一的联动关节，且参与咀嚼、吞咽、语言和表情功能。颞下颌关节主要有开闭口、前后和侧方运动三种基本形式，这些运动是通过咀嚼肌群、韧带、关节之间相互协调的动作而完成。颞下颌关节疾病以颞下颌关节紊乱多见（图 7-3-3）。

图片：颞下颌关节

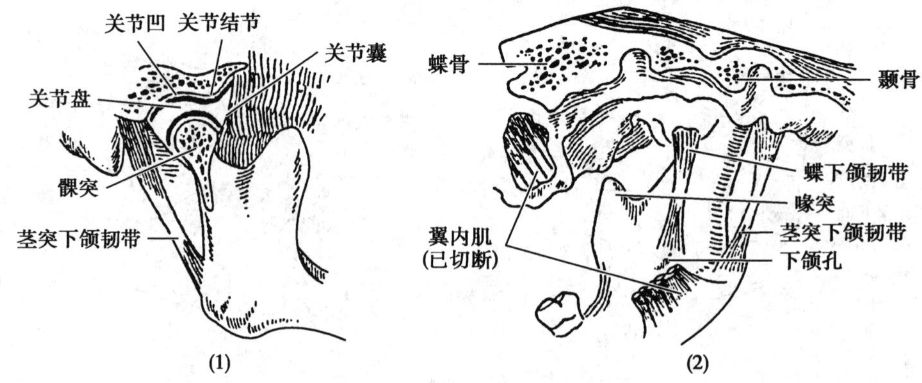

图 7-3-3　颞下颌关节的结构
（1）外侧面观；（2）内侧面观

三、肌肉

颌面部肌肉可分为咀嚼肌和表情肌两类，其主要功能为咀嚼、语言、表情和吞咽等。

（一）表情肌

表情肌（musculus facialis）位置表浅，多起于颜面骨壁，止于面部皮肤，分布在口、眼、鼻等周围，受面神经支配，故面神经损伤则引起面瘫。表情肌收缩时表现各种表情，且参与语言、咀嚼和口眼的张闭等功能（图 7-3-4）。

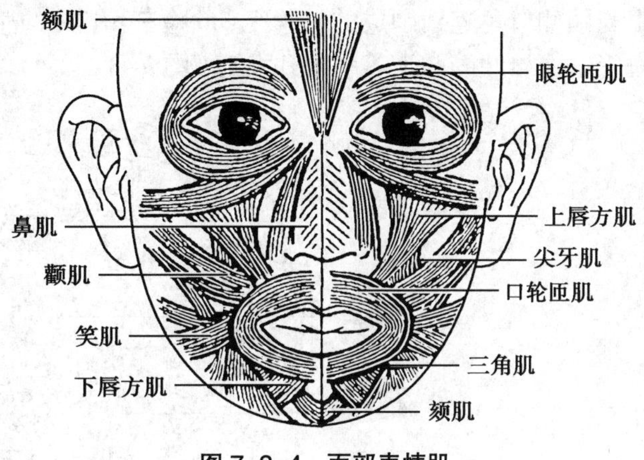

图 7-3-4　面部表情肌

（二）咀嚼肌

咀嚼肌（masseter）分为升颌肌群（闭口肌）和降颌肌群（开口肌）和翼外肌三组，左右成对，受三叉神经下颌神经的前股纤维支配，完成张闭口、下颌前伸和侧向运动。

四、血管

（一）动脉

口腔颌面部血液供给主要来自颈外动脉的分支舌动脉、颌外动脉（面动脉）、颌内动脉（上颌动脉）和颞浅动脉等。这些动脉的分支互相吻合成动脉网，使颌面部血运丰富（图 7-3-5），损伤和手术时易出血，但另一方面可促进伤口愈合和提高抗感染能力。

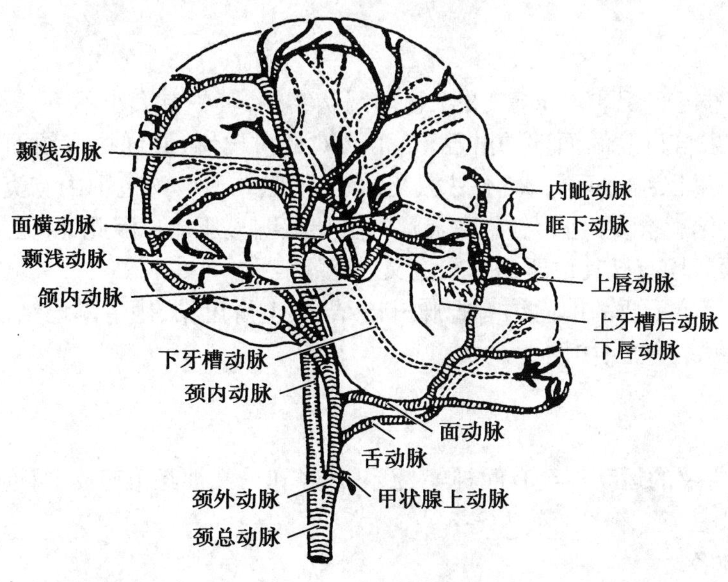

图 7-3-5　颈总动脉及其分支

（二）静脉

颌面部静脉多数与同名动脉伴行，一般分为深、浅两个静脉网。浅静脉网由面前静脉、面后静脉组成，深静脉网主要为翼静脉丛，最后通过颈内、外静脉回流至心脏。颌面部静脉的特点是静脉瓣少或无瓣膜，当肌肉收缩或挤压时，易造成血液反流。故颌面部的感染，特别是鼻根与两侧口角连线围成的三角区（危险三角区）的感染，若处理不当，则易逆行扩散入颅，引起海绵窦血栓性静脉炎等颅内并发症（图 7-3-6）。

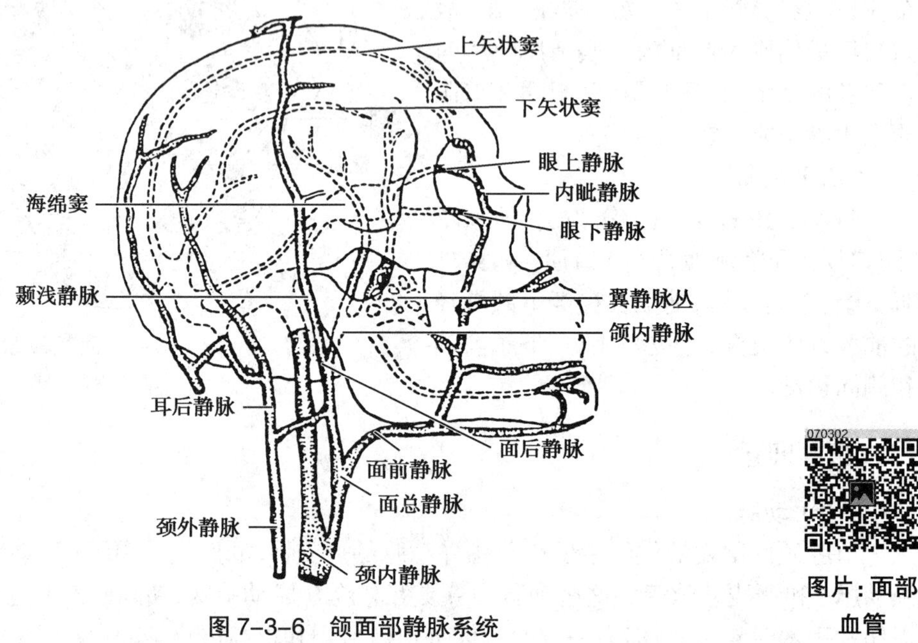

图 7-3-6 颌面部静脉系统

图片：面部血管

五、淋巴

口腔颌面部淋巴组织非常丰富，淋巴管呈网状结构，其中有大小不一、数量不等的淋巴结群。淋巴结收纳来自口腔颌面部的淋巴液，汇入对应淋巴结，共同构成颌面部重要的防御系统。正常情况下，淋巴结小而柔软，不易触及，但当淋巴结所收纳范围内有炎症或肿瘤发生转移时，对应的淋巴结就会发生肿大，急性炎症时可伴有明显压痛。因此，淋巴结对炎症、肿瘤的诊断、治疗以及预后均有极其重要的临床意义。

颌面部常见而较重要的淋巴结有腮腺淋巴结、颌上淋巴结、颌下淋巴结、颏下淋巴结和位于颈部的颈浅和颈深淋巴结（图 7-3-7）。

六、神经

口腔颌面部主要的运动神经有面神经、舌下神经和三叉神经第三支（下颌神经）的前股纤维；感觉神经主要是三叉神经（图 7-3-8）。

（一）三叉神经

三叉神经（trigeminal nerve）是第Ⅴ对脑神经，有感觉纤维和运动纤维。感觉纤维分出眼神经、上颌神经和下颌神经三个分支，分布于颌面部及口腔，司感觉，运动纤维支配咀嚼肌的运动。

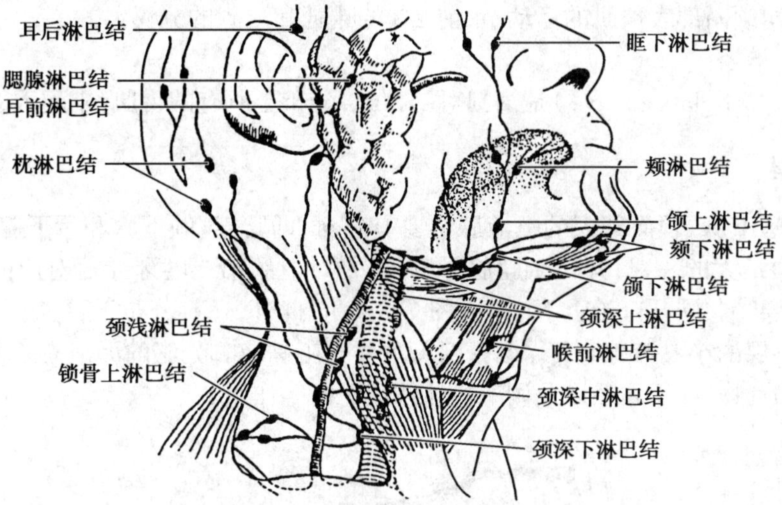

图 7-3-7　头颈部淋巴分布

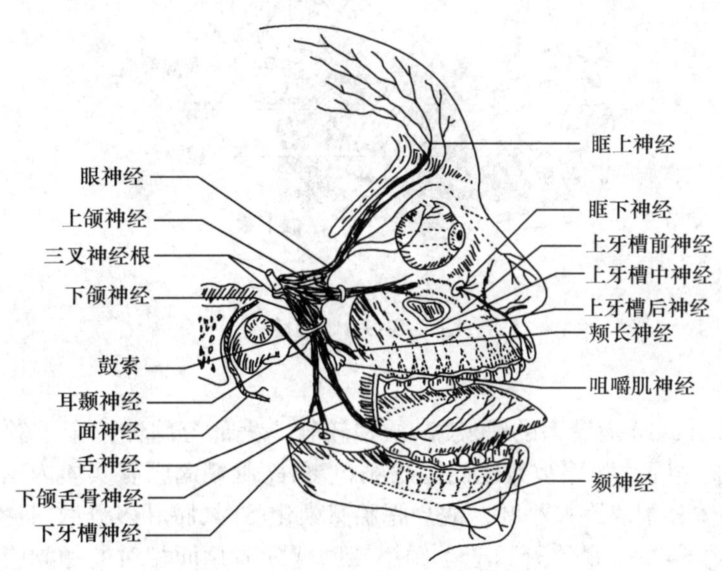

图 7-3-8　三叉神经、面神经及主要分支

知识拓展

三叉神经痛

三叉神经痛是最常见的脑神经疾病，多发生于中老年人，女性略多于男性，右侧多于左侧。该病的特点是：在头面部三叉神经分布区域内，发病骤发骤停，闪电样、刀割样、烧灼样、顽固性、难以忍受的剧烈性疼痛。

（二）面神经

面神经（facial nerve）是第Ⅶ对脑神经，是以运动神经为主的混合型脑神经（含运动、味觉和分泌纤维),司颌面部表情肌的运动、舌前2/3的味觉和涎腺的分泌。

(三)舌下神经

舌下神经(hypoglossal nerve)是第Ⅻ对脑神经,分布至所有的舌肌,支配舌的运动。

七、涎腺

涎腺又称唾液腺,颌面部大的唾液腺主要有三对,即腮腺、颌下腺和舌下腺。腮腺位于耳下区,是涎腺中最大的一对,开口于腮腺导管,其平对上颌第二磨牙牙冠对应的颊黏膜处;颌下腺和舌下腺导管共同开口于舌下肉阜(图7-3-9)。此外,还有分布于唇、颊、舌、腭等处黏膜固有层、黏膜下层的小黏液腺(又称无管腺),主要分泌黏液。分泌的涎液有杀菌、湿润口腔黏膜、消化和调和食物、便于吞咽以及调节机体体液平衡等作用。

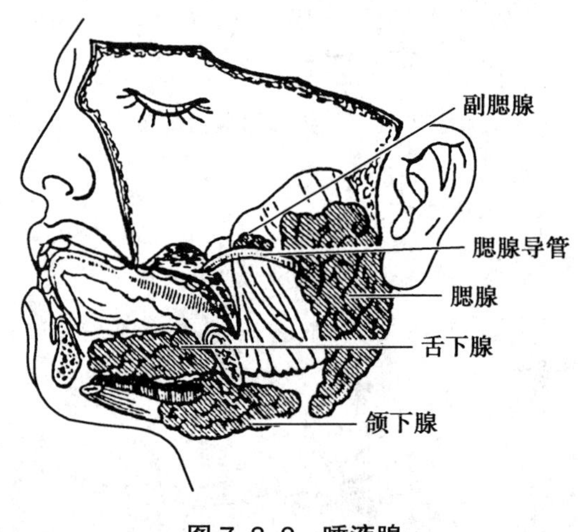

图7-3-9 唾液腺

(一)腮腺

腮腺(parotid gland)是最大的唾液腺,质地较软。大部分腺体位于下颌后窝内即下颌支后方与胸锁乳突肌之间。腮腺被致密的腮腺鞘包裹,腮腺鞘向腮腺实质内延伸形成许多纤维隔,将整个腮腺腺体分割成许多小叶。故当腮腺感染化脓时,脓肿多分散,且疼痛较剧烈。

腮腺导管长约5~7cm,最终开口于上颌第二磨牙牙冠颊面相对的颊黏膜上。导管口处的黏膜隆起,称为腮腺乳头。开口部位是导管的最狭窄处,导管穿过颊肌的部位也比较狭窄,易有结石潴留。当腮腺有炎症时,腮腺导管口表现红肿,挤压时可见炎性分泌物溢出。

(二)下颌下腺

下颌下腺(submandibular gland)位于两侧下颌下三角内,为第二对大唾液腺。下颌下腺导管长约5cm,从下颌下腺深部发出,经下颌舌骨肌与舌骨舌肌之间,最终开口于舌系带两旁的舌下肉阜。由于导管开口较大,位置低,牙垢或异物易进入导管,常成为钙盐沉积的核心,易形成下颌下腺导管结石,导致感染。

(三)舌下腺

舌下腺(submandibular gland)位于两侧舌下区,为最小的一对唾液腺。舌下腺管较多,多数直接开口于舌下襞黏膜表面,易因炎症、结石、损伤等因素导致导管缩窄阻塞,形成舌下腺囊肿。

(赵晓芳)

思考题

1. 指出口腔颌面部的范围，说出各结构的解剖特点和生理功能。
2. 说出乳牙、恒牙的数目及名称，能正确地进行牙位记录。
3. 归纳牙体及牙周组织的解剖生理特点。

自测题

第八章
口腔科病人护理概述

学习目标

1. 掌握口腔科病人常见症状、护理评估要点及口腔科手术病人的常规护理。
2. 熟悉口腔科常用检查、护理配合及护理诊断。
3. 了解口腔科消毒隔离制度、门诊护理管理。
4. 具有良好的护患交流和医护团队合作能力。
5. 学会正确识别和使用口腔科检查器械,能熟练进行口腔科疾病的专科护理操作。

对口腔科病人进行护理评估是确定护理诊断、制定护理计划、采用合理而科学的护理措施的必要手段和重要依据。在评估时,不仅要了解病人的身体状况,还要关心其心理、社会、文化、经济等状况,并通过系统的专科检查,掌握病人口腔卫生及健康状况,收集到完整、可靠的第一手资料,对病人进行整体、系统和动态地评估。

第一节 口腔科病人的护理评估

一、口腔科病人的基本特征

口腔科护理工作的主要对象是口腔科病人。因此,护理工作首先应从整体上了解病人情况,掌握口腔疾病的基本特征,才能更好地开展口腔护理工作,提高诊疗整体服务水平。

(一)口腔科病人具有广泛性

口腔科疾病临床发病率高,病人无性别、年龄、职业的限制,男女老幼均可发生口腔疾患。

(二)多与全身性疾病相关联

口腔与全身多器官关系密切,某些全身疾病可引起口腔特定的反应或并发症。如白血病病人牙龈增生、苍白、水肿、易出血;红斑狼疮病人则在面部及口内上腭部出现蝴蝶斑损害;维生素 B_2 缺乏引起口角炎等。同时,口腔疾病也可影响到全身,口腔病灶感染所致疾病关系较为密切的可能有亚急性细菌性心内膜炎、风湿性或类风湿关节炎、虹膜睫状体炎、肾小球肾炎等。

(三)口腔颌面部易损伤

口腔颌面部处于人体暴露部位,容易受到外界致伤因素的作用引起损伤。损伤后伤情多复杂,伤后易出血,可经腔窦发生感染,可伴随毗邻重要器官易损伤、面部畸形和功能障碍。因此,护理人员应具有急救意识和敏锐的观察力、处理问题的能力。

（四）手术后易感染

口腔手术后由于组织的缺损，会使口腔本身的自洁功能受到限制与影响，口腔中的分泌物及食物的残渣可进一步造成手术创口的感染。此外，口腔科器械种类繁多，形状复杂，使用频繁，消毒灭菌较难，亦可引起感染。因此，要加强病人术前、术后护理，降低口腔感染的发生率，预防并发症的发生。

二、健康史

详细询问病人过去史、生活史、过敏史、家族遗传史、药物史。了解病人的健康状况，有无全身性相关疾病；了解患病经历，掌握患病的原因、诱因、发病的起始情况、检查及治疗经过；了解病人口腔卫生习惯及卫生状况、生活环境等。评估口腔局部状况，评估牙痛的部位和性质，了解有无口腔溃疡、牙龈出血、龋齿、牙齿松动、牙本质过敏、牙体缺失、张口受限、牙外伤史等情况。

三、身心状况

（一）主要症状、体征

1. 牙痛　为口腔疾病最常见症状和就诊主要原因。疼痛是一种主观感觉，因个体的敏感性和耐受度不同，故对牙痛病人仔细询问病史，了解病人疼痛的性质、部位、程度和发作情况，根据病人的主诉和疼痛特点，进行专科检查，然后根据病人的实际情况和检查结果做出正确的护理诊断和护理评估。引起牙痛常见的原因有：

（1）牙体组织疾病：如龋病、非龋性疾病、各种牙髓炎等。

（2）牙周组织疾病：如各种急慢性根尖周炎、牙周组织损伤、牙槽脓肿、牙周脓肿、冠周炎、坏死性牙龈炎等。

（3）邻近组织疾病的影响：如急性化脓性上颌窦炎、颌骨骨髓炎、上颌窦肿物、急性化脓性中耳炎等均可引起牵涉性牙痛。

（4）全身疾病：如流感、癔症、神经衰弱等引起牙痛，心绞痛引起的心源性牙痛，颞下窝和翼腭窝肿物侵犯或压迫三叉神经引起牙痛。

2. 牙齿松动　牙齿在健康状态有一定的活动度，主要是水平方向的，垂直方向更是非常微小，不超过 0.02mm，不易被察觉。超出此范围，多为病理性松动，常见原因有：

（1）牙周病：是牙齿松动乃至脱落的最主要病因。

（2）外伤：前牙最易受累，可造成牙齿松动、折断、移位及脱落等，与所受外力大小有关。

（3）颌骨骨髓炎：如牙源性颌骨骨髓炎，可引起多个牙齿迅速松动，当转入慢性期后，病源牙必须拔除，其临近的松动牙齿可逐渐恢复稳固。

（4）颌骨内肿物：良性肿物压迫，可造成牙齿移位或牙根吸收。恶性肿物如上颌窦癌可使颌骨广泛破坏，在较短时间内导致多颗牙齿松动和移位。

3. 牙龈出血　许多因素可导致牙龈出血，应了解病人的全身情况、出血量、持续时间以及出血时有无炎症或溃疡等，常见的原因有：

（1）局部疾病：如各种牙龈炎、牙周病、牙龈肿瘤、食物嵌塞及不良修复体刺激等。

（2）全身疾病：如维生素 C 缺乏症、严重贫血、肝硬化、血液病、脾功能亢进等。

4. 口臭　是很多疾病都可出现的一种症状，常见的原因有：

（1）口腔疾病：口腔卫生不洁、牙石与牙垢过多、食物嵌塞牙间隙等是引起口臭的主要原因。各种口腔疾病亦是引起口臭的常见原因。

（2）鼻咽部疾病：如萎缩性鼻炎、化脓性上颌窦炎、扁桃体炎、小儿鼻腔内异物等。

（3）全身性疾病：如发热、消化不良、胃肠疾病、维生素C缺乏症、肺部感染、白血病等。

（4）味觉异常：如病人自觉有口臭，医生检查无口臭。

5. 牙齿着色和变色　正常牙齿呈黄白色或灰白色，且有光泽。

（1）牙齿着色：指牙齿表面有外来的色素沉积，如黑色、褐色及绿色色素沉着，多可经洁治、磨光后去除。

（2）牙齿变色：分个别牙变色和全口牙变色两种。个别牙变色常见于局部因素，如外伤或牙髓使用失活剂治疗；全口牙齿变色常见于牙齿发育期间受全身情况和环境因素的影响，如四环素牙和氟斑牙。

6. 张口受限　正常张口度约3.7~4.5cm左右，凡不能达到正常张口度者即为张口受限。常见原因有：

（1）口腔颌面部炎症、外伤：如下颌智齿冠周炎、颌骨骨折等。

（2）颞下颌关节疾病：如颞下颌关节紊乱、颞下颌关节强直等。

（3）肿瘤：凡是累及颞下颌关节或闭口肌群的恶性肿瘤均可引起张口受限。

（4）全身因素：破伤风和癔症病人发作时会发生张口受限。

知识拓展

氟　斑　牙

氟斑牙又叫斑釉，与饮用水中氟含量过高有关，严重影响健康、美观，对病人造成了心理上的负担和伤害。临床分为三型：①轻型：也称白垩型，表现为釉质表面像白色粉笔样、不透明斑块，即白垩状斑块；②中度：又称着色型，出现黄褐色或暗棕色斑块，上前牙最为明显；③重度：也称缺损型，多数牙甚至全口牙出现黄褐色斑块，同时有线状、点状或窝沟状缺损，凹陷内有较深的染色，牙面失去光泽。

防止饮用水中氟含量过高是关键。氟本身对牙齿具有双重作用，饮用水中氟含量过高产生氟斑牙，过低则形成龋齿。当饮水含氟量为1ppm时，既有防龋作用，又不致形成氟斑牙。

（二）常见心理、社会因素

慢性进行性疾病（如龋病、牙周病等）早期无明显的自觉症状，在经济、文化水平低的情况下，未受到人们的充分重视而未及时就诊，因而加重了咀嚼器官的损害。因口腔疾患而致的口臭、语言不清、功能障碍等病人，不愿意多与社会群体接触，可出现社交障碍。大多数病人对钻牙有畏惧心理，惧怕疼痛，不愿及时就诊。而随着人们生活水平提高和保健意识增强，对口腔健康的要求越来越高，因而对口腔疾病的防治不断的加强。口腔颌面部损伤及先天性唇腭裂病人因为面部畸形，常产生严重的自卑感，易造成病人孤僻、内向等性格。恶性肿瘤病人易产生悲观、绝望心理。

第二节　口腔科常用检查及护理配合

一、常用检查器械

口腔检查常用器械为口镜、镊子和探针（图 8-2-1）。

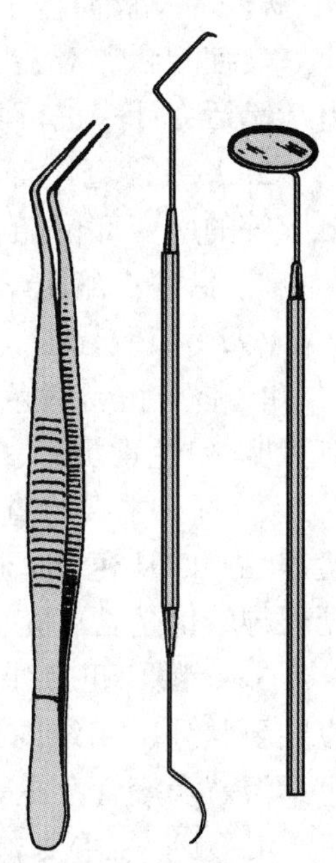

图 8-2-1　镊子、探针和口镜

1. 口镜　可用以牵拉唇、颊或推压舌体等组织，利用镜面反光与影像作用检查口内直视不到的部位。镜柄还可用于叩诊牙齿。

2. 镊子　用于夹持敷料、药物、异物、腐败组织及叩诊牙齿，还可夹持牙齿检查其松动度。

3. 探针　用于检查牙齿点、隙、裂、沟、龋洞及发现敏感区，检查充填物、修复体与牙体的密合程度，还可探测牙周袋的深度、瘘管方向等。

4. 其他器械　挖匙也是口腔、牙齿检查过程中常用的器械，用于挖除龋洞内食物残渣和腐败物质，以便观察龋洞深浅。

二、常用检查

（一）检查前准备

1. 诊室环境要求　诊室保持宽敞、整洁、明亮，定期用紫外线或0.5% 过氧乙酸消毒。诊室内应经常通风换气，减少交叉感染。

2. 设备与器械　口腔治疗椅、移动式器械柜、口腔常用器械及口腔其他器械和材料。

3. 体位　通常病人取仰坐位，检查者取坐位，检查者位于病人的右后方。检查上颌牙时，使病人上牙颌面与地面呈 45°~60°，高度与检查者肘部平齐或略高；检查下颌牙时，使下牙颌面与地面平行，高度与检查者肘部平齐。

4. 光源　检查中自然光最理想，自然光不足时可采用灯光辅助照明，根据观察部位不同需要不断变换治疗灯的位置。

（二）常用检查方法

1. 问诊　全面了解病人疾病的发生、发展、诊治经过、效果、既往史、家庭史以及与本次疾病有关病史等情况。

2. 视诊　观察病人的面部表情、神态、颜色、发育、营养状况，面部组织的质地、形态、功能性活动等。应首先检查病人主诉部位，然后再依次检查其他部位。

3. 探诊　利用探针检查并确定病变部位、范围、程度及疼痛反应情况，探查充填物边缘与牙体是否密合、有无继发龋，探测敏感部位和牙周袋深度等情况。

4. 叩诊　用金属口镜柄或镊子柄叩击牙齿，检查牙周膜的炎症反应。叩诊时，应先叩邻近正常牙齿，后再叩病牙，以便对照。正常牙齿叩诊音清脆，根尖有较大病变或牙周膜严重病变时呈浊音。

5. 触诊　用手指或用镊子夹棉球按压病变部位，观察病变部位的形状、范围、硬度、波动感、压痛、溢脓等情况，有助于牙周病和根尖周病的诊断。

6. 嗅诊　某些口腔疾病，如坏疽性牙髓炎及坏死性牙龈炎，具有特殊腐败臭味，可通过嗅诊协助诊断。

7. 咬诊 急性根尖周炎和牙隐裂时咬诊可出现疼痛。

（三）辅助检查方法

1. 牙髓活力测验 临床上常借助牙髓对温度或电流的不同反应来协助诊断牙髓是否患病、病变的发展阶段及牙髓的活力是否存在。正常情况下，牙髓对 20~50℃温度刺激不产生反应。炎症时牙髓对温度刺激反应敏感；如牙髓发生变性或坏死，则反应迟钝或消失。也可采用电牙髓活力计来进行测试。

2. X 线检查 有口内牙片、口外摄片和造影等，主要用于了解牙体、牙周、关节、颌骨以及涎腺等的病变部位、范围、程度、治疗前后对比及疗效判断。

此外，还有细胞学检查、穿刺检查、实验室检查、局部麻醉检查及活体组织检查等方法。

（四）口腔检查

1. 唇 正常唇色为粉红色，主要观察皮肤、黏膜、形态、有无肿胀、脱屑、皲裂、疱疹、口角有无糜烂、色素沉着、白斑等。

2. 颊 主要检查颊部的色泽、是否对称、有无肿胀、压痛、慢性瘘管、感觉障碍及过敏等；检查黏膜时从色、形、质三方面检查，应注意黏膜有无角化异常、表面发白的情况；尤其要注意腮腺导管口是否有充血、水肿、溢脓及触痛等。

3. 牙龈 正常牙龈呈粉红色，有点彩。牙龈炎、牙周病最常见的表现是点彩减少或消失。应主要从牙龈组织的色、形、质三方面检查，检查牙龈有无红肿、炎症、增生、萎缩、溃疡、坏死、色素沉着及瘘管存在等。

4. 系带 主要检查系带的数目、形状、位置及附着情况，对牙齿位置及口腔功能有无影响。

5. 腭 主要检查硬腭和软腭有无畸形、充血、水肿、肿块、溃疡及黏膜角化等情况。

6. 舌 正常舌质淡红，舌背覆盖薄白苔，舌体柔软、滋润，有光泽，无裂隙。舌腹黏膜薄而滑。检查时应注意舌质、舌苔的变化，舌背是否有裂纹，舌乳头有无充血、肿大或萎缩，舌的运动与感觉功能有无异常等情况。

7. 口底 主要检查舌系带是否过短、舌下肉阜分泌物、颌下腺和舌下腺导管口有无红肿，口底是否有肿胀、包块及其硬度、活动度等情况。

（五）牙齿检查

1. 视诊 先检查主诉部位，然后检查牙齿的数目、形态、颜色、位置、萌出替换情况、牙体、牙周组织及咬合关系等。

2. 探诊 利用牙科探针或镊子探测龋齿的好发部位、大小、深浅、充填物的密合程度、牙髓的反应，探测牙周袋的深度以及瘘管方向等。

3. 叩诊 用口镜或镊子柄垂直或从侧方轻轻叩击牙齿有无疼痛，主要是检查有无牙周病变或根尖周炎。应先叩健齿再叩患齿，对比反应。

4. 触诊 用手指或镊子夹棉球按压牙周组织进行触诊，按压龈缘观察是否溢脓，按压根尖部牙龈，检查是否有波动或压痛。

5. 牙齿活动度 检查牙齿的松动程度的方法：用牙科镊子夹住前牙牙冠，作唇舌方向的摇动，或用并起的牙科镊子尖放在后牙咬合面中央窝，作颊舌（腭）方向及近远中方向的摇动。临床上，牙齿的松动度测量和记录方法有以下两种：

（1）牙齿松动幅度：Ⅰ度松动，松动幅度在 1mm 以内；Ⅱ度松动，松动幅度为 1~2mm；Ⅲ

度松动，松动幅度在 2mm 以上。

（2）牙齿松动方向：Ⅰ度松动，牙齿仅有唇（颊）舌侧方向松动；Ⅱ度松动，牙齿有唇（颊）舌侧方向及近远中方向松动；Ⅲ度松动，牙齿有唇（颊）舌方向、近远中方向及垂直方向松动。

（六）颌面部检查

颌面部检查主要用视诊和触诊。视诊首先观察病人的表情与意识神态、颌面部外形与色泽，颌面部器官、骨骼有无缺损畸形、肿块瘘管及其部位、范围，对已发现的病变，应进一步结合触诊检查了解病变的范围、大小、深度、形态以及与深部组织、皮肤或黏膜的关系，有无波动感、捻发感、触痛等体征。

（七）张口度检查

用卡尺测量上下切牙缘之间的距离，或用手指宽度表示。临床上，如有张口异常可分为：

1. 轻度张口受限　上下切牙切缘间距 2~3cm（两横指）。
2. 中度张口受限　上下切牙切缘间距 1~2cm（一横指）。
3. 重度张口受限　上下切牙切缘间距不足 1cm。（不足一横指）
4. 完全性张口受限　完全不能张口，也称牙关紧闭。
5. 张口过度　上下切牙切缘间距超过 4.5cm。

（八）颞下颌关节检查

常用检查方法：将双手的示指和中指指腹放在被检查者耳屏的前方，或用两手小指伸入外耳道内、拇指分别置于被检查者耳屏前，嘱其进行张闭口运动，检查髁状突的活动度，及有无弹响、摩擦音、疼痛等。另外，还需检查面部左右是否对称，下颌骨各部位有无畸形，中点是否居中，各关节区及咀嚼肌群有否压痛，下颌运动有无偏斜及咬合关系是否良好。

知识拓展

“掉下巴”

“掉下巴”医学术语称为颞下颌关节脱位，多发生于中老年人，是下颌骨的髁状突滑出关节以外，不能自行复位。可以发生在单侧，亦可发生在双侧。生活中常以“掉下巴”来形容夸张的事物。如果关节经常脱位的话，对日常生活有很大的影响，病人也对此有恐惧感，甚至不敢张口。习惯性掉下巴的人一定要注意保养，平时要限制大张口的动作，张口度要限制在自己手指的两横指以内；避免进食大块硬食，在打哈欠、大笑、打喷嚏等时主动及时用手托住下颌，以避免过度运动而造成脱位；在进行一些需要大张口才能配合的医疗操作时，一定要事先向主治医生说明自己的情况。

第三节　口腔科病人常用护理诊断

1. 急性疼痛　与炎症、肿胀、外伤、骨折、口腔溃疡等有关。
2. 语言沟通障碍　与疼痛、口腔填塞辅料、术后禁声、唇腭裂畸形等有关。
3. 口腔黏膜改变　与手术、外伤、溃疡等有关。
4. 营养失调：低于机体需要量　与张口受限、咀嚼吞咽困难、颌面部损伤等有关。

5. 体温过高　与口腔颌面部炎症有关。

6. 自我形象紊乱　与面部畸形、颌面部外伤、面神经麻痹等有关。

7. 知识缺乏　与病人缺乏相关知识有关。

8. 有感染的危险　与口腔颌面部损伤、机体抵抗力低下、营养不良等有关。

9. 焦虑　与缺乏疾病相关知识、担心预后情况等有关。

10. 潜在并发症：出血、窒息等　与手术、伤口感染、外伤等有关。

第四节　口腔科护理管理

一、门诊护理管理

1. 保持诊室环境的整齐清洁、舒适安静、空气清新、采光良好，备好所需医疗器械、材料、药品以及洗漱用品等。

2. 维护好诊室秩序，保持诊室安静。对病人初步问诊后合理进行分诊，优先安排急、重症、年老体弱和残疾人就诊。

3. 协助病人上椅位，调整好治疗椅，使病人体位舒适；治疗过程中，随时观察病人反应，协助病人漱口，主动配合医生治疗。

4. 及时按规范收检、消毒诊疗器械；做好诊室常用治疗器械、设备的维护与保养。

5. 针对不同的病种，做好门诊病人的口腔卫生健康指导工作，必要时可通过向病人发放健康教育小册子、录像或现场示范等方法做好病人就诊前后的健康教育。

6. 下班前应将牙椅归位，断开电闸，关闭水、电、门窗等，做好诊室环境消毒工作。

二、颌面外科病房护理管理

1. 保持病房安静、整洁、通风、明亮、舒适。

2. 护士应与病人及家属建立良好的人际关系，适时向其进行健康宣教，提高病人自护能力，维护病人良好的治疗、护理依从性。

3. 认真执行医嘱，做好病人的口腔、心理护理工作。

4. 做好医疗器械及医疗设备的管理，保证状态良好。

三、治疗室护理管理

1. 保持室内采光良好、安静、清洁、整齐、通风换气良好。

2. 备好抢救药品及器械，并定期检查，及时更换及维护。

3. 做好消毒隔离工作，操作前应衣帽整齐，洗手、戴口罩，操作后应消毒双手。所用物品及时分类进行处理。

4. 做好椅旁护理或四手操作，协助医生治疗。

四、手术前后护理管理

（一）术前护理

1. 术前 3 天开始用 1∶5000 氯己定漱口，牙石过多者应行牙周洁治术，做好病人的口腔护理。

2. 根据手术要求，提前做好皮肤准备，时间一般在手术前 2 小时为宜，不能超过 24 小时，备皮范围应大于手术区 5~10cm。

3. 术前 30 分钟给予术前药物，并观察病人反应，协助病人做好手术前准备，并做好病人的心理护理。

4. 其他护理同一般外科术前护理。

（二）术后护理

1. 密切监测病人生命体征的变化，观察伤口肿胀、敷料渗出及引流物等情况。

2. 做好病人的口腔、心理和饮食护理。

3. 其他护理同一般外科术后护理，并依不同病种要求做好相应的专科护理。

（李忠婷）

思考题

病例分析：病人，女性，27 岁，近 2 周以来出现左下后牙疼痛，偶尔刷牙时有出血情况，左颊部反复肿胀，自行服用甲硝唑症状可有缓解。昨日突然出现嘴巴张不开的情况，前来就诊。

请思考：

1. 应该给病人做哪些相关的专科检查？

2. 该病人的护理诊断是什么？

自测题

第九章
口腔科病人的护理

第一节　牙体牙髓组织病病人的护理

学习目标

1. 掌握牙髓病和根尖周病牙痛的特点及相关护理措施。
2. 熟悉牙体组织病的临床特征及健康指导要点。
3. 了解各种牙体组织病的病因,各病之间相互关系及发展演变过程。
4. 运用所学知识能正确观察病情变化,对口腔牙体组织病进行正确的护理操作。
5. 具有良好的护患交流和医护团队合作能力。

案例导学与思考

案例导学:

某16岁病人,最近发现右后上牙遇冷热刺激及食物嵌塞时疼痛,当刺激因素去除后疼痛立即消退,开始未引起注意,以为过段时间就好了,但时间过了很久,疼痛未见明显好转,2天前突然出现自发性疼痛,呈阵发性发作,夜不能眠,心情烦躁,影响学习,于是去看医生。

思考:

1. 评估病人牙痛的特点及可能的护理诊断。
2. 针对该病人,医护人员应提供哪些心理指导?

一、龋病

龋病是在以细菌为主的多因素影响下牙体硬组织发生的慢性进行性破坏性的一种疾病。龋病是人类常见病、多发病之一,由于龋病病程进展缓慢,在发病初期常无明显主观症状,一般情况下不危及病人生命,不易受到人们重视。实际上龋病给人类造成的危害极大,特别是病变向牙体深部发展后,可引起牙髓炎、根尖周炎、牙槽脓肿等并发症,严重影响全身健康。

【护理评估】

(一)健康史

病因至今尚未完全明确,目前被普遍接受的龋病病因学说是四联因素论,它把龋病发生归结为细菌、食物、宿主和时间共同作用的结果(图9-1-1)。

1. 细菌　口腔中的主要致龋菌是变形链球菌,其次是某些乳酸杆菌和放线菌等。这些细菌和食物中的糖蛋白结合，形成牙菌斑，黏附于牙齿的表面，使食物中糖发酵、产酸，致牙齿硬组织破坏，形成龋病。

2. 食物 糖类与龋病的关系十分密切，尤以蔗糖及其他低分子量糖的作用最明显。

3. 宿主 影响龋病发病的宿主因素主要包括牙和唾液，特别是牙齿对龋病的敏感性或抗龋能力。宿主口腔卫生及饮食习惯与龋病发生密切相关。

4. 时间 龋病的发生和发展是一个缓慢的过程，需要一定的时间，从早期损害发展为一个临床洞，平均需要 18 个月左右，2~14 岁是乳恒牙患龋的易感期。

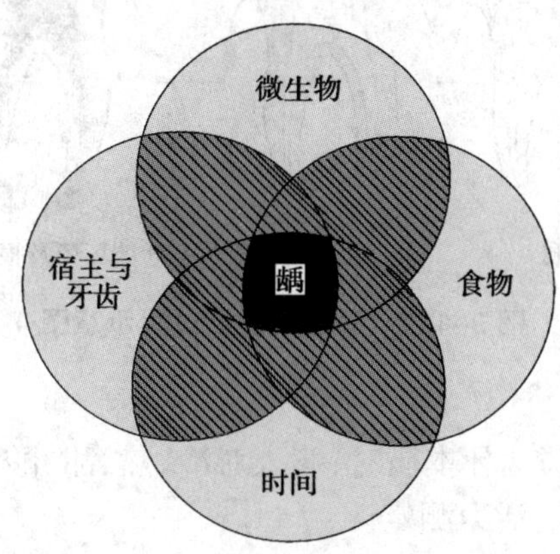

图 9-1-1 龋病病因的四联因素理论

知识拓展

唾液与龋病的关系

唾液中除了水，还含有蛋白质、电解质（如钾、钠等）、矿物质（如钙、磷酸盐等）、缓冲物质（如重碳酸盐）等。这些成分与牙结构的矿化成熟、口腔环境的缓冲能力等密切相关。在正常情况下，唾液有以下作用：①机械清洗作用；②抑菌作用；③抗酸作用；④抗溶作用。唾液的量和质发生变化时，均可影响龋患率，临床可见口干症或有唾液分泌障碍的病人龋患率明显增加；另一方面，当唾液中乳酸量增加，也利于龋的发生；此外，唾液蛋白改变与龋病关系更为密切。

（二）身体状况

龋病易发生于牙齿的咬合面，其次是牙齿的邻接面，病变由牙釉质或牙骨质表面开始，由浅入深逐渐累及到牙本质，组织不断被破坏、崩解而逐渐形成龋洞，呈连续破坏过程。龋病的临床特征是牙体硬组织的色、形、质的变化，而以质变为主。临床上常根据龋损程度分为浅龋、中龋、深龋（图 9-1-2）。

1. 浅龋 亦称釉质龋，龋蚀只局限于牙釉质或牙骨质。初期在牙表面表现为脱矿所致的白垩色斑块，以后因着色而呈黄褐色或黑色，窝沟处则呈浸墨状弥散，一般无明显龋洞，病人无自觉症状。探诊时有粗糙感，后期可出现局限于釉质的浅洞。

2. 中龋 龋蚀已达牙本质浅层，形成龋洞，洞内除病变的牙本质外还有食物残渣、细菌等。早期，病人对酸、甜等化学刺激敏感；继而对冷热甜酸和食物嵌入等外界刺激可出现疼痛反应，对冷刺激尤其明显。当刺激源去除后症状可立即消失。

3. 深龋 龋蚀已达牙本质深层，一般表现为大而深的龋洞，或入口小而深层有较为广泛的破坏，病变接近牙髓，对外界刺激反应较中龋为重，但刺激源去除后，仍可止痛，无自发性痛。

4. 并发症 病变向牙体深部发展后，可引起牙髓炎、根尖周炎、牙槽脓肿等并发症（图9-1-2），严重影响全身健康。

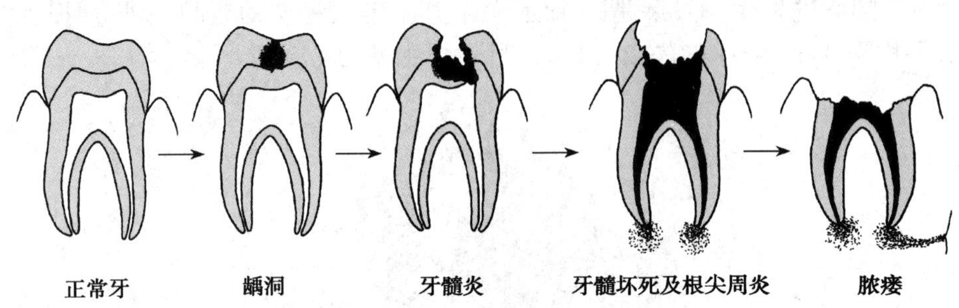

图 9-1-2 龋齿的发展过程示意图

（三）辅助检查

1. 温度刺激实验 当龋洞达牙本质时，病人对冷、热、甜、酸和食物嵌入等外界刺激敏感，可用冷热刺激检查，亦可使用电活力测定。

2. X线检查 可拍摄X线牙片，龋损处可见黑色阴影。可检查有无邻面龋、颈部龋、隐匿龋，了解龋洞的深度。

3. 透照检查 用光导纤维装置进行透照检查，能直接看到龋损部位及范围。

（四）心理社会状况

龋病病程进展缓慢，初期常无自觉症状，一般不危及病人生命，所以不易受到人们重视，直到牙齿出现龋洞、发生疼痛才来院就医。而病人对钻牙等治疗存在恐惧心理也是影响就诊的原因之一。延误了治疗时机，导致发生严重的并发症。

【治疗要点】

终止病变的发展，恢复牙齿的外形和功能，早期龋采用药物治疗，当牙体组织破坏形成龋洞时，首选修复性治疗方法即充填术。

【常见护理诊断/问题】

1. 组织完整性受损 与龋坏造成牙体缺损有关。
2. 舒适改变：对冷、热、甜、酸刺激过度敏感 与牙齿龋坏造成牙本质外露有关。
3. 潜在并发症：牙髓炎、根尖周炎、牙槽脓肿等。
4. 知识缺乏：缺乏有关龋病的防治及自我保健知识。

【护理措施】

（一）修复性治疗的护理

修复性治疗是指用手术的方法去除龋坏组织，制成一定洞形，选用适宜的修复材料修复缺损部分，恢复牙齿的形态和功能。充填术是目前应用最广泛且成效较好的方法，其基本过程可分为两步：先去除龋坏组织和失去支持的薄弱牙体组织，并按一定要求将窝洞制成合理的形态，然后以充填材料填充恢复牙齿的固有形态和功能。适用于充填后牙和隐蔽部位的前牙洞。在进行充填术的过程中，应做好配合。

1. 术前准备

（1）器械及用物：备好检查盘、粘固粉充填器、双头挖器、银汞充填器、各型车针、成形片及成形片夹、咬合纸、橡皮轮、纱团、小棉球。

（2）修复、垫底材料：银汞合金、复合树脂、玻璃离子体粘固剂、氧化锌丁香油粘固剂、氢氧化钙粘固剂。

（3）药品：25% 麝香草酚酊、50% 酚甘油、75% 乙醇、樟脑酚合剂、丁香油。

2. 术中配合

（1）安排病人体位，根据治疗需要调节椅位及光源。

（2）制备洞穴：医生制备洞穴时，协助牵拉口角，用吸唾器及时吸净冷却液，保持术野清晰。

（3）隔湿、消毒：协助医生用棉条隔湿，准备窝洞消毒的小棉球，消毒药物根据龋洞情况、充填材料及医嘱选用。

（4）调拌垫底及充填材料：浅龋不需垫底；中龋可选用磷酸锌粘固剂或玻璃离子体粘固剂单层垫底；深龋需用氧化锌丁香油粘固剂及磷酸锌粘固剂双层垫底。遵医嘱调拌所需垫底材料，再选用永久性充填材料充填。

（5）清理用物，将所用车针、器械消毒后备用。

3. 术后指导　嘱病人银汞合金充填的牙齿 24 小时内不能咀嚼食物，以免充填物脱落。深龋充填后如有疼痛，应及时到医院复诊。及时观察中龋、深龋治疗后的病人症状是否缓解或消失；观察充填物是否脱落。

（二）心理护理

向病人解释病情，介绍治疗方法，消除对钻牙的恐惧心理，使其积极配合治疗。

【健康教育】

1. 保持口腔卫生　指导病人正确刷牙和漱口，加强宣传教育，使儿童从小养成良好口腔卫生习惯。

2. 定期口腔检查　以便早期发现龋病，及时治疗。

3. 增强牙齿的抗龋性　主要是通过氟化法增加牙齿中的氟素，特别是改变釉质表面或表面的结构，增强其抗龋性。如采用自来水氟化、学校饮水氟化、牙面涂氟、含氟牙膏刷牙、氟溶液漱口等方法。

4. 合理饮食　少吃糖果、饼干等精致糖类。鼓励多吃蔬菜、水果和含钙、磷、维生素等多的食物。

二、牙髓病

牙髓病（dental pulp disease）是指发生在牙髓组织的疾病。根据其临床表现和治疗预后可分为可牙髓炎、牙髓坏死、牙髓钙化、牙内吸收。其中牙髓炎是口腔科常见的疾病之一，多由深龋引起，临床上可分为急性牙髓炎和慢性牙髓炎。

【护理评估】

（一）健康史

1. 由细菌感染所致，感染主要来自深龋。当龋病、磨损、创伤或医源性因素等破坏了牙釉质或牙骨质的完整性时，通过暴露的牙本质小管、牙髓牙周袋途径和血源感染引起牙髓炎。

2. 牙周组织疾病引起的逆行感染。

3. 外伤、温度、电流刺激等物理因素引起牙髓炎。

4. 有毒性的充填材料等化学因素引起牙髓炎。

5. 进入牙髓的抗原物质可诱发机体的特异性免疫反应，导致牙髓炎。

(二)身体状况

1. 急性牙髓炎

(1)症状：发病急，剧烈疼痛。疼痛具有以下特点：①自发性阵发性痛；②夜间加重；③温度刺激加剧疼痛，但当牙髓化脓时，对热刺激极为敏感，而遇冷刺激则能缓解疼痛；④疼痛不能自行定位。

(2)体征：可见患牙有深的龋洞或其他牙体硬组织疾患，探痛明显，或见牙冠有充填体存在，或有深牙周袋。对可疑牙需借助温度测验来确定患牙位置。

2. 慢性牙髓炎

(1)症状：一般不发生剧烈的自发性疼痛，有时可出现阵发性隐痛或钝痛。病人有长期的冷热刺激痛病史，患牙有咬合不适感，多可定位患牙。

(2)体征：可见患牙有深的龋洞、牙髓息肉或牙冠充填体，探查可有穿髓孔和疼痛，有轻微叩痛。

知识拓展

牙髓炎牙痛的病理学基础

由于牙髓组织的四周为坚实的牙体组织，髓腔的空间容量是恒定的，只通过根尖孔、副根管与外界联系。牙髓急性炎症时，血管充血、渗出物积聚导致髓腔内压力增高，使神经受压，加之牙髓神经无髓鞘，对炎性渗出物的刺激敏感而使疼痛极为剧烈。

(三)辅助检查

温度实验及叩诊可帮助确定患牙，用电活力测试牙髓活力；X线牙片有助于龋齿的检查和了解髓腔形态。

(四)心理社会状况

牙髓炎多有深龋引起，疼痛不明显时，常不为病人重视，忽视对龋齿的早期治疗。当急性牙髓炎发作出现难以忍受的疼痛时，病人难以入睡、烦躁，常对医生有立即为其解除痛苦的迫切要求。

【治疗要点】

急性牙髓炎发病急，疼痛剧烈，治疗应首先止痛。开髓引流是最有效的止痛方法，还可用药物止痛。慢性牙髓炎使用尽量保存活髓及患牙的专科治疗。

【常见护理诊断/问题】

1. 急性疼痛：炎症引起血管扩张、牙髓腔压力增高　与压迫神经导致有关。

2. 恐惧　与病人惧怕反复发作的疼痛或治疗器械有关。

3. 睡眠型态紊乱　与疼痛干扰病人睡眠有关。

【护理措施】

1. 协助医生开髓引流　是止痛最有效的方法。医生在局麻下用牙钻开髓引流，迅速减轻牙髓腔压力，然后放丁香油或牙痛水小棉球置于髓腔内，暂封窝洞。

2. 遵医嘱药物止痛　对于未开髓病人，遵医嘱备丁香油或樟脑酚棉球置于龋洞内，暂时止痛，同时口服止痛药。

3. 盖髓术和冠髓切断术的护理　牙髓炎疼痛缓解后，应行根本治疗。对于年轻恒牙或炎症只波及冠髓或部分冠髓的牙，常采用盖髓术和冠髓切断术，保存活的根髓。

（1）术前准备好各种无菌器械、局麻药及暂封剂。

（2）协助医生隔湿、消毒和冲洗髓。

（3）遵医嘱调制盖髓剂（如氢氧化钙糊剂）覆盖牙髓断面。盖髓完成后，调制氧化锌丁香油粘固粉暂封窝洞。

（4）术后嘱病人按医生要求按时复诊。无自觉症状后可作永久性充填。其余同龋病。

4. 保存牙体治疗的护理

（1）术前备好器械及药品，向病人说明治疗目的和用药后可能出现疼痛等反应。

（2）术中配合的关键在于熟悉手术步骤。①根管预备：对活髓牙，在局麻或失活下拔除根髓，再用生理盐水冲洗、消毒、吹干后进行根管充填。对感染根管，除去牙髓后用2%氯亚明液和3%的过氧化氢溶液交替冲洗，再用生理盐水冲净余液，用根管扩锉针反复扩锉管壁，冲洗拭干。②根管消毒：将蘸有消毒药液的棉捻置于根管内，用氧化锌丁香油糊剂暂封窝洞。待自觉症状消失，复诊检查时，根管内取出的棉捻无分泌物，无异味，无叩痛，即可进行根管充填。③根管充填：严格遵守无菌操作原则下，先将根管充填材料（常见的充填材料有氧化锌丁香油糊剂、碘仿糊剂等）调成糊状送入根管内，再将消毒后的牙胶尖插入根管，直达根尖孔，用加热后的充填器，去除多余牙胶，最后作永久充填。

在以上过程中，护士应了解技术要点，明确处理原则，精于随机应变，协助医生完成治疗。

5. 心理护理　告知病人牙髓病的治疗方法、步骤，缓解病人紧张情绪，介绍口腔治疗的常用器械，消除对钻牙的恐惧心理，使其积极配合治疗。

【健康教育】

利用病人治疗机会向病人宣传牙髓炎的发病原因、治疗方法和目的以及牙病早期治疗的重要性。让病人了解，牙髓炎早期如能得到及时正确的处理，活髓可能得到保存。告诉病人要保持口腔卫生，早晚刷牙，饭后漱口。积极预防龋病的发生。

三、根尖周病

根尖周病（periapical disease）是指发生在牙齿根尖部及其周围组织如牙骨质、根尖周围的牙周膜和牙槽骨等的疾病。根尖周围组织的炎症性病变统称根尖周炎，多为牙髓炎的继发疾病。临床上可分为急性根尖周炎和慢性根尖周炎，以慢性根尖周炎最为常见。

【护理评估】

（一）健康史

1. 感染　为根尖周炎最常见原因。最常见的感染来自龋病、牙髓病，其次是牙周病通过根尖孔、侧副根管及牙本质小管而继发，血源性感染比较少见。根尖周病感染的主要致病菌是以根尖微生物混合感染的结果。

2. 化学刺激　牙髓治疗时，酚、醛、亚砷酸等药物浸出根尖孔引起化学性根尖周炎。

3. 创伤　牙遭受外力，如打击、碰撞、跌倒等，可致牙体硬组织、牙周组织及尖周组织损伤。咬硬物，如咬到饭内的砂子、瓶盖等创伤性咬合，均可导致根尖周损害。

4. 免疫因素　研究表明，引起机体免疫反应的抗原物质主要来自根管治疗药物，如甲醛甲酚、樟脑酚等。此外，细菌及细菌代谢产物如内毒素通过病理免疫反应，也可引起根尖周炎。

（二）身体状况

1. 急性根尖周炎　多由慢性根尖周炎急性发作所致。炎症初期，病人能准确指出患牙，病人自觉患牙根部不适、发胀、轻度钝痛，患牙有浮起感，咀嚼时疼痛，检查时有叩痛。形成化脓性根尖周炎时，出现自发性剧烈、持续的跳痛，牙齿有伸长感，检查颌下区域性淋巴结肿大。脓液最初局限在根尖周围的牙周膜内，此时称为根尖周脓肿阶段；若病情加重，脓肿可扩散到骨膜，形成骨膜下脓肿，即骨膜下脓肿阶段，此时临床症状最重，可伴有体温升高、乏力、食欲不振等全身症状；很快突破骨膜，形成黏膜下脓肿，即黏膜下脓肿阶段，由于压力降低，此时临床症状减轻（图 9-1-3）；最后穿破黏膜向口腔排脓，排脓孔久不愈合则形成窦管。

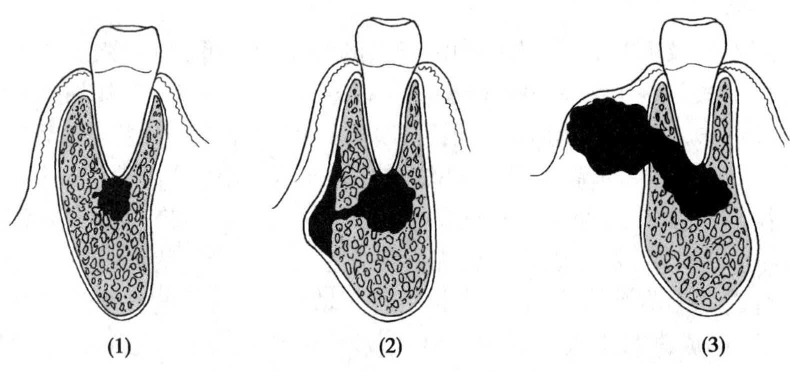

图 9-1-3　急性化脓性根尖周炎发展的三个阶段

（1）根尖周脓肿阶段；（2）骨膜下脓肿阶段；（3）黏膜下脓肿阶段

2. 慢性根尖周炎　多无明显的自觉症状或轻微的钝痛、咬𬌗痛，患牙有牙髓病史、反复肿痛史，或牙髓治疗史。表现慢性根尖脓肿、根尖肉芽肿、根尖囊肿。口腔检查可发现患牙龋坏变色，牙髓坏死，无探痛但有轻微叩痛，根尖区牙龈可有经久不愈的瘘管。

（三）辅助检查

X 线检查时，慢性根尖周炎显示根尖区有稀疏阴影，或圆形透射区等骨质破坏的影像（图 9-1-4）。急性根尖周炎根尖部无明显病变或仅有牙周膜腔隙增宽。

（四）心理社会状况

急性根尖周炎病人表现出患牙的剧烈疼痛，可影响进食和睡眠，常表现急于就诊，求治心切。慢性根尖周炎病人自觉症状不明显，常被病人忽视，当患牙出现脓肿及瘘管时，如果病人未坚持治疗，则长期受本病的困扰。

【治疗要点】

急性期应先缓解疼痛，首选开髓减压引流；慢性期采用牙髓塑化或根管治疗，以保存患牙；

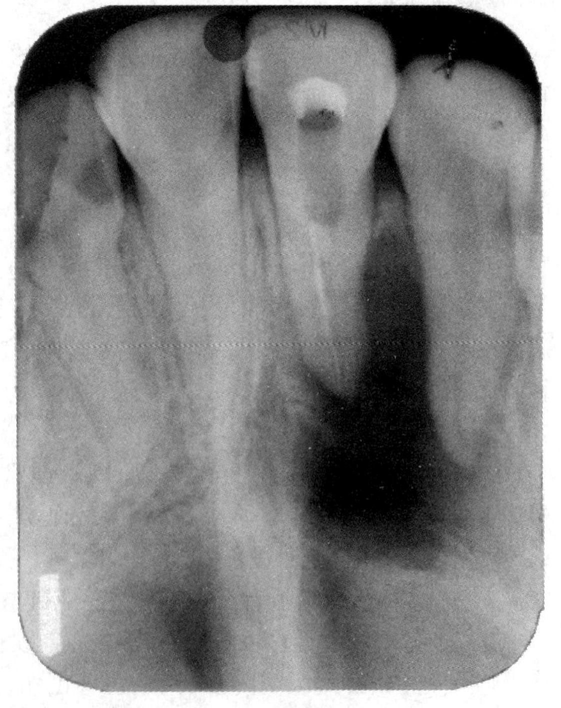

图 9-1-4　慢性根尖周炎 X 线片

病变严重保守治疗无效者可拔除患牙。

【常见护理诊断/问题】

1. 急性疼痛　与根尖周炎急性发作、牙槽脓肿未引流或引流不畅有关。

2. 口腔黏膜改变　与慢性根尖周炎引起瘘管有关。

3. 知识缺乏：缺乏根尖周病防治的相关知识和对疾病的早期治疗知识。

【护理措施】

1. 注意休息，多饮水，通大便。进易消化、富营养的半流质饮食，注意口腔卫生。

2. 遵医嘱给予抗生素、镇痛剂、维生素等药物。

3. 开髓引流的护理配合　开髓引流是控制急性根尖周炎的首要措施。护理同牙髓炎。

4. 脓肿切开的护理配合　急性根尖周炎骨膜下或黏膜下已形成脓肿时，除根管引流外，还应切开脓肿排脓，才能使疼痛缓解、炎症逐渐消退。切开脓肿前，护士遵医嘱准备手术器械及麻醉药物，协助医生清洁、消毒、隔湿准备。脓肿切开后冲洗脓腔，在切口处放置橡皮引流条，嘱病人定期复诊。

5. 牙髓塑化治疗的护理配合　牙髓塑化治疗护理同牙髓炎的根管治疗。

6. 根管显微镜治疗的护理　根管显微镜治疗是借助手术显微镜和显微器械进行根管治疗的一项新技术，主要应用于修补穿孔、折断器械及折断根管桩的取出、遗漏根管的定位找寻、钙化根管的疏通、根管治疗失败后的再治疗等。护士在治疗中配合医生做好用物的准备、协助医生安置橡皮障、及时吸唾、协助医生拍摄和录制图片、术后显微器械分类整理和消毒灭菌等。

7. 根管外科手术的护理　根管外科手术是将根管治疗术和外科手术结合起来治疗牙髓根尖周病的方法，适用于根管治疗或再治疗失败、根管解剖严重变异或需要通过探查手术明确诊断的患牙。护理配合参照根管治疗和外科手术常规护理。

【健康教育】

1. 让病人了解根尖周病的发病原因、治疗过程及可能出现的问题，提高病人对牙病的预防意识。

2. 嘱病人按医嘱准时复诊，保持治疗的连续性，以达到治疗的最佳效果。

3. 培养良好的口腔卫生习惯（刷牙、漱口、少吃糖），定期进行口腔检查。一旦发现龋齿或出现了牙髓炎后，要立即进行正规治疗。

4. 根管治疗后牙体组织变脆，嘱病人避免用患牙咬硬物，防止牙体崩裂。

（曹玲玲）

思考题

1. 简述龋齿常见并发症和护理诊断。

2. 简述牙髓炎常见致病因素、护理诊断及主要护理措施。

3. 简述根尖周炎的护理评估要点及主要护理诊断。

自测题

第二节　牙周组织病病人的护理

学习目标

1. 掌握牙龈炎、牙周炎的主要临床表现及护理措施。
2. 熟悉牙周组织病的临床特征及健康指导要点。
3. 了解各种牙周组织病的病因,各病之间相互关系及发展演变过程。
4. 能运用所学知识能正确观察病情变化,对口腔牙周病进行正确的护理操作。
5. 具有良好的护患交流和医护团队合作能力。

案例导学与思考

案例导学:

病人,女性,26岁,右上后牙颊侧牙龈肿胀3个月。医院诊断为“慢性根尖炎”,经根管治疗后1个月,牙龈仍有肿胀感,瘘管不愈且少量流脓,轻度咬合不适。牙体转诊要求牙周治疗。10年来病人常有刷牙出血现象,偶有自发出血,可自行止住。检查:牙菌斑中量,牙石(++),颊侧牙龈相应于根中部可见瘘管,周围牙龈肿胀,轻压少量溢脓,初步诊断为“牙周炎”。

思考:

1. 列出病人存在的主要的护理问题。
2. 制定一份牙周病的健康教育方案。

牙周组织病一般是广义的,即泛指发生于牙周组织(牙龈、牙周膜、牙槽骨和牙骨质)的各种病理情况,又称之为牙周病(periodontal disease),主要包括牙龈病和牙周炎两大类。狭义的牙周病仅指造成牙周支持组织破坏的牙周炎。

一、牙龈炎

牙龈炎(gingival disease)是指炎症只局限于龈乳头和龈缘,是菌斑性牙龈病中最为常见的类型。牙龈炎的病变未侵犯深部牙周组织,是可逆的,病因去除,炎症消退,牙龈可恢复正常。治疗不及时、不彻底,可发展成为牙周炎。牙龈炎种类较多,以慢性龈缘炎和增生性龈炎最常见。

【护理评估】

(一)健康史

1. 牙菌斑是引起牙龈炎的始动因子。牙菌斑是一种细菌性生物膜,即细菌性群体,由基质包裹着相互聚集,并黏附在口腔内的硬组织表面,如牙面、牙缝间以及义齿表面,并生长繁殖。口腔卫生不良形成牙石、牙面着色、食物嵌塞、不良修复体及牙错位拥挤,均可促进牙菌斑在牙面堆积,引发或加重牙龈炎。

2. 磨牙症、咬粗硬物品、单侧咀嚼习惯、不良刷牙习惯、张口呼吸等不良习惯对牙龈造成局部刺激，是牙龈炎的局部促进因素。

3. 某些全身因素，如内分泌紊乱、维生素C缺乏、营养障碍和系统性疾病，也可引起或加重牙龈炎。

图片：张口呼吸引起的牙龈增生

4. 妊娠期妇女由于性激素水平改变，可使原有的慢性牙龈炎加重和改变特性。

5. 牙龈炎多是慢性感染性疾病，大多数组织损害是由于宿主对感染的应答反应引起，涉及一系列免疫反应和炎症过程。

（二）身体状况

1. 症状　一般无明显的自觉症状，偶有牙龈痒胀感、口臭、口腔异味。牙龈受到刷牙、说话、咀嚼、吸吮等机械刺激，易引起出血。

图片：妊娠期龈炎

2. 体征　口腔检查可见牙龈充血、红肿，呈暗红色，质地松软，点彩消失，表面光滑发亮，缺乏弹性。龈沟深度可达3mm以上，形成假性牙周袋，但上皮附着仍位于釉牙骨质界处，牙槽骨无破坏，牙齿无松动，这是区别牙龈炎与牙周炎的重要标志。探诊易出血，可有口臭。

（三）心理社会状况

牙龈炎一般无自觉症状，常不为病人重视，忽视早期治疗。当牙龈慢性红肿、出血、口臭或牙齿松动、移位、脱落等影响人际交往和生活时，才引起病人重视。长期反复不愈易使病人产生自卑心理和孤僻性格。

【治疗要点】

洁治术彻底清除菌斑和牙石，消除局部刺激因素。配合局部药物治疗，可用1%过氧化氢液冲洗龈沟，必要时可用氯己定（洗必泰）漱口剂含漱。少数炎症消退后牙龈形态仍不能恢复正常的病人，可施行牙龈成形术。

【常见护理诊断/问题】

1. 口腔黏膜改变　与炎症引起牙龈充血、红肿有关。

2. 社交障碍　与牙龈出血、口臭等有关。

3. 知识缺乏：缺乏早期治疗牙病的相关知识。

4. 自我形象紊乱　与牙齿松动、移位、脱落、戴义齿等有关。

【护理措施】

1. 注意休息，多饮水，进易消化、富营养的半流质饮食。保持口腔清洁，早晚刷牙，饭后漱口，正确使用牙线和牙签，清除牙间食物。去除致病因素，口内有不良修复体者，协助医师取下，消除食物嵌塞。

2. 遵医嘱给予抗生素、维生素等药物。局部治疗可用3%过氧化氢液与生理盐水交替冲洗龈沟，涂布碘甘油。

3. 协助医生进行洁治术或刮治术，遵医嘱做好术前术后护理。

4. 术前护理

（1）向病人说明手术目的及操作方法，消除病人紧张心理，取得病人合作。

（2）完善相关检查，如心肺透视、测量血压、血常规、血小板计数及出凝血时间检查，如有血液疾病或局部急性炎症，不宜进行手术。

（3）术前嘱病人用0.1%氯己定液漱口。

（4）准备好消毒的治洁器械或超声波洁牙机，治疗时所需药品。

5. 术中配合

（1）调好头位，根据治洁术的牙位及医生使用器械的习惯，摆好所需的治洁器。

（2）术中协助牵拉、吸净冲洗液。

（3）牙石去除后，备橡皮杯蘸磨光粉或脱敏剂打磨牙面，龈下刮治则用根面锉磨光根面。

（4）冲洗上药：用3%过氧化氢液与生理盐水交替冲洗，拭干手术区，用镊子夹持碘甘油置于龈沟内。

知识拓展

超声波洁牙

超声波洁牙又名龈上洁治术（俗称洗牙），是利用超声波产生的高频、高能振动，通过光滑的超声波洁治机工作头把牙齿表面的牙结石、牙渍击碎，然后通过洁治机产生的水雾把碎石、菌斑冲刷下来，去除龈上牙石、菌斑和色泽并磨光牙面，以延迟菌斑和牙石的再沉积。目前在临床中得到广泛应用。

【健康教育】

指导病人采取合理的刷牙、漱口方法，正确使用牙线、牙签等保持口腔卫生，养成良好的口腔卫生习惯，每天清洁牙菌斑。介绍牙龈炎的危害，做好口腔卫生保健工作，患病后要及时治疗。牙龈炎治疗后要定期复诊，巩固疗效，防止疾病发展。

二、牙周炎

牙周炎（periodontitis）是发生在牙周支持组织的慢性破坏性疾病，表现为牙龈、牙周膜、牙骨质及牙槽骨的改变。除有牙龈炎所表现的炎症外，牙周袋的形成是其主要临床特点，是我国成人丧失牙齿的首位原因。

【健康评估】

（一）健康史

牙周炎是多因素疾病，健康史基本上与牙龈炎相同。

1. 加重牙菌斑滞留的因素　如口腔卫生不良形成牙石、牙面着色、食物嵌塞、不良修复体及牙错位拥挤等，均可引发或促进牙周炎。

2. 全身因素　可能与内分泌紊乱、维生素C缺乏、营养障碍和系统性疾病等有关。

3. 妊娠期妇女性激素水平改变、糖尿病病人及全身抵抗力下降等，可使牙周炎症状加重。

4. 牙龈炎治疗不及时、不彻底，逐渐发展成为牙周炎。

（二）身体状况

1. 牙龈红肿出血　牙龈充血、红肿，呈深红色，点彩消失，受到机械刺激易出血。可有口臭、口腔异味。

2. 牙周袋形成　由于炎症刺激，牙周膜破坏，牙槽骨逐渐破坏吸收，牙龈与牙根面分离，龈沟破坏加深到3mm以上，形成病理性牙周袋，探诊易出血。

3. 牙周袋溢脓及牙周脓肿　由于牙周袋内细菌感染呈化脓性炎症改变，轻压牙周袋外壁有脓液溢出。若脓液引流不畅或机体抵抗力下降，可形成牙周脓肿。

4. 牙齿松动　由于牙周膜破坏、牙槽骨吸收，牙齿支持功能丧失，出现牙齿松动。

知识拓展

牙　周　袋

牙周袋是由于牙周组织受到细菌感染和局部因素刺激，特别是牙菌斑刺激牙龈，引起牙龈组织发生炎症坏死，炎症不断地沿着牙根向牙根尖方向发展，于是形成病理性囊袋。与此同时引起牙槽骨的破坏。这种囊袋内容易存积食物和细菌，常常引起囊袋化脓、囊袋壁肿胀等临床症状。因此，牙周袋又有人说是牙龈沟的病理性加深。牙周袋内的组织是肉芽性组织，这种组织很容易发炎，所以牙周袋可以长期反复感染，不能自行愈合。如果牙周袋到达牙根尖，导致牙齿脱落，此时牙周袋才能愈合。

（三）辅助检查

应进行牙髓活力的测试、X 线检查，可见牙槽骨呈水平式或垂直吸收，牙周膜间隙增宽，硬骨板模糊甚至消失，骨小梁稀疏等（图 9-2-1）。

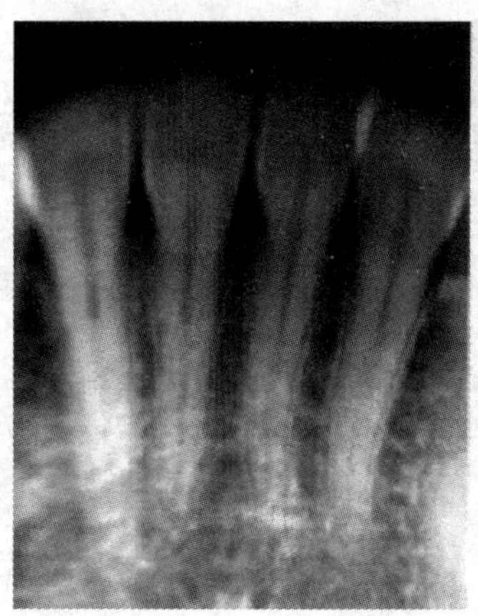
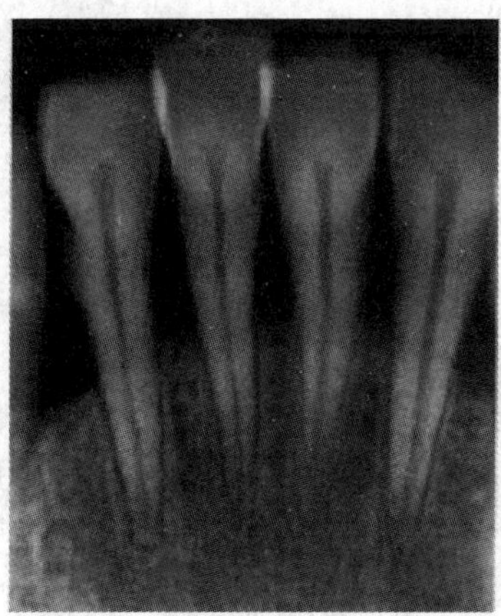
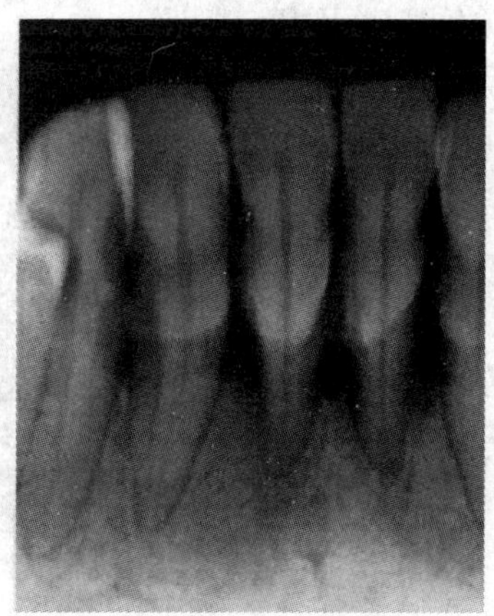

图 9-2-1　牙周炎 X 线片

（四）心理社会状况

牙周炎早期症状轻，常不为病人重视而得不到及时治疗。晚期牙周组织破坏严重，出现牙周脓肿、牙齿松动、脱落、口臭等，易使病人产生孤独、焦虑或自卑心理。因治疗效果差，病人常感觉十分苦恼。

【治疗要点】

进行洁治、刮治和根面平整等基础综合治疗，彻底清除牙菌斑、牙石等病原刺激物，配合药物治疗，消除牙龈炎症，使牙周袋变浅和改善牙周附着水平。

【常见护理诊断 / 问题】

1. 急性疼痛　与牙周脓肿有关。
2. 口腔黏膜改变　与牙龈炎症造成充血、水肿、色泽改变有关。
3. 社交障碍　与口臭有关。
4. 知识缺乏：缺乏口腔卫生保健知识和对疾病的有关知识。

【护理措施】

1. 增强全身健康，调动机体抗病能力，指导病人加强营养，增加维生素 A、C 的摄入，以利于牙周组织的愈合。

2. 遵医嘱指导用药，给予抗生素，常用螺旋霉素、甲硝唑等杀灭细菌，控制感染。局部治疗可用3%过氧化氢冲洗牙周袋，袋内置10%碘合剂或螺旋霉素、甲硝唑等药膜，在去除局部因素后，浅袋可用碘酚液烧灼，注意避免烧灼邻近黏膜组织。还可用0.1%氯己定等漱口或1%过氧化氢棉签擦洗，减少牙菌斑形成。

3. 协助医生进行洁治术或刮治术，取出口腔内不良修复体或食物嵌塞等局部刺激因素。遵医嘱做好术前术后护理，具体见牙龈炎有关部分。

4. 局部治疗牙周袋仍不能消除者，应行牙周手术清除牙周袋。常用手术方法有牙龈切除术和牙龈翻瓣术。按口腔科手术病人的常规护理。

【健康教育】

1. 介绍牙周炎的危害，做好口腔卫生保健工作，患病后要及时治疗，缺牙应及时修复。

2. 向病人介绍合理的刷牙、漱口方法，正确使用牙线、牙签等保持口腔卫生的措施，养成良好的口腔卫生习惯。

3. 去除和控制与牙周病关系密切的不良因素，如矫正错位牙，防止创伤。纠正不良习惯，如单侧咀嚼及开口呼吸。

4. 指导病人加强营养，提高机体的修复能力，以利于牙周组织的愈合。

（曹玲玲）

思考题

1. 列出牙龈炎与牙周炎的主要异同点。
2. 简述牙周炎的常见护理措施。

自测题

第三节　口腔黏膜病病人的护理

学习目标

1. 掌握复发性阿弗他溃疡、口腔单纯性疱疹、口腔念珠菌病及手足口病病人的护理评估和护理措施。

2. 熟悉复发性阿弗他溃疡、口腔单纯性疱疹、口腔念珠菌病及手足口病病人的护理诊断。

3. 了解复发性阿弗他溃疡、口腔单纯性疱疹、口腔念珠菌病及手足口病病人的病因与发病机制及辅助检查方法。

4. 能正确运用护理程序，对手足口病病人进行整体护理。

5. 具有以病人为中心的护理理念，能够主动了解病人的感受，帮助病人解除痛苦。

口腔黏膜病（oral mucosal diseases）是发生在口腔黏膜及软组织上的类型各异、种类众多的疾病的总称。它是一大类疾病，是口腔颌面部的多发病和常见病，主要包括复发性阿弗他溃疡、口腔单纯性疱疹、口腔念珠菌病、手足口病、扁平苔藓等。它的发病机制复杂，表现形式多样，预后易发作，这些疾病可以是口腔黏膜本身固有疾病，也可能与某些全身性疾病有关联。

案例导学与思考

案例导学：

病人，女性，33 岁，超市收银员。8 年前口腔开始发生溃疡，以后反复发作，间隔几周至几个月不等，发作时大概 1~2 周痊愈。近 2 年来，发作比较频繁，此起彼伏，自行在药店购买维生素 C、牛黄解毒片等药物，但服用后效果不明显。本次发作已经 4 天，舌尖上有小溃疡，灼痛明显，影响说话和进食，心情烦躁，怕耽误工作，所以来门诊就医。

思考：

1. 应如何正确对病人进行护理评估？
2. 针对该病人，医护人员应提供哪些指导？

一、复发性阿弗他溃疡

复发性阿弗他溃疡（recurrent aphthous ulcer，RAU）又称复发性阿弗他口炎、复发性口腔溃疡、复发性口疮，是口腔黏膜病中发病率最高的一种疾病。它是指一类原因不明、反复发作、孤立的、圆形或椭圆形的且有自限性的浅表性溃疡，多发生于青壮年。发病无季节性，呈自限性，一般 7~10 天可自愈，呈周期性复发。

【护理评估】

（一）健康史

本病病因尚不明确，多数学者认为可能与病毒细菌感染、免疫功能变化、消化系统疾病及功能紊乱、营养不良、内分泌变化、遗传及精神神经等多种因素有关，注意了解病人发病前是否有这些因素。

（二）身体状况

临床上将复发性阿弗他溃疡分为三种类型。

1. 轻型 RAU　最常见，多见于青少年。

（1）症状：初期口腔黏膜有烧热不适感，随后有自发热灼痛，疼痛明显，遇刺激加剧，影响说话与进食。一般无明显全身症状。

（2）体征：好发于唇、舌缘、舌尖、颊、前庭沟等处，而牙龈、硬腭则少见。初期黏膜充血水肿，出现单个或多个粟粒大小的红点或疱疹，随之破溃形成圆形或椭圆形的浅表性溃疡，溃疡具有“红、黄、凹、痛”特征，直径可达 2~4mm。溃疡基底凹陷，表面覆以灰黄色假膜，周围有红晕。大约 7~10 天溃疡自愈，愈合后不留瘢痕。

090301

图片：复发性阿弗他溃疡

2. 重型 RAU　又称复发性坏死性黏膜腺周围炎或腺周口炎。

（1）症状：口腔黏膜烧热感和自发性烧灼痛剧烈，影响说话与进食。

（2）体征：口腔黏膜各部均可发生，尤其多发于口腔后部、颊、软腭、扁桃体周围、咽旁等处。溃疡大而深，直径可达 10~30mm。向深层发展，可累及黏液腺，形成中央凹陷，边缘不规则隆起的"弹坑"损害。病程可长达数月，也有自限性，愈合可留瘢痕。

3. 疱疹样 RAU　又称口炎性口疮，多发生于成年女性。

（1）症状：口腔黏膜有烧热不适感和自发热灼痛，唾液分泌增多。可伴有头痛、低热、乏力等全身症状。

（2）体征：口腔黏膜溃疡小而多，散在分布于黏膜任何部位，直径小于 2mm，数十个之多。邻近溃疡可融合成片，黏膜充血发红，疼痛较重。可伴有头痛、低热、全身不适、局部淋巴结肿大。有自限性，不留瘢痕。

（三）辅助检查

口腔视诊即可；如口腔溃疡病程长，或为其他疾病的伴随症状，则还应检查原发疾病。免疫学检查、免疫组织化学检查可协助疾病诊断。

（四）心理社会状况

复发性阿弗他溃疡因溃疡反复发作、局部疼痛、治疗效果不佳，病人十分痛苦。发病时疼痛明显，进食时疼痛加剧，病人常心情烦躁、焦虑不安、十分痛苦，影响身心健康。

【治疗要点】

解除致病因素，减轻症状，促进愈合，减少复发。局部治疗是消炎、止痛，促进溃疡愈合。全身对因治疗，争取缓解，减少复发。常用糖皮质激素，调节免疫功能的药物或中药调理，必要时补充维生素、微量元素等。

【常见护理诊断／问题】

1. 疼痛　与口腔溃疡病变、食物刺激有关。
2. 口腔黏膜改变　与口腔内溃疡形成有关。
3. 焦虑　与溃疡反复发作、难以根治有关。
4. 知识缺乏：缺乏对该病的防治知识。

【护理措施】

1. 注意休息，发作期宜半流质或全流质、温凉易消化饮食，禁止刺激性食物。

2. 止痛　溃疡疼痛剧烈影响进食者，可在进食前用 0.5% 盐酸达克罗宁或 1% 丁卡因涂患处以减少痛苦。

3. 防腐消炎　遵医嘱给予治疗药物。局部采用 10% 硝酸银或 50% 三氯醋酸烧灼溃疡时，护士应协助隔离唾液、压舌，切勿使药液超出溃疡面，以免伤及周围正常黏膜。

4. 心理护理　复发性口腔溃疡因溃疡反复发作、局部疼痛、治疗效果不佳，病人十分痛苦。发病时疼痛明显，进食时疼痛加剧，病人常心情烦躁、焦虑不安、十分痛苦，影响病人的身心健康。

【健康教育】

1. 向病人介绍疾病的病程及治疗目的，使其了解本病有自限性，不经治疗 7~10 天也可自愈，减轻焦虑情绪。

2. 均衡饮食，少食刺激性食物，多食新鲜蔬菜、水果。

3. 注意口腔清洁，早晚刷牙，餐后漱口。

4. 调节生活规律，提倡健康生活方式，避免过度疲劳，调整情绪，保证良好的睡眠，提高机体抵抗力，减少复发。

案例导学与思考

案例导学：

病儿，男性，5岁，3天前出现发热、头痛、咽喉肿痛，牙龈、颊、唇、舌等部位广泛充血水肿，上面有成簇针头大小、透明的小水疱，还有形态不一的浅表溃疡。家长反映病儿这两天唾液明显增多，今天因不肯吃饭，哭闹厉害，家人带来医院就诊。

思考：

1. 应如何正确对病儿进行护理评估？
2. 针对该病儿，医护人员应提供哪些指导？

二、口腔单纯性疱疹

口腔单纯性疱疹（recurrent herpetic stomatitis）是由单纯疱疹病毒所致的皮肤黏膜病的口腔表现。临床上以出现簇集性小水疱为特征，有自限性，易复发。病变发生在口腔黏膜处称为疱疹性口炎，单独发生在口周皮肤处称唇疱疹。

【护理评估】

（一）健康史

本病由Ⅰ型单纯疱疹病毒感染引起。单纯疱疹病毒常潜伏于正常人体细胞内，当上呼吸道感染、月经期、消化不良等诱因引起抵抗力下降，或存在局部因素刺激时，病毒活跃繁殖，导致疱疹发作。单纯疱疹病毒感染的病人及带病毒者为传染源，主要通过飞沫、唾液及疱疹液接触传染，胎儿还可经产道感染。在评估病人时注意了解近期有无引发该疾病的诱因，是否接触过该疾病的病人等内容。

（二）身体状况

1. 疱疹性口炎　多见于6岁以下儿童，尤其是6个月~2岁更多，且全身反应较重。初起时常出现发热、头痛、乏力、全身肌肉疼痛、咽喉肿痛等急性症状，病儿流涎、拒食、烦躁不安。经过1~2天后，口腔黏膜广泛充血水肿，继而成簇出现针尖大小的透明小水疱，破溃形成浅表小溃疡，小溃疡可融合形成大溃疡，其上覆盖黄白色假膜。颌下淋巴结肿大压痛。本病呈自限性，3~5天病情缓解，约7~10天溃疡可自行愈合，不留瘢痕。

2. 唇疱疹　常见于成年人，好发于唇红黏膜与皮肤交界处。开始时局部有灼热、痛、痒，继之出现多数成簇小水疱，直径1~3mm，随后疱破溃结痂，痂皮脱落，局部留下色素沉着。疱疹若继发感染可成脓疱。整个病程1~2周，本病易复发。

图片：原发性疱疹性口炎

（三）辅助检查

一般作口腔视诊即可；发病时还可取疱液作病毒接种，或取疱基底涂片，若血液抗单纯疱疹病毒抗体效价升高，则证实诊断。

（四）心理社会状况

病儿哭闹拒食，家属因此会出现烦躁及焦虑情绪。唇疱疹病人因影响面部美观，也会存在焦虑心理。

【治疗要点】

治疗以全身支持治疗、抗病毒治疗、止痛等局部对症治疗为主，促进溃疡愈合，增强机体抵抗力。目前认为核苷类药物是抗单纯疱疹病毒最有效的药物。

【常见护理诊断/问题】

1. 疼痛　与口腔疱疹形成、破溃有关。

2. 口腔黏膜改变　与口腔黏膜充血、水肿,溃疡形成、破溃有关。

3. 体温过高　与病毒感染有关。

【护理措施】

1. 一般护理　病人应充分休息,注意多饮水,通大便。进易消化、高热量、富营养的流质、半流质饮食或软食。注意口腔清洁,可用漱口液漱口。必要时进行隔离,避免与他人接触。

2. 止痛　溃疡疼痛剧烈影响进食者,可在进食前用1%~2%普鲁卡因含漱或1%丁卡因液涂敷创面,以减少痛苦,利于进食。也可通过氦氖激光照射来止痒止痛。

3. 药物治疗　遵医嘱给予抗生素、维生素和抗病毒药物,抗病毒治疗可选用吗啉胍、病毒唑、聚肌胞、板蓝根等。进食困难者可静脉输液,保证液体摄入量,补充大量维生素B、C等。

4. 心理护理　对病人及家属进行心理安慰。

【健康教育】

1. 向病人和家属解释本病的发病原因及注意事项,认真按医嘱用药,以缩短疗程,促进组织愈合。

2. 注意餐后清洁口腔,保持口腔卫生,防止继发感染发生。

三、口腔念珠菌病

口腔念珠菌病(oral candidiasis)亦称雪口病或鹅口疮,是真菌念珠菌属感染所致的口腔黏膜疾病。主要临床特征是口腔黏膜形成白色斑片,可发生于任何年龄,但新生婴儿多见。

【护理评估】

(一)健康史

口腔念珠菌病是由念珠菌属感染所引起。白色念珠菌致病力最强,是口腔念珠菌病最常见的病原菌。念珠菌常潜伏于正常人的口腔、肠道、阴道、皮肤等处,但不致病,当口腔不洁或全身大量长期应用广谱抗生素和免疫抑制剂造成菌群失调或免疫力降低时,该菌大量繁殖而致病。婴儿常在分娩中被阴道念珠菌感染或通过被念珠菌污染的哺乳器及母亲乳头感染而致病。在评估病人时注意评估以上因素。

知识拓展

宿主的防御功能

人类血清中含有一种抗真菌的成分(血清因子),能抑制白色念珠菌生长,6~12个月的婴儿可达到成人水平。故半岁前特别是未满月的婴儿最易罹患口腔黏膜念珠菌病。此外,人体内的中性粒细胞、单核细胞和嗜酸粒细胞也有消化及杀灭白色念珠菌的功能。

(二)身体状况

1. 症状　病儿常烦躁不安、啼哭、拒食,偶有低热,全身反应轻。若病变累及到喉部,可出现吞咽、呼吸困难。

2. 体征　好发部位为颊、舌、软腭及唇等黏膜处。病损区黏膜充血,有散在的色白如雪的柔软小斑点,随后相互融合为白色或蓝白色丝绒状斑片,严重者可蔓延及扁桃体、咽部、牙龈。早期黏膜充血较明显,斑片附着不十分紧密,稍用力可擦掉。斑片继续相互融合为大的白色凝乳状斑块，斑块略突起，不易被擦掉，如强行擦除，可见其下潮红溢血创面。

3. 并发症　可引起念珠菌性食管炎、肺念珠菌病、皮肤念珠菌病。

090303

图片：念珠菌性口炎

（三）辅助检查

涂片或培养检查病原菌，显微镜下可见致病菌丝和孢子。还可进行免疫学和生化检验、组织病理学检查和基因诊断等。

（四）心理社会状况

病儿哭闹、拒食，家属常有急躁、焦虑心理，求治心切。

【治疗要点】

以抗真菌、镇痛等对症支持治疗为主，去除不良因素，增强机体抵抗力。

【常见护理诊断 / 问题】

1. 疼痛　与口腔黏膜充血、糜烂有关。
2. 口腔黏膜改变　与真菌引起黏膜充血、水肿、糜烂有关。
3. 潜在并发症：念珠菌性食管炎、肺念珠菌病、皮肤念珠菌病等。
4. 知识缺乏：缺乏真菌性疾病的防治知识和婴幼儿的保健知识。

【护理措施】

1. 去除或改善可能的诱发因素，如对长期应用广谱抗生素或免疫抑制剂的病人，应停药或调整用药，补充维生素 C 及核黄素。婴幼儿应注意哺乳卫生。

2. 遵医嘱给予 2%~4% 碳酸氢钠擦拭或漱洗口腔，以消除能分解产酸的残留糖类，使口腔成为碱性环境，可抑制白色念珠菌的生长和繁殖。氯己定与碳酸氢钠交替漱洗，可消除白色念珠菌的协同致病菌革兰阴性菌。

3. 口腔患病区域用消毒纱布清洗后，涂制霉菌素液，3~4 次 / 天。

4. 重症病人遵医嘱给予抗真菌药物治疗，如酮康唑或氟康唑。婴幼儿要注意防止脱水。

5. 避免产房交叉感染，分娩时应注意会阴、产道及所有接生用具的消毒。

【健康教育】

1. 向病人及家属讲解疾病的发病原因及预防措施，哺乳期间注意妇幼卫生，指导家属用温开水清洗婴幼儿口腔，哺乳用具应煮沸消毒并保持干燥，喂乳前最好用温开水清洗乳头。

2. 长期使用抗生素与免疫抑制剂者，应警惕白色念珠菌感染的发生，必要时应停药。

3. 经常用温开水拭洗婴儿口腔，哺乳用具煮沸消毒，产妇乳头在哺乳前，最好用 1∶5000 盐酸洗必泰溶液清洗，再用冷开水拭净。

4. 儿童在冬季宜防护口唇干燥开裂，改正舔唇吮舌的不良习惯。

案例导学与思考

案例导学：

患儿，女性，6 岁。4 天前发生口腔黏膜溃疡，疼痛明显，不肯进食，然后手掌足底出现红色斑疹，稍痒感。其奶奶曾带她在私人诊所给予“三黄片”等口服，但是效果不佳，担心病情加重，所以今早来就诊。

思考：

1. 应如何正确对病儿进行护理评估？
2. 针对该患儿，医护人员应提供哪些指导？

四、手足口病

手足口病（hand foot and mouth disease，HFMD）是由肠道病毒引起的传染病，多发生于5岁以下儿童，临床特征是发热、口腔黏膜溃疡和皮肤疱疹。多数病儿1周左右自愈，少数病儿可引起心肌炎、肺水肿、无菌性脑膜脑炎等并发症。个别重症者病情发展快，导致死亡。

【护理评估】

（一）健康史

手足口病是由肠道病毒引起的传染病，引发手足口病的肠道病毒有20多种（型），其中以柯萨奇病毒A16型（Cox A16）和肠道病毒71型（EV71）最为常见。人是肠道病毒唯一宿主，病人和隐性感染者为传染源。本病主要经粪－口或呼吸道传播，亦可经接触病人皮肤、黏膜疱疹液而感染。人群对本病普遍易感，感染后可获得持久免疫力。不同病原型别感染后抗体缺乏交叉保护力。以≤3岁年龄组发病率为最高。本病无明显的地区性，传染性强，传播途径复杂，在短时间内可造成较大流行。流行期间，幼儿园和托儿所易发生集体感染，家庭亦可发生集聚现象。在评估病人时注意评估以上因素。

知识拓展

肠道病毒

肠道病毒包括脊髓灰质炎病毒、柯萨奇病毒和埃可病毒，1970年国际病毒命名委员会将这些病毒归属于微小核糖核酸病毒科的肠道病毒属。在上述已命名的3种肠道病毒的67个型别以后，都按肠道病毒序数编号命名，即68、69、70、71、72型肠道病毒等。多种肠道病毒都可引起HFMD。肠道病毒通常寄生于肠道，仅于少数情况下进入血流或神经组织。肠道病毒对紫外线及干燥敏感；各种氯化剂（高锰酸钾、漂白粉等）、甲醛、碘酒能灭活病毒；加热至50℃可被迅速灭活。在4℃环境下可存活一年，在-20℃环境下可长期保存。

（二）身体状况

1. 潜伏期　约3~7天。

2. 一般表现　初期表现为低热、食欲下降、咽喉痛、呕吐、腹泻等。口腔黏膜出现小疱疹，常分布于舌、软腭、硬腭、口腔内侧。同时，手、足和臀部出现斑丘疹、疱疹，疱疹周围有炎性红晕，疱内液体较少，质地稍硬，2~3天自行吸收，不留痂。皮疹的“四不像”特征：不像水痘，不像蚊虫咬，不像药物疹，不像口唇牙龈疱疹。临床表现上“四不”特征：不痛，不痒，不结痂，不留瘢。

3. 重症病人表现

（1）神经系统表现：一般表现为阵挛、呕吐、共济失调、眼球震颤及感情淡漠等。

（2）呼吸系统表现：呼吸浅促、困难，口唇发绀，咳嗽，咳白色、粉红色泡沫样痰液，肺部可闻及湿啰音或痰鸣音。

（3）循环系统表现：面色苍白，脉搏浅速或减弱甚至消失，四肢发凉，指（趾）发绀，血压升高或下降。

4. 并发症　病毒侵犯心、脑、肺等重要器官，可引起心肌炎、脑膜炎、无菌性脑炎和肺水肿等并发症。

图片：手足口病

（三）辅助检查

1. 血常规检查　淋巴细胞和单核细胞增多，白细胞正常或有所增高。

2. 病毒分离　自咽拭子或咽喉部洗液、粪便或肛拭子、脑脊液或疱疹液可分离出肠道病毒。

3. 血清学检查　特异性 IgM 抗体阳性，或急性期与恢复期血清 IgG 抗体有 4 倍以上的升高。

（四）心理社会状况

病儿家属因担心疾病预后，常有焦虑心理，求治心切。

【治疗要点】

尚无特效的治疗药物，主要为对症治疗。本病如无并发症，预后一般良好，多在 1 周内痊愈，治疗中要严防重症，积极治疗并发症。

【常见护理诊断 / 问题】

1. 皮肤完整性受损　与肠道病毒引起的皮疹及继发感染有关。

2. 体温过高　与病毒血症有关。

3. 舒适的改变　与口腔黏膜溃疡引起疼痛有关。

4. 营养失调　与发热、口腔黏膜疱疹疼痛、明显摄入不足有关。

5. 潜在并发症：心肌炎、脑炎、肺水肿等。

【护理措施】

1. 一般护理

（1）隔离措施：严格消化道、呼吸道及接触隔离。保持病室空气新鲜，温度适宜，定期通风换气。卧床休息，减少病人体力消耗。

（2）饮食护理：给予高热量、高维生素、清淡、易消化、无刺激性的温凉流质或半流质，避免饮用牛奶、豆浆等不易消化且加重肠胀气的食物。严重吐泻时应暂停进食。

2. 病情观察　观察体温变化和皮疹出现的部位、大小、颜色等；注意观察心、脑、肺等重要脏器功能，及早发现心肌炎、脑膜炎、肺水肿等并发症。

3. 用药护理　遵医嘱用药。①利巴韦林：目前还缺乏特异、高效的抗病毒药物，可酌情选用利巴韦林抗病毒治疗，剂量为 10mg/kg，每天 1~3 次静脉滴注，疗程 3 天。不良反应为出汗、食欲缺乏及低血糖等。②冰硼散：可用于治疗口咽部及手足皮肤疱疹。治疗口咽部疱疹可采用吹敷法，每天 2~3 次；治疗手足皮肤疱疹时用蒸馏水稀释溶化后以消毒棉签蘸涂患处，每天 3~4 次。

4. 对症护理

（1）口腔护理：对发热、因口腔疼痛拒食、流涎等病人应保持口腔清洁，饭后用生理盐水漱口，并用冰硼散吹敷于口腔溃疡处。

（2）皮肤护理：衣服、被褥要清洁，衣着要舒适、柔软，经常更换。剪短宝宝的指甲，必要时包裹病儿双手，防止抓破皮疹。臀部有皮疹的病儿，应随时清理其大小便，保持臀部清洁干燥。

（3）并发症的护理：①脑炎的护理：观察生命体征、意识、瞳孔变化，注意颅内高压表现。遵医嘱应用脱水剂、激素等。②肺水肿的护理：严密观察呼吸频率、节律，注意有无呼吸困难及粉红色泡沫痰。端坐位，双腿下垂。遵医嘱应用镇静剂、利尿剂、强心剂、血管扩张药等。保持呼吸道通畅，高流量氧气吸入，并在湿化瓶内加入 20%~30% 乙醇。③心肌炎的护理：密切观察生命体征，尤其是心率、节律，注意观察有无心悸、面色苍白、四肢湿冷、意识障碍、尿量减少、血压下降等休克表现。遵医嘱抗休克治疗和维持心脏功能。

【健康教育】

1. 指导病人及家属及时隔离和治疗，加强对呼吸道分泌物、大便的消毒。向病人说明该病的发生、发展及预防。指导病人遵医嘱按时用药。加强锻炼，保持规律的生活，加强营养，提高机体免疫力。

2. 疾病预防指导

（1）管理传染源：对病人、隐性感染者进行消化道、呼吸道、接触隔离，直至体温正常 3 天、皮疹基本消失方能解除隔离。

（2）切断传播途径：养成良好的个人卫生习惯，餐前便后洗手，不食生冷、不洁饮食，外出需戴口罩。

（3）保护易感人群：本病尚无特异性预防方法。加强监测、提高敏感性是控制本病流行的关键。流行期间，家长应尽量少让病儿到拥挤的公共场所，减少感染的机会。在伴有严重合并症的手足口病流行地区，密切接触病人的体弱婴幼儿可肌内注射丙球蛋白。

（吴华平）

思考题

病例分析：患儿，女性，2 岁。因“发热、恶心、呕吐、腹泻，口腔黏膜小疱疹，手、足部斑丘疹 2 天”入院。护理体检：T 38.2℃，P 112 次 /min，R 28 次 /min，BP 90/60mmHg。口腔黏膜，舌上有小疱疹，手、足部可见斑丘疹、疱疹。辅助检查：WBC 7×10^9/L；血清学检查特异性 IgM 抗体阳性。

请思考：

1. 该患儿的诊断是什么？
2. 该患儿目前存在的主要护理诊断 / 问题及具体护理措施是什么？

自测题

第四节　口腔颌面部感染病人的护理

学习目标

1. 掌握智齿冠周炎、口腔颌面部间隙感染、颌骨骨髓炎的护理评估和护理措施。
2. 熟悉智齿冠周炎、口腔颌面部间隙感染、颌骨骨髓炎的护理诊断。
3. 了解智齿冠周炎、口腔颌面部间隙感染、颌骨骨髓炎的病因与发病机制及辅助检查方法。
4. 能正确运用护理程序，对智齿冠周炎、口腔颌面部间隙感染、颌骨骨髓炎进行整体护理。
5. 具有以病人为中心的护理理念，能够主动了解病人的感受，帮助病人解除痛苦。

案例导学与思考

案例导学：

病人，男性，25 岁，右下颌第三磨牙阻生，牙冠周围软组织反复肿胀疼痛 1 周，1 周前出现右面部肿胀，范围达颞区、咬肌区、颊部及颌下区，伴严重的张口受限。体温 38.4℃，白细胞明显升高。

思考：

1. 应如何正确对该病人进行护理评估？

2. 针对该病人，医护人员应提供哪些指导？

口腔颌面部感染是指口腔、颌骨和面部软组织的炎性疾病的总称，为常见病、多发病。口腔颌面部感染既有红、肿、热、痛和功能障碍等感染的共同性，又因口腔颌面部的解剖生理特点，使感染的发生、发展和预后有其特殊性。颌面部的血供丰富，感染可循血液引起败血症或脓毒血症。颜面部的静脉瓣膜稀少或缺如，当静脉受到挤压或面部肌肉收缩时，容易导致血液逆流，特别是内眦静脉和翼静脉丛直接与颅内海绵窦相通，易向颅内扩散，引起海绵窦血栓性静脉炎、脑膜炎和脑脓肿等严重并发症，所以在临床治疗和护理中应高度重视。

一、智齿冠周炎

智齿冠周炎（pericoronitis of the wisdom tooth）是指第三磨牙（即智齿）萌出不全或阻生时，牙冠周围软组织发生的炎症。多发生于 18~25 岁的青年人，是常见的口腔疾病之一。由于临床多发生于下颌第三磨牙，这里主要介绍下颌智齿冠周炎。

【护理评估】

（一）健康史

由于颌骨与牙列的长度不协调，第三磨牙萌出困难是引起冠周炎的主要原因。萌出不全的牙冠被游离的牙龈所覆盖，在龈瓣与牙冠之间形成盲袋，盲袋内常有残渣存留，其温度及湿度是细菌生长繁殖的良好条件，加上咀嚼时对龈瓣的机械损伤，使黏膜发生溃烂，使细菌乘机而入。在全身抵抗力下降时，冠周炎可急性发作。注意询问病人的口腔卫生习惯，如早晚是否刷牙；了解病人第三磨牙萌出的情况，有无牙痛、牙冠萌出的位置和方向。

（二）身体状况

1. 症状　常表现为急性炎症过程。炎症早期，仅有磨牙后区的不适，偶有轻微疼痛，无明显全身症状。炎症加重时，局部有自发性跳痛，反射至耳颞区。炎症波及咀嚼肌时，则出现不同程度的张口受限、困难，咀嚼及吞咽时疼痛加重，口腔清洁差者有口臭。继续发展可有畏寒、发热、头痛、食欲下降、便秘等全身症状。

2. 体征　口腔检查见下颌第三磨牙萌出不全，牙冠周围软组织红肿、糜烂、触痛。在低位阻生或肿胀的龈瓣全部覆盖牙冠时，须用探针检查方可探及阻生牙。磨牙后区常有脓性分泌物自龈瓣下溢出，感染局限后可形成冠周脓肿。重者可见舌腭弓及咽侧壁红肿，患侧颌下淋巴结肿大、触痛。感染扩散可引起瘘、骨髓炎等并发症，并出现相应的症状和体征。

图片：智齿冠周炎

（三）辅助检查

急性化脓性冠周炎常有程度不同的白细胞总数增高、中性白细胞比例上升。探针检查可以触及未萌出或阻生的智齿牙冠。X线牙片检查能发现阻生智齿的存在及其阻生牙的生长方向、牙根的形态、位置及牙周情况。

（四）心理社会状况

发病早期症状较轻，常不为病人重视，忽视早期治疗；当病情加重时，病人出现牙痛剧烈而影响进食和说话，病人才会就诊，当阻生牙需要拔除时易产生焦虑、紧张甚至恐惧情绪。

【治疗要点】

急性期以镇痛、抗炎、切开引流、增强机体抵抗力，对症处理为主；急性期过后，应考虑对病源牙采用外科治疗，以防复发。

【常见护理诊断/问题】

1. 急性疼痛　与冠周组织感染有关。
2. 语言沟通障碍　与疼痛、张口受限、口臭等而不愿与人交往有关。
3. 潜在并发症：颌下间隙脓肿、颌骨骨髓炎等。
4. 知识缺乏：缺乏冠周炎疾病早期预防及相关知识。

【护理措施】

1. 一般护理　注意休息，避免过度劳累，戒烟戒酒，多饮水，通大便，进易消化、富营养的流质饮食，忌刺激性食物。

2. 口腔护理　可给病人温盐水或口腔含漱剂（如0.2%洗必泰、复方硼砂或呋喃西林液）漱口，每日数次，保持口腔卫生。

3. 药物治疗护理　遵医嘱全身及时给予足量抗生素，因其常见致病菌为金黄色葡萄球菌，常用的抗生素有青霉素、甲硝唑、复方新诺明等。

4. 局部治疗护理　协助医生清除龈袋内的食物碎屑、脓液等，用3%过氧化氢或1∶5000高锰酸钾和生理盐水交替反复冲洗龈袋，直到溢出液清亮、无泡沫时为止，再涂入2%碘甘油或碘酚，每日1~2次。

5. 手术护理　一旦局部有脓肿形成，病人应及时作切开引流术。消炎后，要拔除病源牙。如有长期不愈的瘘管，须在拔牙同时刮除瘘管内的肉芽组织。如果磨牙位置正常，又有对牙，可切除龈瓣，消灭盲袋。如检查发现智齿已无萌出可能时，应尽早拔除。

6. 注意观察病情变化，观察有无并发症的发生，发现问题及时报告给医生并协助处理。

7. 加强心理护理，帮助病人学习放松疗法，分散病痛的注意力，消除对拔牙的恐惧心理。

【健康教育】

1. 讲解冠周炎的发病原因及早期治疗的重要性，防止引起间隙感染或成为其他全身性疾病的病灶。
2. 戒除烟、酒等不良刺激，加强身体锻炼，增强体质，增强机体抵抗力。
3. 养成有规律的良好的卫生生活习惯，每日可用温热水或盐水漱口或用含漱液漱口。
4. 对没有保留价值的牙齿应及时拔除，以免复发。

二、颌面部间隙感染

颌面部间隙感染是颜面、颌周及口咽区软组织肿大化脓性炎症的总称。病变可涉及皮肤、黏膜、筋膜及结缔组织、肌肉、神经血管、淋巴结及涎腺。感染弥散者称颌面部蜂窝织炎，感染局限者称脓肿。

正常颌面部各层组织之间存在潜在的筋膜间隙，当感染侵入这些间隙时，化脓性炎症使疏松结缔组织溶解液化，炎症产物充满其中，此时才出现明显的间隙。感染可局限于一个间隙内，也可循阻力薄弱的组织扩散，形成弥散性的多个间隙感染，如咬肌间隙、翼下颌间隙、颞下间隙、颞间隙、颌下间隙、咽旁间隙、颊间隙、口底间隙等。

【护理评估】

（一）健康史

了解病人的口腔卫生习惯，是否有牙痛、张口受限、牙龈出血、口臭等病史。本病最常见的病因是牙源性感染扩散所致，如智齿冠周炎、根尖周炎等，不同部位牙齿的感染常引起不同部位的间隙感染；其次是腺源性感染，多见于幼儿；损伤性及血源性感染较少见。病原菌主要是葡萄球菌、链球菌及梭形杆菌属等，多为需氧菌和厌氧菌引起的混合性感染。

（二）身体状况

1. 症状　表现为急性炎症过程，局部疼痛，红、肿，重者伴高热、寒战、乏力等全身症状。若累及咀嚼肌，出现张口受限，进食困难，甚至牙关紧闭。颏下、舌下、颌下广泛口底蜂窝织炎或咽旁间隙感染时，可有呼吸和吞咽困难。

2. 体征　炎症局部可见红、肿、热、痛，化脓后可触及波动感或穿刺抽吸有脓液；腐败坏死性蜂窝织炎的局部皮肤呈弥漫性水肿，紫红或灰白，无弹性，有明显凹陷性水肿，由于有气体存在于组织间隙，触及可出现捻发音。

（三）辅助检查

实验室血常规检查可见白细胞计数明显升高。X线、CT检查可明确感染部位及范围。

（四）心理社会状况

颌面部间隙感染所致临床表现严重，影响生活、工作和学习，病人紧张、焦虑、恐惧，烦躁不安，对疾病的预后十分担忧。

【治疗要点】

根据感染的病因不同，在炎症的不同时期，注意全身治疗和局部治疗相结合，才能收到好效果。

1. 全身治疗　一般支持疗法与抗生素治疗，常用青霉素和链霉素联合治疗。大环内酯类、头孢菌素类和喹诺酮类也是首选药，病情严重者需采用静脉滴注给药，用药的剂量应足够大，浆液期炎症多可控制、消散。对合并有厌氧菌感染，如腐败坏死性蜂窝织炎，可加用甲硝唑类药。中药可应用清热解毒剂。

2. 局部治疗　炎症早期可针灸、封闭和理疗，以促进炎症消散。局部外敷金黄散、六合丹、抑阳散等，可使炎症消散或局限。炎症局限形成脓肿，应及时进行切开引流术。

【常见护理诊断 / 问题】

1. 急性疼痛　与急性炎症有关。

2. 体温过高　与急性炎症有关。

3. 焦虑　与全身不适及担忧疾病预后不佳有关。

4. 潜在并发症：败血症、呼吸和吞咽困难等。

【护理措施】

1. 让病人充分休息，进食易消化、富营养的流质饮食，张口受限者采取吸管进食。可给病人温盐水或口腔含漱剂漱口，保持口腔卫生。重者进行口腔护理，用3%过氧化氢冲洗。

2. 遵医嘱全身及时给予足量抗生素、止痛剂、镇静剂。病情严重者全身对症支持治疗，输血输液，保持水电解质平衡，增强病人抵抗力。

3. 局部脓肿要及时切开减压、引流，如有严重的呼吸困难，应遵医嘱及时作好气管切开术的准备工作。

4. 对高热病人给予冰袋冷敷、乙醇擦浴等物理降温。

5. 注意观察病情变化，观察有无并发症的发生，发现问题及时报告给医生并协助处理。

6. 手术护理 术前向病人解释手术目的、方式、必要性，做好手术过程的配合指导。术后密切观察病人病情变化和手术切口愈合情况；指导病人进高热量、高蛋白的流质或半流质饮食，避免辛辣等刺激性食物；注意休息，治疗期戒烟戒酒；注意加强口腔护理，用温盐水或漱口液漱口，病情严重者用过氧化氢行口腔冲洗，保持口腔清洁。

【健康教育】

1. 向病人介绍口腔颌面部的解剖特点及重要性，使其认识颌面部感染的危害性。

2. 感染控制后，嘱病人及时处理患牙，对没有保留价值的牙齿应及时拔除。

3. 保证充足的睡眠，保持良好的心态，避免情绪激动；保持口腔清洁；不宜烟酒、浓茶、咖啡及辛辣等刺激性食物。

三、颌骨骨髓炎

颌骨骨髓炎（osteomyelitis of the jaw）是指由于细菌感染以及物理或化学因素使颌骨产生的炎性病变。累及范围常包括骨膜、骨质、骨髓及其中的血管、神经等。多发生于青壮年，约占90%，主要发生于下颌骨，但婴幼儿以上颌骨多见。颌骨骨髓炎可分为化脓性、特异性、放射性等几种，临床上以化脓性颌骨骨髓炎最为多见。

【护理评估】

（一）健康史

颌骨骨髓炎的感染来源主要有三种途径，即牙源性、损伤性及血源性。血源性颌骨骨髓炎较少见，主要发生于小儿，牙源性颌骨骨髓炎多见，病原菌主要为金黄色葡萄球菌，其次为溶血性链球菌及其他化脓菌，临床上以混合性细菌感染为主。目前我国由于医药条件的改善，牙源性颌骨骨髓炎发病率已大为下降。牙源性颌骨骨髓炎多见与下颌骨皮层骨骨质致密、周围有肥厚肌肉及致密筋膜附着，髓腔脓液积聚不易穿破引流等因素有关。评估时注意有无龋齿、牙周炎、根尖周炎、泪囊炎等发病因素存在；询问病人的起病时间、缓急、发作次数、有无规律；发病的伴随症状等。

（二）身体状况

根据感染的病变特点，临床上将化脓性颌骨骨髓炎分为中央性颌骨骨髓炎和边缘性颌骨骨髓炎两种类型。

1. 中央性颌骨骨髓炎 指病变始发于颌骨中央的骨松质和骨髓，以后再由颌骨中央向外扩散，累及骨密质及骨膜。多发生于下颌骨。分为急性期和慢性期。

（1）急性期：起病急，全身症状重，有寒战、高热、头痛、食欲减退、嗜睡等，进入化脓期后，身体中毒症状较重，可引起败血症。下颌骨急性骨髓炎早期通常有深部剧烈疼痛、间歇性高热、三叉神经分布区异常或麻木及有明显病因等特点。急性期持续10~14天，如炎症未被控制，可因颌骨内的小血管栓塞，导致组织营养障碍及坏死，死骨形成，并进入慢性期。

（2）慢性期：急性期阶段未得到及时、有效而彻底的治疗，常转入慢性期。病人口内或皮肤软组织硬结、压痛、瘘管形成且长期流脓，有时混有小块死骨，严重者有大块死骨形成或发生病理性骨折，出现咬合紊乱及面部畸形，死骨不清除，病变可持续数月至数年，一旦瘘管阻塞或全身抵抗力下降时，炎症又急性发作。

2. 边缘性颌骨骨髓炎　指炎症继发于骨膜炎或骨膜下脓肿的髓质外板的炎症性病变，然后累及骨髓腔，多见于青年人，好发于下颌支及下颌角部，主要为牙源性感染。急性期常被间隙感染症状掩盖，慢性期腮腺咀嚼肌区出现炎性浸润硬块，压痛，凹陷性水肿和张口受限。可有长期排脓的瘘管。探诊骨面粗糙，瘘管阻塞时，炎症可急性发作。炎症发展至骨髓腔时，可并发中央性颌骨骨髓炎，继而有大块死骨形成。

（三）辅助检查

1. 中央性颌骨骨髓炎　2~4 周后 X 线片可见骨质疏松密度减低区，2~3 个月后，显示骨破坏局限，有死骨形成或伴病理性骨折。

2. 边缘性颌骨骨髓炎　X 线片早期变化不明显，晚期下颌支后前位片，可见骨皮质不光滑，或有小片死骨形成或骨质增生。

（四）心理社会状况

急性颌骨骨髓炎起病急，病程迁延，病情重，病人及家属常表现为紧张、焦虑、缺乏信心。如果发生病理性颌骨骨折，病人出现咬合紊乱及面部畸形，会严重影响其正常生活及社交。

【治疗要点】

1. 急性期以全身应用抗生素，局部切开引流或拔除松动牙为主。

2. 慢性期应以死骨刮除术及病灶牙拔除为主，术后抗生素控制感染。

【常见护理诊断/问题】

1. 疼痛　与炎症有关。

2. 体温过高　与感染引起的全身反应有关。

3. 营养失调　与感染使机体消耗增加、摄入不足有关。

4. 张口受限　与炎症发生使翼内肌、咬肌等受累有关。

【护理措施】

（一）一般护理

提供安静舒适的环境，让病人充分休息。给予高营养易消化流质饮食，张口受限者采取吸管进食。嘱其病情轻者用温盐水漱口，重者用 3% 过氧化氢进行口腔护理。

（二）心理护理

耐心向病人解释病情及治疗计划，减轻紧张情绪，消除顾虑。鼓励病人说出心理感受，有针对性地进行心理疏导。

（三）治疗与用药护理

1. 遵医嘱根据细菌培养和药物敏感试验结果，对病人给予足量的抗生素控制感染。

2. 需要手术治疗者，按手术常规进行护理。

3. 对病理性骨折或摘除死骨术后用钢丝或夹板固定颌骨的病人，可采用加压冲洗法，即用温生理盐水冲洗，将冲洗头放入口内，边冲洗边用吸引器吸出冲洗液，以达到彻底清洁口腔的目的。

4. 术后病人可进行理疗及热敷，以改善局部血运及张口度，促进创口愈合。

5. 密切观察病人的生命体征，对进行引流的病人观察其引流量及脓液性质。

6. 做好高热护理，体温在 38.5℃以上时，应予以物理降温或化学降温。

【健康教育】

1. 指导手术病人于结扎丝及夹板去除后，练习张、闭口运动，直至功能恢复。

2. 给予病人心理支持，保证练习时的耐心和毅力。
3. 指导饮食，勿吃坚硬食物，保证营养摄入，以利身体恢复。

（赵晓芳）

思考题

1. 根据智齿冠周炎的主要病因及临床表现，制定一份智齿冠周炎治疗的护理计划。
2. 简述颌骨骨髓炎的护理措施。
3. 简述口腔颌面部间隙感染的临床特点及护理措施。

自测题

第五节 口腔颌面外科病人的护理

学习目标

1. 掌握口腔颌面部损伤特点与急救。
2. 熟悉口腔颌面部损伤的护理。
3. 了解牙拔除术各类麻药的作用及性能。
4. 能正确运用护理程序，对口腔颌面部损伤病人急救，并能正确做出护理诊断、采取有效的措施。
5. 具有辅助医生处理拔牙并发症的能力。

案例导学与思考

案例导学：

病人，男性，25岁，无业。3小时前，病人与人发生争执后被人用“西瓜刀”砍伤左侧面部，出血明显，急就诊于附近诊所，行简单绷带包扎止血后，来院就诊。伤后病人无昏迷，无恶心呕吐等，心情激动较紧张。检查：左侧颧弓中分纵行向下达下颌骨下缘处可见一约22cm×3cm伤口，创缘齐，深达腮腺，左侧鼻唇沟变浅，左侧眼睑闭合功能障碍。

思考：

1. 病人颌面部受伤的临床特点有哪些，主要的护理诊断是什么？
2. 护士应给病人提供哪些急救措施？

口腔颌面部损伤是口腔颌面外科的常见病与多发病，多因工伤、运动损伤、交通事故和生活中的意外伤害所致。战争时期则以火器伤为主，随着汽车和交通事业的飞速发展，交通事故伤已成为平时颌面伤的主要损伤原因，约占30%~40%。近几年颌面创伤的伤因调查结果显示，交通事故所占比例已经达到60%。

一、口腔颌面部损伤的特点与急救

在救治颌面损伤时应注意多处伤、多发伤、复合伤等几个概念：口腔颌面部“多处伤”是指在该部位的多个损伤，如多个软组织创口、下颌骨两处以上的骨折、全面部骨折等。“多发伤”是指除口腔颌面部损伤以外，还存在颅脑伤、胸腹伤或四肢伤等。“复合伤”是指两种以上的原因致伤，如撞击伤与烧伤或与辐射伤并存。

（一）口腔颌面部损伤的特点

口腔颌面部血循环丰富，上接颅脑，下连颈部，是呼吸道和消化道起端。颌面部骨骼及腔窦较多，有牙附着于颌骨上，口内则含有舌；面部有表情肌和面神经；还有颞下颌关节和唾液腺；具有表情、言语、咀嚼、吞咽及呼吸等功能。了解这些解剖和生理的知识，有助于掌握和理解口腔颌面部损伤的特点。

1. 口腔颌面部血循环丰富在损伤时的利与弊　由于血循环丰富，伤后出血较多，容易形成血肿；组织水肿反应快而重，如口底、舌根或下颌下等部位损伤，可因水肿、血肿压迫而影响呼吸道通畅，甚至引起窒息。另一方面，由于血运丰富，组织抗感染与再生修复能力较强，创口易于愈合。因此，清创术中应尽量保留组织，减少缺损，争取初期缝合。

2. 牙在损伤时的利与弊　颌面部损伤时常伴有牙损伤。尤其在火器伤时，被击碎的牙碎片还可向邻近组织内飞溅，造成“二次弹片伤”，并可将牙附着的结石和细菌等带入深部组织，引起创口感染。颌骨骨折线上的龋坏牙有时可导致骨断端感染，影响骨折愈合。另一方面，牙列的移位或咬合关系错乱是诊断颌骨折的最重要体征之一。而恢复正常的咬合关系又是治疗颌骨骨折的重要指标。在治疗牙及牙槽骨或颌骨骨折时，常需利用牙或牙列作结扎固定的基牙，是颌间牵引固定的重要基础。

3. 易并发颅脑损伤　颌面部上接颅脑，遭受撞击力后容易传导到颅脑，所以上颌骨或面中1/3部位损伤容易并发颅脑损伤包括脑震荡、脑挫伤、颅内血肿和颅底骨折等。其主要临床特征是伤后有昏迷史。颅底骨折时可伴有脑脊液从鼻孔或外耳道流出。

4. 有时伴有颈部伤　颌面部下连颈部，为大血管和颈椎所在。下颌骨损伤容易并发颈部伤，要注意有无颈部血肿、颈椎损伤或高位截瘫。颈部钝器伤及颈部大血管时，有时可能在晚期形成颈动脉瘤、假性动脉瘤和动静脉瘘。

5. 易发生窒息　口腔颌面部位于呼吸道上端，损伤时可因组织移位、肿胀及舌后坠、血凝块和分泌物的堵塞而影响呼吸或发生窒息。救治病人时应首先注意保持呼吸道的通畅，防止窒息。

6. 影响进食和口腔卫生　口腔是消化道入口，损伤后或由于治疗需要作颌间牵引时可能会影响张口、咀嚼、言语或吞咽功能，妨碍正常进食。需要选用适当的食品和喂食方法，以维持病人的营养，进食后应注意清洗口腔，注意口腔卫生，预防创口感染。

7. 易发生感染　口腔颌面部窦腔多，有口腔、鼻腔、鼻窦及眼眶等。这些窦腔内存在着大量细菌，如与创口相通，则易发生感染。在清创处理时应尽早关闭与这些窦腔相通的创口，以减少感染的机会。

8. 可伴有其他解剖结构的损伤　口腔颌面部有唾液腺、面神经及三叉神经分布。如腮腺受损，可并发涎瘘；如损伤面神经，可发生面瘫；而三叉神经损伤时则可在相应分布区域出现麻木感。

9. 面部畸形 颌面部受损伤后，常有不同程度的面部畸形，从而加重病人思想上和心理上的负担，治疗时应尽早恢复其外形和功能，减少畸形的发生。

（二）口腔颌面部损伤的急救

口腔颌面部损伤病人在首诊时可能出现一些危及生命的并发症，如窒息、出血、休克、颅脑损伤及胸腹伤等，对病人应作全面检查，并迅速作出伤情判断，根据其轻重缓急，决定救治的先后步骤，妥善处理。

1. 窒息的急救 窒息可分为阻塞性窒息和吸入性窒息两类。①阻塞性窒息：为异物阻塞咽喉部，如损伤后如口内有血凝块、呕吐物、碎骨片、游离组织块及其他异物等；其次是组织移位，如上颌骨横断骨折时，骨块向后下方移位，可堵塞咽腔，压迫舌根而引起窒息；再者肿胀与血肿，如口底、舌根、咽侧及颈部损伤后，可发生血肿或组织水肿，进而压迫呼吸道引起窒息。②吸入性窒息主要见于昏迷病人，直接将血液、唾液、呕吐物或其他异物吸入气管、支气管或肺泡内而引起窒息。

防治窒息的关键在于及早发现和及时处理，在窒息发生之前仔细观察并作出正确判断，如已出现呼吸困难，更应分秒必争，进行抢救。急救措施如下：

（1）及早清除口、鼻腔及咽喉部异物：迅速用手指或器械掏出或用吸引器吸出堵塞物，保持呼吸道通畅。

（2）将后坠的舌牵出：可在舌尖后约 2cm 处用大圆针和 7 号线穿过舌，将舌拉出口外（图 9-5-1），解开颈部衣扣，并使病人的头部垫高，偏向一侧或采取俯卧位，便于唾液或呕吐物的引流，彻底清除堵塞物，解除窒息。

（3）悬吊下坠的上颌骨骨块：当上颌骨骨折块下坠大，出血多，可能引起呼吸道阻塞或导致误吸时，在现场可临时采用筷子、压舌板等物品横放于上颌双侧前磨牙位置，将上颌骨骨折块向上悬吊，并将两端固定于头部绷带上（图 9-5-2）。

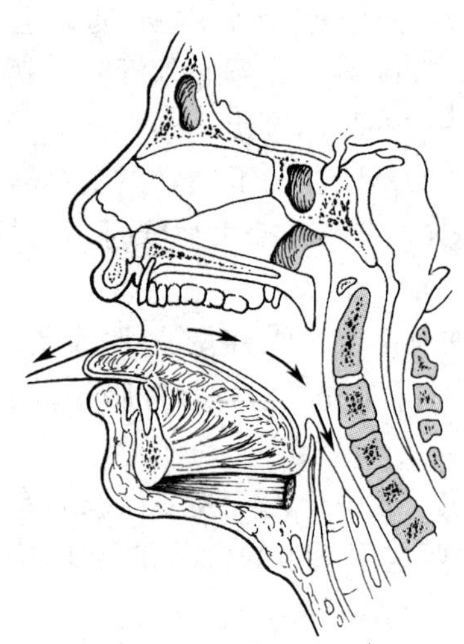

图 9-5-1 用粗线将舌牵出口外以解除窒息

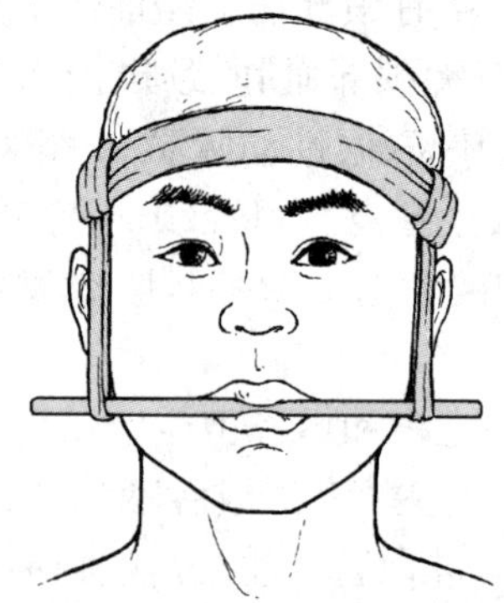

图 9-5-2 简易上颌悬吊法

（4）插入通气导管保持呼吸道通畅：对于咽部和舌根肿胀压迫呼吸道的病人，可经口插入通气导管，以解除窒息。如情况紧急，又无适当导管时，可用 1~2 根粗针头作环甲膜穿刺，随后改行气管切开术。如呼吸已停止，可紧急作环甲膜切开术进行复苏，随后行常规气管切开术。

（5）吸入性窒息的急救：应立即行快速气管切开术，通过气管导管，充分吸出进入下呼吸道的血液、分泌物和其他异物，解除窒息。这类病人术后要特别注意防治肺部并发症。

2. 出血的急救　应根据损伤的部位、出血的来源和程度（动脉、静脉或毛细血管）以及现场条件采用相应的止血方法。止血时还应结合病人生命体征的观察，判断出血量，并及时补充血容量，纠正出血性休克。止血方法主要有以下几种：

（1）压迫止血：这是一种不确切而且临时的止血方法，对于较大血管的出血，还需要作进一步的处理。①指压止血法：是用手指压迫出血部位供应动脉的近心端，适用于出血较多的紧急情况，作为暂时性止血，然后再改用其他确定性方法作进一步止血。如在咬肌止端前缘的下颌骨面上压迫面动脉；在耳屏前压迫颞浅动脉等；在口腔、咽部及颈部严重出血时，可直接压迫患侧颈总动脉：用拇指在胸锁乳突肌前缘、环状软骨平面将搏动的颈总动脉压闭至第6颈椎横突上（图9-5-3）。压迫颈总动脉时，持续时间一般不超过5min，也禁止双侧同时压迫，否则会导致脑缺血。②包扎止血法：可用于毛细血管、小静脉及小动脉的出血或创面渗血。方法是先清理创面，将软组织复位，然后在损伤部位覆盖或填塞明胶海绵，覆盖多层纱布敷料，再用绷带行加压包扎。③填塞止血法：可用于开放性和洞穿性创口，也可用于窦腔出血。紧急情况时，可将纱布块填塞于创口内，再用绷带行加压包扎。在颈部或口底创口填塞纱布时，应注意保持呼吸道通畅，防止发生窒息。

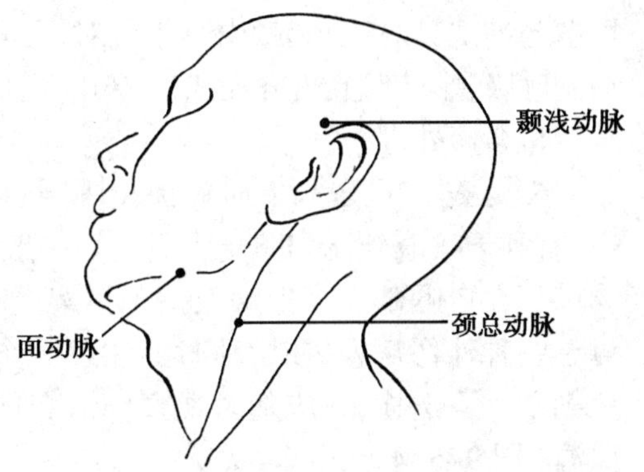

图9-5-3　指压止血部位示意图

（2）结扎止血：是常用而可靠的止血方法。如条件许可，对于创口内活跃出血的血管断端应以血管钳夹住作结扎或缝扎止血。在战时或大批病人等待的紧急情况下，可先以止血钳夹住血管断端，连同止血钳一起妥善包扎。

（3）药物止血：适用于创面渗血、小静脉和小动脉出血。常用的止血药物有各种中药止血粉、止血纱布、止血海绵等。使用时可将药物直接置于出血处，然后外加干纱布加压包扎。全身可辅助使用安络血（肾上腺色腙）、酚磺乙胺等药物。

3. 休克急救　口腔颌面部损伤病人发生休克者比例不大，常因伴发身体其他部位严重损伤而引起，是造成病人死亡的重要原因之一。主要为创伤性休克和出血性休克两种。颌面外科遇到的休克多为出血性休克。出血性休克的早期表现为：轻度烦躁，口渴，呼吸浅快，心率加快，皮肤苍白，此时一般血容量丢失在15%以下，机体可以代偿；但随着休克的发展，病人常出现意识淡漠、脉搏细速、脉压变小、四肢湿冷、尿少等表现，一旦出现收缩压下降，表明血容量丢失达到20%以上，是机体失代偿的表现。临床判断休克的主要指征包括血压、脉搏、皮肤色泽与温度、尿量等，休克早期心率的变化是重要的指标，正常成人的心率上限如达到120次/min，结合四肢皮肤的变化，是早期诊断休克较可靠的指征。

抗休克治疗的目的是恢复组织灌流量。创伤性休克的处理原则为安静、镇痛、止血和补液，可用药物协助恢复和维持血压。对出血性休克则以补充有效血容量、彻底消除出血原因、制止血容量继续丢失为根本措施。

4. 防治感染 口腔颌面部损伤的创口常被细菌和尘土等污染，易导致感染而增加损伤的复杂性和严重性。颌面部战伤的感染率更高，约为20%。因此，防治感染是初期救治中的重要问题。其中最重要的手段之一是尽早清创，一般颌面伤感染的发生率低于其他部位，清创时间没有其他部位伤要求8h内进行那样严格，有条件时应尽早进行清创缝合术，无条件时应将创口包扎，防止外界细菌继续污染。伤后应及早使用广谱抗生素，特别是对颌面部火器伤，伤后3h使用可以推迟感染发生的时间，提高组织愈合的能力。平时创伤多以被动免疫为主，如注射破伤风抗毒素预防破伤风，动物咬伤后要注意发生狂犬病的可能，并预防性注射狂犬病疫苗。

5. 伴发颅脑损伤的急救 凡有颅脑损伤的病人，最初的重点应是呼吸与循环的复苏和支持。即刻纠正伤后发生的呼吸暂停与低血压至关重要，若有延迟可造成脑缺血缺氧性损害。事故现场对有创口者紧急包扎，即刻止血以减少血容量的丢失和缓解疼痛，可防止休克继续加重和发展。加强呼吸道管理，保持呼吸道通畅，充分供氧是预防脑缺氧发生脑水肿的重要措施。应减少搬动，暂停不急需的检查或手术。如鼻或外耳道有脑脊液外流时，禁止作耳、鼻内填塞与冲洗，以免引起颅内感染。对烦躁不安的病人，可给予适量的镇静剂，但禁用吗啡，以免抑制呼吸，影响瞳孔变化及引起呕吐，增加颅内压。如病情恶化，颅内有血肿形成，应及时请有关专科会诊处理。

6. 运送 运送病人时应保持呼吸道通畅。昏迷病人可采用仰卧位，颈部垫高，使鼻腔悬空，有利于唾液外流和防止舌后坠。一般病人可采取侧卧位或头侧向卧位，避免血凝块及分泌物堆积在口咽部。当把病人抬到担架上时，动作应该轻柔协调，尽量减少病人的劳累和痛苦。对于各种外伤病人，在搬动时要注意对伤处的保护，头部合并颅脑外伤者，要有人专门包头避免晃动。运送途中，应随时观察伤情变化，防止窒息或休克发生。天气寒冷时，应注意病人的保温（图9-5-4）。

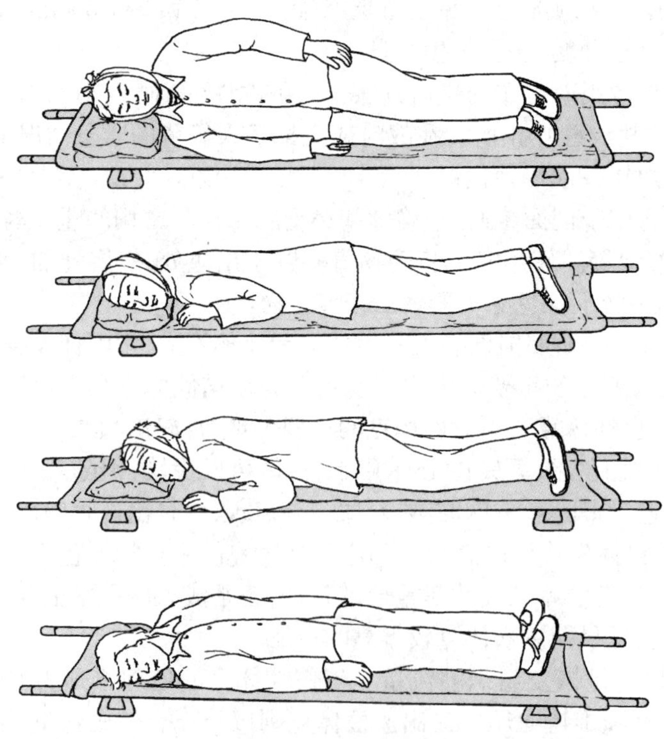

图9-5-4 颌面部病人运送时体位

二、口腔颌面部损伤的护理

【护理评估】

（一）健康史

询问造成口腔颌面部损伤的原因，如有无工伤、交通事故、意外伤害、火器伤。评估病人的全身情况，判断损伤程度及急救方案。

（二）身体状况

人体各部位的损伤都有其共同的表现，如疼痛、肿胀、出血、功能障碍等，由于口腔颌面部解剖生理特征，损伤可以出现不同的症状和体征：①颌面部骨折主要表现为面部畸形、咬合错乱和张开受限，损伤神经时可以出现周围皮肤麻木或运动受限。颧骨及颧弓骨折还可出现复视、眼睑闭合不全等。②血液循环丰富，创伤后容易出血，且出血量较多。③与颅底相连，严重的颌面部损伤常伴有颅脑损伤，常见有脑脊液鼻漏、脑脊液耳漏等。④腔窦较多，损伤后易导致细菌感染。⑤易发生窒息，异物、组织肿胀、血肿、颌骨骨折移位等均能引起呼吸道阻塞。⑥颌面部有许多重要结构，损伤后易导致功能障碍及颌面部畸形。如损伤面神经可出现口角歪斜，面中份骨折可导致面部畸形及眼部并发症；损伤腮腺及导管可形成涎瘘，从而影响进食、发音及吞咽。

（三）辅助检查

通过X线、CT、磁共振，可明确损伤范围、类型及程度，特别是骨折的诊断。

（四）心理社会状况

口腔颌面部损伤后临床症状重，对病人面容影响大，特别是当损伤重要器官时，病人及家属可出现精神紧张，产生恐惧心理；担心功能障碍、面部畸形不能恢复，从而影响以后的工作、学习和与他人的交往；即使面部很小的创口，也担心留下瘢痕，影响美观。病人既希望通过手术治愈目前的创伤，又担心治疗效果及产生新的并发症。

【常见护理诊断/问题】

1. 自我形象紊乱　与颌面部软组织及骨组织损伤有关。
2. 疼痛　与创伤、炎症有关。
3. 有休克的危险　与损伤及出血有关。
4. 有窒息的危险：各种原因引起的呼吸道梗阻所致。
5. 潜在并发症：伤口感染、面部畸形、功能障碍等。
6. 口腔黏膜改变　与创伤有关。
7. 皮肤完整性受损　与创伤有关。
8. 进食自理缺陷　与口腔颌面部外伤后完成进食的能力有关。

【护理措施】

1. 心理护理　向病人详细解释病情及预后，耐心解答病人有关创伤、骨折各种问题，尽可能消除引起焦虑的因素。
2. 遵医嘱用药　给予镇痛药减轻伤口疼痛。
3. 防止休克　疼痛和出血可引起休克发生，如有休克征兆应扩容和输血。
4. 窒息处理　关键在于早期发现，迅速查明引起窒息的原因，及时处理。
5. 出血的急救　颌面部由于血液供应丰富，损伤时一般出血较多，处理应尽快判明出血的性质、出血的部位及出血量，根据现场条件采取相应的急救措施。

6. 防止感染　由于口腔颌面部为有菌的污染伤口，应全身给予足量抗生素。

7. 观察伤口　按常规更换敷料，如有感染迹象及时处理。

8. 口腔护理　伤后创口在口腔颌面部，或由于颌骨骨折已作颌间固定的病人，不能咀嚼而失去自洁能力，需每天用各种漱口水冲洗口腔，同时用小而软的牙刷刷牙，清除牙间及夹板间的食物残渣。

9. 营养供给　软组织和硬组织损伤特别是严重创伤和颌间结扎后，饮食常受到影响。必须了解病人的饮食情况，保证摄入足够的营养物质，必要时可管饲或鼻饲流质。

【健康教育】

1. 告知病人口腔颌面部创伤后的各种注意事项。

2. 对各种颌骨内、外固定的病人，要详细交代固定的时间，是否需要取出固定物及取出的时间。如需要进行二期手术，应向病人解释手术的必要性、手术方法及手术时间。

3. 做好安全防护，对高危人群做好安全健康教育。

三、麻醉及牙拔除术

麻醉是指用药物或非药物使病人整个机体或机体一部分暂时失去知觉，以达到无痛的目的，多用于手术或某些疼痛的治疗。口腔颌面外科的临床麻醉根据麻醉方法、麻醉药物和麻醉部位的不同，可分为局部麻醉和全身麻醉。不同的麻醉各具特点，在进行外科手术时，应根据病人的全身状况、疾病的性质、手术的部位、麻药对机体的影响、麻醉的设备和技术水平等，选择安全、有效、方便、经济的麻醉方法。而口腔门诊护士应掌握常用的局部麻醉操作，熟悉局部麻醉的基本知识。

局部麻醉简称局麻，是指用局部麻醉药暂时阻断机体一定区域内神经末梢和纤维的感觉传导，从而使该区疼痛消失。确切的涵义应该是局部无痛，即除痛觉消失外，其他感觉如触压、温度觉等依然存在；病人仍保持清醒的意识。局麻适用于一般的口腔颌面外科门诊手术、牙髓病的治疗及固定义齿修复的牙体预备等。

局麻不需特殊设备，术者可独立操作，一般不需麻醉医师参与。术前无特殊准备，病人保持清醒，术后无需特别护理，安全性相对较大。局麻药中加入适量血管收缩剂还有使术区出血减少、便于手术操作等优点。

（一）常用局麻药物

局麻药物的种类很多，按其化学结构可分为酯类和酰胺类。国内常用局麻药物有酯类的普鲁卡因、丁卡因，酰胺类的利多卡因、盐酸布比卡因和阿替卡因。

1. 普鲁卡因　又名奴佛卡因，麻醉效果较好，价格低廉，毒性和不良反应小，曾是临床应用较广的一种局麻药物。其血管扩张作用较明显，故应用时常加入少量肾上腺素，以减慢组织对普鲁卡因的吸收而延长麻醉作用的时间。普鲁卡因和其他酯类局麻药，偶能产生过敏反应。

2. 利多卡因　又名赛洛卡因，局麻作用较普鲁卡因强，其维持时间亦较长，并有较强的组织穿透性和扩散性，故亦可用作表面麻醉。临床上主要以含 1∶100 000 肾上腺素的 1%~2% 利多卡因行阻滞麻醉，目前是口腔科临床应用最多的局麻药。利多卡因还有迅速而安全的抗室性心律失常作用，因而对心律失常病人常作为首选的局部麻醉药。

3. 布比卡因　又名麻卡因，其麻醉持续时间为利多卡因的 2 倍，一般可达 6h 以上；麻醉强度为利多卡因的 3~4 倍。常以 0.5% 溶液与 1∶200 000 肾上腺素共用，特别适合费时较久的手术，术后镇痛时间也较长。

4. 阿替卡因　组织穿透性和扩散性较强，给药后 2~3min 出现麻醉效果。含 1∶100 000 肾上腺素的阿替卡因牙髓的麻醉时间约 60~70min，软组织麻醉时间可达 3h 以上。适用于成人及 4 岁以上儿童。

5. 丁卡因　又名潘托卡因，易溶于水，穿透力强。临床上主要用作表面麻醉。麻醉效能和毒性较普鲁卡因大 10 倍。由于毒性大，一般不作浸润麻醉。即使用作表面麻醉，一次用量也不超过 40~60mg，即 2% 丁卡因不超过 2ml。

（二）局麻药物的过敏试验

有关局麻药过敏反应的报道集中于酯类局麻药如普鲁卡因，而酰胺类局麻药的过敏反应极罕见。酯类局麻药是在血浆内被假胆碱酯酶水解成对氨基苯甲酸（PABA）和乙二胺乙醇。对酯类局麻药的过敏反应不是与普鲁卡因有关，而是与该药的主要代谢产物对氨基苯甲酸有关。在应用普鲁卡因之前，是否应常规作过敏试验的问题，尚存在不同意见，但对过敏体质的病人建议作过敏试验。临床上对普鲁卡因过敏试验阳性或有过敏史者，可改用利多卡因，但也应作过敏试验。局麻药中含防腐剂对羟基苯甲酸甲酯也是引起过敏反应的原因。

在进行药物过敏试验之前，应备好肾上腺素、氧气等急救药物及用品，以防意外。

1. 普鲁卡因皮内试验　1% 普鲁卡因 0.1ml 稀释至 1ml，皮内注射 0.1ml。20min 后观察反应。局部红肿、红晕直径超过 1cm 者为阳性。

2. 普鲁卡因黏膜试验　如上稀释液涂布一侧鼻腔黏膜，然后每隔 2min 检视局部反应。黏膜充血肿胀，甚至该侧鼻孔完全阻塞者为阳性。

3. 利多卡因皮内试验　2% 利多卡因 0.1ml，稀释至 1ml，皮内注射 0.1ml。20min 后观察反应。阳性标准同普鲁卡因。

（三）血管收缩剂在局麻药物中的应用

临床应用时常将血管收缩剂加入局麻药溶液中，以延缓吸收、降低毒性反应、延长局麻时间以及减少注射部位的出血，使术野清晰。局麻药中是否加入肾上腺素等血管收缩剂，应考虑几个因素：手术时间、术中止血及病人的机体状况。例如，不含肾上腺素的利多卡因牙髓麻醉时间 5~10min，软组织麻醉时间 60~120min；含 1∶10000 肾上腺素的利多卡因可显著延长麻醉时间，牙髓麻醉时间 60min，软组织麻醉时间约 6h。含 1∶50 000 肾上腺素（0.02mg/ml）的局麻药在注射部位有较好的止血效果。一般是肾上腺素以 1∶（50 000~200 000）的浓度加入局麻药溶液中，即含肾上腺素 5~20μg/ml 用作局部浸润麻醉和阻滞麻醉。也有选用血管收缩药盐酸苯肾上腺素（新福林）和渥克他加压素的。由于肾上腺素可引起心悸、头痛、紧张、恐惧、颤抖及失眠，如用量过大或注射时误入血管，血内肾上腺素浓度上升时，可因血压骤升而发生脑出血；或因心脏过度兴奋，引起心律失常，甚至心室纤颤等不良反应。因此，临床上应严格限制麻药中的肾上腺素浓度和控制好一次注射量。对健康人注射含 1∶100 000 肾上腺素的利多卡因每次最大剂量为 20ml（肾上腺素 0.2mg），有心血管疾病者 4ml（肾上腺素 0.04mg）。近年来研究认为，局麻药溶液中含微量肾上腺素不会引起血压的明显变化，对心血管病、甲状腺功能亢进的病人一般也不会发生不良反应。由于可取得良好的镇痛效果，反而是消除病人恐惧和不安的重要措施，并可避免因疼痛而引起的血压急剧波动。

（四）局麻方法

口腔颌面外科临床常用的局麻方法，有表面麻醉、浸润麻醉和阻滞（传导）麻醉，冷冻麻醉应用较少。

1. 冷冻麻醉　是应用药物使局部组织迅速散热，皮肤温度骤然降低，以至局部感觉、首先是痛觉消失，从而达到暂时性麻醉的效果。临床上常用的药物是氯乙烷。

冷冻麻醉方法简便，持续时间约 3~5min。由于麻醉区域表浅，仅适用于黏膜下和皮下浅表脓肿的切开引流以及松动乳牙的拔除。实际上属表面麻醉范畴。氯乙烷对组织特别是黏膜的刺激性很大。因此使用氯乙烷时，麻醉区周围的皮肤、黏膜应涂布凡士林加以保护。

2. 表面麻醉　是将麻醉剂涂布或喷射于手术区表面，药物吸收后麻醉末梢神经，使浅层组织的痛觉消失。本法适应于表浅的黏膜下脓肿切开引流，拔除松动的乳牙或恒牙，以及行气管内插管前的黏膜表面麻醉。2% 盐酸丁卡因，麻醉效果较强，但毒性大，现临床上较多应用 2%~5% 利多卡因。此外，亦可采用 4% 盐酸可卡因或盐酸达克罗宁行表面麻醉，作用均不及丁卡因。

3. 浸润麻醉　是将局麻药液注入组织内，以作用于神经末梢，使之失去传导痛觉的能力而产生麻醉效果。浸润麻醉时，药液用量大，故其浓度相应较低，临床常用的局麻药液是 0.5%~1% 普鲁卡因或 0.25%~0.5% 利多卡因。

软组织浸润麻醉的方法：先注射少量局麻药于皮肤和黏膜内，使成一小皮丘，再从此沿手术切口线，由浅至深分层注射到手术区域的组织中，局麻药扩散、渗透至神经末梢，发生良好的麻醉效果；同时借局麻药在组织内所产生的张力，可使手术区毛细血管的渗血显著减少，手术野清晰，易于分离组织。

在牙及牙槽外科手术中，一般多在上颌牙槽突或下颌前牙区的牙槽突应用浸润麻醉，因为这些部位的牙槽骨质比较薄，并且疏松多孔，局麻药液容易渗透入众多小孔，进入颌骨，麻醉其中的神经。

4. 阻滞麻醉　是将局麻药液注射到神经干或其主要分支附近，以阻断神经末梢传入的刺激，使被阻滞的神经分布区域产生麻醉效果。

由于支配颌骨和牙的三叉神经分支多经致密骨层深部或骨管之中，局部浸润麻醉的渗透作用差；在有广泛的瘢痕组织或炎症感染的颌面部进行手术时，浸润麻醉亦不适用。若采用阻滞麻醉，不但能收到很好的麻醉效果，还可减少麻药的用量和注射次数；也有减少疼痛和避免感染扩散等优点。

进行阻滞麻醉时，必须熟悉口腔颌面局部解剖，掌握三叉神经的行径和分布，以及注射标志与有关解剖结构的关系。操作时，应严格遵守无菌原则，以防并发感染。当注射针头到达神经干附近，注射麻药之前，必须将注射器的内芯微向后抽，检查有无回血；若见回血，应将注射针头后退少许；改变方向后再行刺入，直到回抽无血时，方可注射麻醉药液。

图片：阻滞麻醉

（五）牙拔除术病人护理

拔牙是口腔颌面外科最基本的手术。

【拔牙适应证】

1. 牙体牙周病不能作保存治疗的牙齿。
2. 多生牙、异位牙影响咀嚼功能者。
3. 乳牙滞留，影响恒牙萌出者。
4. 智齿阻生，反复引起冠周炎者。

5. 外伤后牙冠折断至龈下或同时有牙根折断无法修复者。

6. 影响义齿修复设计、矫正设计、按治疗计划需要拔除的牙齿。

7. 骨折累及的牙，如因颌骨骨折或牙槽骨折累及的牙，应根据牙本身的情况决定，尽可能保留。

8. 引起身体其他疾病可疑的病灶牙，可考虑拔除。

【护理评估】

1. 健康史　包括现病史和既往史。

2. 身体状况　病人术前机体功能状态。病人术前、术中、术后并发症的可能。

3. 心理社会评估　病人对疾病和手术的理解程度。病人情绪、心理的变化等。

知识拓展

牙拔出术的基本方法和步骤

1. 分离牙龈　用牙龈分离器从龈沟插入，将附着于牙颈周围的龈组织分离，以免拔牙时造成牙龈撕裂。

2. 挺松牙根　用挺插入牙根和牙槽骨之间，牙挺的凹槽对着牙根面，左手保护邻近牙齿，右手持牙挺，以牙槽骨为支点利用杠杆作用和转动力量，从近中或远中部位逐渐挺松牙齿。

3. 拔除患牙　将牙钳喙准确放置于患牙的唇舌侧或颊舌侧，使钳喙与牙齿长轴方向缓慢摇动，随着牙齿松动度增大，用力向外牵引拔出。

【护理措施】

1. 拔牙术前护理

（1）心理护理：绝大多数病人对拔牙有不同程度的畏惧与顾虑，护理人员须热忱，耐心地向病人简要介绍病情、手术目的与必要性，术中、术后的感觉及可能出现的情况和注意事项，使病人建立信心和对医生的信任感，主动配合治疗。

（2）术前准备：①遵医嘱准备麻醉药品、消毒药物，无菌巾或孔巾，漱口水。②调整病人体位：调整椅位，对好光源，使病人位置舒适，手术野暴露清楚，便于手术者操作。拔上牙时，病人头部稍后仰，使张口时上颌牙的 𬌗平面约与地平面呈 45°，病人的上颌与术者的肩部在同一水平；拔下牙时应使病人张口时下颌牙𬌗平面与地平面平行，下颌与术者的肘关节在同一高度或更低。③协助术者进行手术区准备：遵医嘱协助术者对手术区进行消毒、铺巾及使用吸引器吸出唾液、血液。④器械准备：常用的拔牙器械有牙龈分离器、牙挺、牙钳和刮匙等。应根据所拔牙齿准备相应的拔牙器械。

2. 术中护理

（1）严密观察病情，预防并发症的发生。

（2）提高护理配合质量，减轻病人痛苦。

（3）拔牙创面的护理：牙拔除后，用刮匙刮净牙槽窝内的肉芽组织和异物，搔刮创面使渗血充盈牙槽窝，然后用手指按压颊（唇）舌侧牙齿龈使其复位。较大的拔牙创，尚须缝合牙龈。最后用消毒纱条或棉卷覆盖伤口，嘱病人将纱条轻咬半小时至不再出血时，即可吐出。

3. 拔牙术后的护理

（1）指导病人正确咬棉卷压迫止血，一般棉条在拔牙后30分钟左右即可吐出。

（2）有出血倾向的病人，拔牙后最好暂时不要离开，待半小时后查看伤口，是否血已止住。如果仍出血，应向医生汇报作进一步的处理，如上止血药，进行缝合止血，并口服一些止血药物。

（3）嘱病人术后当日不宜反复漱口或刷牙，次日可刷牙，但勿伤及创口；不要反复吐唾液及吮吸创口，以免由于口腔内负压的增加而破坏血凝块。

（4）手术后2天的饮食应该温凉、稀软，不宜过热或过硬。

（5）拔牙后一般可以不吃药。但对急性炎症期拔牙，或创伤较大、全身情况较差的病人，应遵医嘱给予口服些抗生素和镇痛药，必要时予输液。

（6）如有缝合线，嘱病员在术后4天左右来复诊时拆除缝线。

4. 拔牙术后并发症的护理

（1）晕厥：在口腔局部麻醉和拔牙术中，有时出现晕厥，其临床表现为面色苍白、出冷汗、头晕、胸闷、脉快而弱、心悸甚至晕倒。一般多与精神过度紧张、空腹、休息睡眠不足、体质较差有关。护理方法为立即平卧或头低足高位，指压人中、松解衣服腰带、用棉球蘸少许芳香亚酮或氨水作鼻吸入，一般在短时间内即可恢复。

（2）出血：首先要查清出血原因，区别情况给予不同处理。局部因素出血如牙龈撕裂造成出血，可缝合牙龈以止血。牙槽小血管破裂出血，可用止血粉、明胶海绵、棉卷加压止血。严重者可用碘仿纱条填塞，并将其缝合，固定于牙龈上，待24~48小时后逐渐取出。全身因素出血如血液病、肝脏病等影响拔牙创出血，除进行局部止血外，须根据不同病情遵医嘱采取全身治疗措施，如注射止血药物、输血等。

（3）干槽症：多见于下颌智齿，多由于拔牙时创伤较大，时间较长，异物感染等因素所引起的牙槽窝内血凝块腐败分解，骨壁裸露，继发感染引起。在拔牙后2~3天，疼痛剧烈，可牵涉头痛，夜不能眠，症状可持续10~15天以上。护理为先用3%过氧化氢液、生理盐水洗净伤口，然后用碘仿纱条加丁香油、抗生素放牙槽窝内。同时遵医嘱给内服镇痛消炎药物，保持口腔清洁，每天或隔日换药一次，可逐渐好转。

【健康教育】

1. 拔牙前消除病人紧张顾虑情绪，空腹者嘱先进食后拔牙，防止晕厥产生。
2. 疲倦睡眠不足或体质较差者，劝嘱病员休息好后，改日再来拔牙。
3. 教会病人自我放松的方法，如深呼吸法、联想法等来减轻拔牙过程的疼痛。
4. 拔牙虽然是常见的小手术，但是否可以拔牙，应根据本身的情况而定，不可随意拔牙。

案例导学与思考

案例导学：

某足月产女婴，出生时即被发现右侧唇部裂开、腭部裂开畸形，伴吮吸困难、进食呛咳、食物鼻腔反流，病儿易感冒，曾来医院就诊，家长要求满1个月后就手术。

思考：

1. 能对病儿进行正确的护理评估，对病儿的饮食进行护理指导。
2. 为病儿制定一份完整的护理计划。

四、先天性唇裂与腭裂病人护理

先天性唇裂和腭裂是颜面部常见的先天性畸形，唇裂又名兔唇，腭裂又名狼咽。根据国内外统计，约每千个新生婴儿中有一个患有唇裂或腭裂，男多于女，左侧多于右侧。唇裂和腭裂常在一个家族系统中个别出现，还可伴有身体其他部分的畸形。

图片：唇裂

（一）唇裂

唇裂（cleft lip）是由于妊娠 3 个月胚胎原始口周围组织发育受阻、上唇融合缺陷造成的先天性疾病，常伴有腭裂，为口腔颌面外科的常见病。

【护理评估】

1. 健康史　主要了解病儿母亲在怀孕早期环境因素及遗传病史。住院后评估病儿的全身状况。

（1）遗传因素：认为是多基因遗传，亲属中如有类似畸形者，发病率高于一般人群的发病率。

（2）环境因素：在妊娠前 3 个月，有多种因素可导致胎儿唇裂的发生，但确切因素尚不明确，目前认为可能的因素有：①营养不良，缺乏维生素 A、B、C、D、E 及钙、磷、铁等；②感染，在妊娠前 3 个月母体感染风疹、带状疱疹病毒等；③药物因素，在妊娠前 3 个月孕妇使用对胎儿有影响的药物；④内分泌影响，精神创伤或精神紧张使用肾上腺皮质激素分泌增加可导致畸形；⑤其他，物理和机械刺激使胎儿供氧不足，或接触放射线等可致畸。

2. 身体状况　上唇裂开，吸吮及进食困难，易患呼吸道疾病，营养发育不良。

（1）唇裂按裂隙部位分类

1）单侧唇裂：分为不完全型和完全型（图 9-5-5）。

2）双侧唇裂：分为不完全型、完全型和混合型（一侧完全、一侧不完全型）（图 9-5-6）。

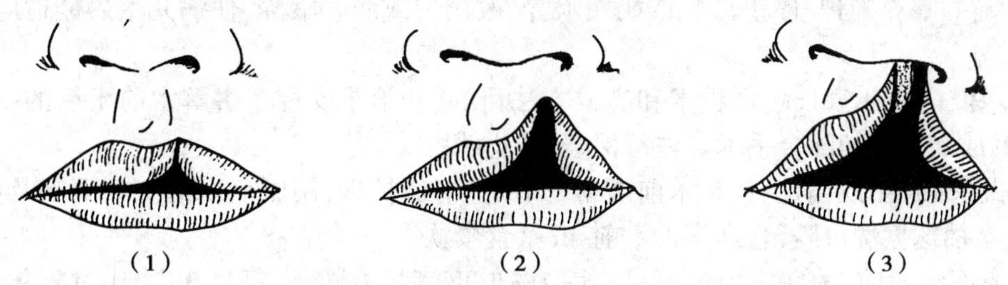

图 9-5-5　单侧唇裂的类型

（1）不完全性Ⅰ度；（2）不完全性Ⅱ度；（3）完全性Ⅲ度

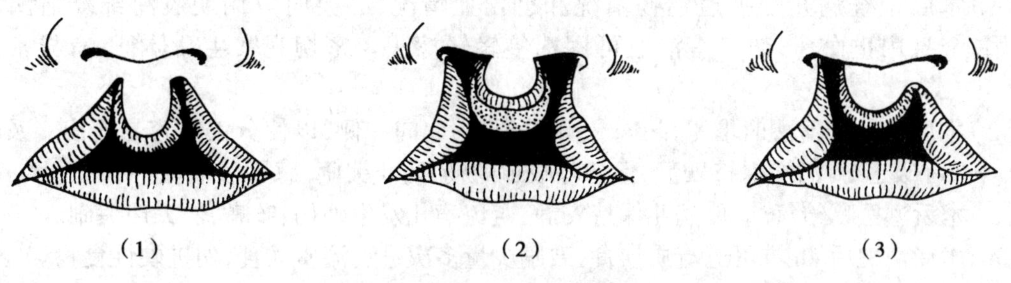

图 9-5-6　双侧唇裂的类型

（1）不完全性；（2）完全性；（3）混合性

（2）按裂隙程度分类

1）Ⅰ度唇裂：只限于红唇裂开。

2）Ⅱ度唇裂：为上唇部分裂，未裂至鼻底。

3）Ⅲ度唇裂：整个上唇至鼻底完全裂开。

另外，临床上还可见隐性唇裂，即皮肤、黏膜虽然未裂开，但缺少肌层。致病侧出现浅沟状凹陷及唇峰分离等畸形。

3. 辅助检查　X 线检查可了解心肺有无异常，胸腺有无肥大。实验室检查了解病儿的发育情况。

4. 心理社会状况　年龄稍大的病儿有自卑和孤独感，不愿合群。家长刚开始时非常震惊，不敢也不愿让人知道孩子的问题，感到失落与哀伤，也可能有负罪感。多迫切要求手术治疗，对手术抱有很高的希望。

【治疗要点】

手术整复，最佳手术年龄是 3~6 个月，双侧唇裂推迟到 6~12 个月。

【常见护理诊断/问题】

1. 语言沟通障碍　与唇部畸形造成生理缺陷导致说话不清有关。

2. 营养失调　与唇部畸形造成不能进食有关。

3. 潜在并发症：窒息、出血、伤口裂开等。

4. 知识缺乏：父母缺乏有关疾病知识。

5. 自我形象紊乱　与唇部畸形造成心理缺陷有关。

【护理措施】

1. 术前护理

（1）术前宣教，对病儿家长进行心理治疗，介绍成功的病例，使其树立治疗信心，向病儿家长介绍正确的喂养知识，停止母乳或奶瓶喂养，改汤勺或滴管喂养，使病儿术后能适应这种喂养方式。

（2）术前向病儿家长解释手术和麻醉方法目的，并给予安慰。讲解术前术后的各种注意事项，使其放心并密切配合手术。注意保暖，防止感冒。

（3）做好必要的术前检查和术前准备，如口鼻清洁护理，用肥皂水清洗上下唇及鼻部，并用生理盐水棉球擦洗口腔，全麻病人术前 4h 禁食禁饮。

（4）遵医嘱术前、术后应用抗生素。用 1% 呋麻滴鼻液滴鼻，每日 3 次，用过氧化氢、乙醇清洗伤口，洁牙，用漱口液漱口。

2. 术后护理

（1）术后检查病儿呼吸道通畅情况和创出血情况，必要时可用明胶海绵凝血酶等局部应用，全身用止血药，伤口有渗血可用棉签轻轻擦去。密切观察生命体征，有异常及时处理。

（2）术后病儿未清醒时取平卧位，松开衣领，头偏向一侧，以使分泌物容易流出。及时抽吸口、鼻及呼吸道分泌物，保持安静，保持呼吸道通畅，防止哭闹、感冒咳嗽。

（3）术后遵医嘱给氧，应使病儿保持安静，避免病儿发生外伤、咳嗽，勿大声哭闹。

（4）术后清醒后 4h 方可进流质饮食，鼓励少量多次进食流质饮食，勿进硬性食物。

（5）上唇部以钢丝唇弓胶布减张固定 10~14d，以防伤口裂开及减少瘢痕。

【健康教育】

1. 教会病儿父母清洁唇部，保持唇部及口腔卫生。

2. 告诉病儿父母，如合并鼻部畸形，可二期手术矫治。

3. 防止病儿跌倒及碰撞伤口，以免伤口裂开。

（二）腭裂

腭裂（cleft palate）是由于胚胎早期发育受阻，致使上颌未能正常联合，形成腭部不同程度裂开的先天性疾病。腭裂不仅有软组织畸形，大部分腭裂病人还可伴有不同程度的骨组织缺损和畸形，在吮吸、进食及语言等生理功能障碍方面远比唇裂严重。

图片：腭裂

【护理评估】

1. 健康史　腭裂发生的原因尚不完全清楚，但认为与妊娠期食物中营养缺乏、内分泌异常、病毒感染及遗传因素有关。了解有无药物过敏史及上呼吸道感染和急慢性中耳炎等症状；评估病儿的吮吸、进食及语言等情况；评估病儿母亲在怀孕早期有无营养缺乏、病毒感染、药物、放射等因素的影响，有无遗传病史。

2. 症状和体征

（1）吮吸障碍：由于病儿口鼻相通，口腔不能产生有效负压，增加了喂养的难度，也影响了病儿的发育。

（2）腭裂语音：由于腭咽闭合不全，产生过度鼻音，使病儿发音含糊不清。

（3）口鼻腔卫生不良：由于口腔和鼻腔相交通，容易相互感染，不易保持清洁。

（4）牙列错乱及面部畸形：由于伴有上颌发育不良，常导致面中部塌陷，严重者呈碟形脸、咬合错乱（常呈反颌或开颌）。同时腭裂手术本身也可对上颌骨的发育造成影响。

（5）听力减退：由于咽鼓管开放功能较差，易发生分泌性中耳炎；进食时食物容易反流，造成中耳的感染。

（6）腭裂的临床分类

Ⅰ度腭裂：软腭裂，未累及硬腭。

Ⅱ度浅腭裂：软腭及硬腭后部裂开。

Ⅱ度深腭裂：软腭及切牙孔后的全部硬腭裂开。

Ⅲ度腭裂：硬软腭全腭裂开及牙槽嵴裂。

3. 辅助检查　头颅侧位X线平片对软腭的运动功能进行评价，在拍静止平片的基础上还要加拍发元音的动态平片。鼻咽纤维镜检查是对腭咽闭合功能进行观察的一种方法。鼻音计是应用于评价腭裂语音的较新方法，通过分析声音共振能量，反映出发音者发音时的鼻音化程度，间接反映腭咽闭合情况。

4. 心理社会状况　先天性腭裂虽不影响美观，但对咀嚼、吞咽、呼吸、语言等功能均有影响，部分病人合并有面部畸形，使正常生活受到影响，病人常不愿与人交流。家长对此忧心忡忡。病人有要求治疗心情迫切，往往有较高的期望值。

【治疗要点】

腭裂的治疗是一个复杂的过程，需要口腔颌面外科、整形外科、口腔正畸科、语音训练科、精神及心理科等多方面的专家共同协作才能取得满意的效果。

1. 手术治疗腭裂修复术，其目的是封闭口鼻腔的裂隙，恢复腭部的解剖形态和生理功能，重建良好的腭咽闭合，获得正常的语音。腭裂手术时间选择，尽可能做到在2岁前完成腭裂修复术。

2. 手术治疗改善面形和恢复正常的咀嚼功能。

3. 鼻耳有疾病者及时治疗。

4. 除手术治疗外,还有非手术治疗方法,如正畸治疗缺失牙的修复,语音训练及心理治疗等。

【常见护理诊断/问题】

1. 有窒息的危险 与全麻术后体位、呕吐、麻醉插管等有关。

2. 语言沟通障碍 与腭裂语音及听力减退有关。

3. 潜在并发症:创口出血、感染、伤口裂开。

4. 营养障碍:由于吮吸困难,造成摄入营养低于机体需要量。

5. 有感染的危险 与外腔、咽腔相交通及咽鼓管开放功能差有关。

6. 焦虑 与担心手术效果有关。

【护理措施】

1. 术前护理

(1)术前对病儿及父母亲进行心理治疗,缓解焦虑情绪,促进有效的家庭适应,重视病儿父母的配合,使之能完成腭裂的序列治疗。

(2)术前向病儿家长介绍喂养知识,提供适当的营养,预防中耳炎的发生。

(3)术前向病人或家属介绍各种手术方法的目的、适应证、优缺点和治疗效果,告之医生将根据不同的病情选择不同的手术方法,使病人放心并密切配合。

(4)术前术后用抗生素预防感染。保持鼻腔通畅,鼻腔内滴入麻黄碱、抗生素等药。

(5)成人术前作牙洁治,儿童术前用药水清洁口腔。

2. 术后护理

(1)术后防治窒息和呼吸梗阻,密切观察生命体征,病人取平卧、头侧位或头低位,以便使口内唾液、血液流出。

(2)全麻病儿清醒4h后,可喂少量糖水,如无呕吐可进食流质。流质饮食应维持至术后2~3周,半流质饮食1周,1个月后可进普食。

(3)术后避免病儿大声哭闹、将手指或玩具等放入口内,以防损伤腭部,造成创口裂开。

(4)术后一般大出血少见,必要时可用明胶海绵凝血酶等局部应用,同时全身使用止血剂。

(5)防止创口裂开或穿孔:多由于创口张力过大或局部感染所致。腭裂术后穿孔不论大小,不能急于修补,因周围组织脆弱、血运差,缝合后可能再次裂开。

(6)术后进食前、进食后必须用漱口药水清洗口腔。

3. 心理护理 腭裂病人由于语音障碍、面容受损,不愿跟人沟通。护士要主动要掌握唇腭裂病人的精神心理问题,有针对性地做好心理指导,鼓励他们积极参与社会活动和人际交往。同时向病人家长介绍先天性腭裂的相关知识,以缓解焦虑情绪。

4. 语言康复训练 腭裂整复术为正确发音创造了解剖条件,但仍须进行一段时间的发音训练,尤其是年龄较大的病人已经形成一定的腭裂语音习惯。腭裂整复术后1~2个月开始进行语音训练,训练分为两个阶段进行。第一阶段:主要是练习软腭及咽部的肌肉活动,使其有效地完成"腭咽闭合"动作。常用方法包括腭咽闭合功能的训练、唇运动功能训练、舌运动功能训练。第二阶段:在"腭咽闭合"已基本恢复正常后,可以开始第二阶段的发音练习。如练习单音，练习单字的拼音，练习语句，开始讲话。

【健康教育】

1. 腭裂修复后，还要为恢复功能创造条件，所以需向病人及其家属说明，尚需进行语音训练使病人的发音得到逐步完善。

2. 术后 3 个月建议病儿吹口琴、吹气球等加强腭咽闭合功能。

3. 注意口腔卫生，进食后漱口。

4 遵医嘱复诊，不适随时就诊。

（王臻鑫）

思考题

1. 口腔颌面部血循环丰富，在损伤时有何利与弊？

2. 应用整体护理程序拟制定一份口腔颌面部损伤病人的护理计划。

3. 列出拔牙术后的主要并发症，并能进行正确的护理。

自测题

第六节 口腔卫生与保健

学习目标

1. 掌握口腔常见疾病的预防措施。

2. 熟悉保持口腔卫生的常用方法及要点。

3. 了解口腔自我保健的常用方法。

4. 能正确运用所学知识对个体、家庭及社区进行口腔科健康教育，并提供预防保健服务。

5. 具有良好的人文精神和良好的护患沟通能力，关爱护理对象，减轻痛苦，维护健康。

一、口腔常见疾病的预防

近年来随着人们对生活质量的不断追求，口腔卫生保健意识也在不断增强，对口腔疾病防治有了更高的要求，尽力做到早预防、早发现、早诊断、早治疗。口腔临床常见病不但给口腔局部带来痛苦，而且给病人的生活带来诸多不便，直接影响病人的身心健康。为更好地维护口腔健康，有效地遏止疾病的发生，能够更好地掌握保健知识，特介绍几种口腔常见病的预防。

案例导学与思考

案例导学：

某5岁女童，从小爱吃甜食，近几天出现牙痛，吃冷饮后牙齿疼痛明显，其父母发现多个牙齿变黑，个别牙齿有洞，遂来就诊。检查：左侧下颌第一乳磨牙、右侧下颌第二乳磨牙有龋洞，洞内有软化的牙本质。

思考：

1. 该小朋友患龋病可能的原因是什么？

2. 针对这种情况，医护人员应提供哪些预防指导？

（一）龋病的预防

1. 龋病的三级预防

（1）一级预防：广泛普及口腔健康教育知识，制定营养合理的饮食，定期进行口腔检查，在口腔医务人员的指导下合理使用各种预防龋病的措施，如氟化物防龋、窝沟封闭防龋等。

（2）二级预防：定期检查，早发现，早诊断，早充填。12岁以下儿童半年检查一次，12岁以上及成年人一年检查一次。

（3）三级预防：主要是防治龋病的并发症。对龋病引起的牙髓炎及根尖周病的患牙进行牙体牙髓治疗，以保存牙体，防止炎症向牙槽骨、颌骨深部扩展。对于严重破坏的残冠残根应予拔除，防止牙槽脓肿、颌面部化脓性感染及全身感染。同时修复牙体组织的缺损和牙体的缺失，以恢复口腔的正常功能。

2. 龋病预防方法　龋病是口腔在内外因素的作用下导致的慢性进行性破坏性疾病，所以应采取综合防治措施。

（1）控制菌斑：细菌是引起龋病的主要因素，致龋菌在菌斑这一特定的微生态中可以使牙齿形成龋坏。因此，控制牙菌斑是重要的防龋措施。机械法清除牙菌斑是简易的自我保健方法，如刷牙、牙膏、牙线、牙间隙刷及牙间清洗器。

（2）氟化物防龋

1）含氟漱口液：是一种使用方便、价格较低、易掌握、安全可行的方法。适用于龋易感人群、正畸病人或不能进行正常自我保健的病人。

2）含氟牙膏：牙膏中加入氟化钠是一种便于推广的防龋措施。适用于学龄前以上的儿童，这是龋病率大幅度下降的主要原因之一。在使用牙膏前应教会儿童如何吐出牙膏与唾液的混合物，以免残留的氟积存于体内。

3）局部涂氟法：是最早在局部使用氟防龋的方法，将加了氟化物的有机溶液涂布在牙齿表面。但涂氟的程序较复杂，需要专业人员进行，不适宜作为公共卫生措施，只能在有条件的专业医院或诊所内进行。

（3）窝沟封闭和预防性充填

1）窝沟封闭：即利用窝沟封闭剂封闭牙的点隙裂沟，又称点隙裂沟封闭，是指不去除牙齿咬殆面的牙体组织，在其表面涂布一层黏性树脂，保护牙釉质不受细菌及代谢产物侵蚀，达到预防龋病发生的一种有效防龋方法。

2）预防性树脂充填：去除窝沟处的病变牙釉质或牙本质，根据龋损大小、采用酸蚀技术和树脂材料充填早期的窝沟龋，并在殆面涂布一层封闭剂。这是一种窝沟封闭与窝沟充填相结合的预防性措施，是于早期窝沟龋进一步发展的新方法。

（4）改良糖类食品：糖是龋病发生的一个重要因素，可用糖代用品来减少糖的摄入量。糖代用品有两类：一类是高甜度代用品，如甜叶菊等，有抑菌作用；另一类是低甜度代用品，如木糖醇等。在现实生活中糖代用品不能完全代替蔗糖，所以控制吃糖频率，吃糖后及时清洁口腔，减少糖在口腔的滞留时间尤为重要。

（5）增强宿主的抗龋能力

1）加强孕期及婴幼儿口腔保健：注意孕妇口腔卫生保健和全身健康及营养，及时补充高蛋白质、钙质、维生素等营养物质，同时孕妇要特别注意预防各种传染病的发生，防止感染，保证婴儿的正常生长发育。婴幼儿在乳牙未萌出到恒牙牙胚发育期应重视正确喂养及补钙，减少牙冠钙化不全及牙釉质发育不全出现。

2）加强儿童及青少年口腔保健：建立良好合理的饮食习惯和咀嚼功能，加强健康教育，增强口腔保健意识。从小养成良好的口腔卫生习惯，如饭后漱口、睡前不吃糖和零食等。培养良好的饮食习惯，加强牙䪵系统生长发育期的营养，如钙、磷、维生素 A、C、D 和微量元素氟的摄入，控制糖和碳水化合物的摄取，多咀嚼粗纤维性食物，如蔬菜、水果、肉类等，咀嚼这些食物时可去除牙面上附着的牙菌斑。

（二）牙周疾病的预防

1. 牙周疾病的三级预防

（1）一级预防：又称为初级预防，主要是口腔健康教育和指导。一是清除菌斑和其他有害刺激因素，二是培养定期进行口腔检查的习惯，掌握正确的刷牙方法，同时提高宿主的抗病能力。

（2）二级预防：又称为“三早”预防，主要是早发现、早诊断、早治疗，达到减轻疾病的严重程度、防止进一步发展的目的。一是定期的口腔检查，二是积极治疗牙龈病变，预防疾病发展为牙周病，三是对牙周病病人采取专业洁治，去除牙菌斑和牙石，制定相应的复查计划，强化病人采取预防措施的意识，使病人得到积极的治疗。

（3）三级预防：属于治疗范畴，是牙周组织疾病发展到较严重的程度和晚期阶段所采取的综合治疗措施，以及修复失牙，重建功能，并通过随访和口腔健康维护，达到巩固疗效、防止复发的目的。

2. 牙周疾病的预防方法　牙周疾病预防的主要目的是消除致病的始动因素（牙菌斑）、促进疾病发展的危险因素和提高宿主的抵抗力。主要从以下几方面着手：

（1）进行口腔健康宣传教育和指导，增强人们预防牙周疾病的意识，提高自我口腔保健和维护牙周健康的能力，熟知口腔卫生知识和控制菌斑的各种措施。

（2）养成良好的口腔卫生习惯，去除牙周组织局部刺激因素，如张口呼吸、单侧咬合、吮唇、咬唇、吮指、咬硬物等不良口腔习惯会影响牙周组织的自然防御能力，导致牙周病，应及时加以纠正。同时去除牙周组织局部刺激因素，通过龈上洁治术、龈下刮治术去除牙石、牙垢，矫正食物嵌塞和不良修复体，调整咬合关系。

（3）均衡营养，提高宿主抵抗力。补充富含有维生素 A、C、D 及钙和磷的新鲜蔬菜、水果、牛奶、鱼、蛋和粗纤维的食品，以利牙菌斑清洁，增强牙周组织的防御力。积极治疗与牙周疾病有关的糖尿病、内分泌紊乱等全身性疾病，保持健康的生理和心理状态。

（4）定期口腔健康检查。12 岁以上每年检查一次，孕妇宜 2~3 个月检查一次，老年人 3 个月应检查一次。

（三）儿童错殆畸形的预防

牙齿错殆畸形是一种发育畸形，是指儿童在生长发育过程中，由于遗传和环境等各种诸多因素的影响，导致牙齿、颌骨、颜面的发育畸形。其表现主要有牙齿排列不齐、上下牙弓间的咬合关系异常及颌骨大小、形态、位置异常等，常伴有颌面畸形的存在。

1. 儿童错颌畸形的预防方法

（1）从优生学上解决由遗传因素导致的错殆畸形：怀孕5~9周，胎儿颌骨和牙胚开始发育，孕妇要注意营养健康饮食、服药禁忌、孕期放射、预防感染性疾病，这是保证胎儿正常发育的先决条件。防止孕期及产前和产时外伤的发生。

（2）正确的喂养方法：提倡母乳喂养，母乳含有婴儿所需全部的营养物质，而且吮乳时颌面部的肌肉、颌骨运动是相互协调的。采用人工喂养时应采取正确的喂养姿势，以半卧位为宜，选用奶瓶最好使用近似乳头的奶嘴，奶嘴开孔直径不宜超过2mm。避免使用婴儿安抚奶嘴。

（3）加强饮食和营养的平衡：食物既要有营养又要易于消化。儿童能够咀嚼食物后，应进稍硬的食物以锻炼咀嚼肌，促进牙殆系统的发育。

（4）纠正不良口腔习惯，注意口腔卫生：如张口呼吸、吮吸手指、伸舌、咬唇、单侧咀嚼、咬硬物等不良习惯，都会影响口腔防御能力，导致错殆畸形，应及时纠正。督促儿童养成良好的口腔卫生习惯，饭后漱口，掌握正确的刷牙方法，早晚刷牙等。

（5）预防和及时治疗口腔疾病：定期口腔健康检查，早发现早治疗，避免因外伤、龋齿或其他口腔疾病引起乳牙脱落或折断，及时拔除滞留的乳牙，避免继承恒牙与乳牙重叠、错位萌出、阻生或形成反殆。必要时可使用间隙保持器，以利于恒牙的正常萌出。

（四）口腔健康教育

1. 口腔健康教育的目的　口腔健康教育是健康教育的一个分支，以教育的手段促使人们主动采取有利于口腔健康的行为，如有效的口腔健康教育计划或教育活动调动人们的积极性，通过口腔健康咨询、信息传播、行为矫正等以达到建立口腔健康行为的目的。口腔健康教育是为了增加人们的健康知识，理解、接受并能付诸实践。因此，口腔健康应具有良好的口腔卫生、健全的口腔功能以及没有口腔疾病。

2. 口腔健康教育的方法

（1）个别交谈：口腔专业人员与就诊病人、儿童家长以及社区保健人员等就口腔健康问题与预防保健问题进行交谈、讨论，针对性强，讨论比较深入，效果好。

（2）组织小型讨论会：如社区座谈会、专家研讨会、专题讨论会、听取群众意见会等，能推广口腔预防保健的新技术、实施口腔保健措施等。

（3）借助传播媒介：通过大众传媒如网络、报刊、杂志、电视、电影、广播、街头展板与宣传橱窗等传播口腔健康信息，反复强化公众已有的口腔卫生知识，干预不健康行为。优点是覆盖面大，能较快地吸引公众注意力，使之集中到有待解决的口腔健康问题上来。鼓励人们更加重视口腔健康的自我保健。

（4）组织社区活动：城市街道、农村乡镇和社会团体与单位（企业、学校、机关）有组织地进行活动，使人们提高对口腔健康的认识，引起兴趣，产生强烈的口腔健康愿望，强化口腔健康服务资源的利用。

二、口腔卫生

口腔卫生的重点在于控制牙菌斑，消除污垢和食物残渣，增强生理刺激，使口腔和牙殆系统有一个清洁健康的良好环境，从而发挥其生理功能，维护口腔健康。保持口腔卫生的方法有：

（一）正确的刷牙方法和良好的刷牙习惯

1. 刷牙是一种自我口腔保健措施，是保持口腔卫生的有效方法，能有效清除牙菌斑、食物残渣，减少口腔细菌和其他有害物质，能减少口腔疾病的致病因素，增强牙周组织的防御能力。目前，主张“三三三”制刷牙法，即每日 3 次，每次 3 分钟，刷 3 个牙面。特别要强调晚上临睡前刷牙，同时要注意正确的刷牙方法。刷牙方法主要有竖刷法、圆弧法、巴斯法、旋转法等，竖刷法是我国提倡推广的刷牙方法。

2. 牙刷种类很多，如普通牙刷、指套牙刷、电动牙刷、牙间隙刷等。应根据年龄、口腔大小、牙周组织健康状况挑选合适的牙刷。研究发现，刷牙后刷毛间会有食物残渣，同时有大量细菌附着，细菌可通过破损的口腔黏膜及龋洞侵入人体，导致各种疾病。因此，牙刷使用后应用清水反复冲洗，甩干水分，刷毛朝上放置，保持牙刷清洁干燥，最好经常把牙刷放在阳光下曝晒消毒，建议 3 个月更换一次牙刷。

3. 牙膏是洁牙剂的一种，不仅可以消除或减轻口腔异味、保持口气清新，而且可以增强牙刷去除食物残渣、软垢和牙菌斑的效果。牙膏主要成分有洁净剂、摩擦剂、润湿剂、胶粘剂、防腐剂、芳香剂、甜味剂、色素和水。目前我国牙膏分为普通牙膏、含氟牙膏和药物牙膏三大类。含氟和药物牙膏是在牙膏主要成分基础上加入氟化物和一定的药物，可以预防龋病和牙周病。但长期滥用药物牙膏，可能会破坏口腔生态平衡，导致菌群失调。

知识拓展

牙刷选购指南

牙刷是人们保持口腔卫生的主要工具。市场上的牙刷品种、种类很多，究竟选择怎样的牙刷才比较适宜呢？这要从以下几个方面考虑：①牙刷头的大小：牙刷头的长度应为 2.5~3cm，宽度为 0.8~1cm，有 2~4 排刷毛，每排 5~12 束刷毛，牙刷头前端应为圆钝形。②刷毛的硬度：一般可分为软性、中性、硬性三种，平时使用中性硬度的牙刷比较适合。③刷头与刷柄的角度：有角度的牙刷对后牙清洁效果较好，此角度以 17°~20° 为宜。④刷毛的顶端：每根刷毛的顶部应该是圆钝形的，不能有锐角，购买时可用手来触摸判断。

（二）学会使用牙线

牙线是牙间清洁器之一，有含蜡和不含蜡牙线两种：含蜡牙线一般用来去除牙间隙的食物残渣和软垢，但不易去除牙菌斑；不含蜡牙线上的细小纤维与牙面接触，有利于去除牙菌斑。

牙线使用方法：将牙线放置于牙间隙中，用力切忌不可过大，轻柔地使牙线到达接触点下的牙面，进入牙龈沟底以清洁龈沟区，注意不要硬压入龈沟以下过深的组织内。

（三）按摩牙龈

按摩牙龈不仅可以增加上皮组织角化程度，促进牙龈组织的血液循环，提高其抗病能力，而且可以通过摩擦去除邻面牙颈部的食物残渣和牙菌斑。按摩牙龈方法可使用手指、牙刷及龈乳头按摩器进行。未做牙周洁治术治疗的牙龈炎和牙周炎病人，暂不宜作牙龈按摩。

（四）龈上洁治术

龈上洁治术俗称洗牙，是借由各种洁治器械（如超声波洁牙机、手动洁治器械等）来去除附着于牙颈部与牙龈沟之间的牙石、牙垢及䶮面牙菌斑，是防治牙周病的有效措施。放置心脏起搏器的病人、肝炎、肺结核、艾滋病病人都不宜使用超声波洁牙。牙龈炎、牙周炎病人宜每6个月做一次洁治，正常人也可一年做一次洁治术，可有效地维护牙周健康。

（五）漱口

漱口能有效清除食物残渣、部分软垢及口内易被含漱力冲落的污物，故漱口应着重在饭后进行。漱口时，一般用清洁水即可，也可根据不同目的选用不同的漱口水。漱口水分为保健性和治疗性两大类：保健性漱口水主要成分是口腔清新剂，用于去除口臭，使用人群不受限制；治疗性漱口水含有洗必泰、复合碘剂等消炎、杀菌的药物成分，可以预防和控制牙周组织炎症，需在医生的指导下有选择地使用，不能自行长期使用。

三、口腔保健

口腔保健是整体健康保健的组成部分。应具有良好的口腔卫生、健全的口腔功能以及没有口腔疾病。为了达到这一目的，人们必须有预防为主的思想，创造有利于口腔预防保健的条件，纠正有碍口腔健康的不良习惯，消除一切可能致病的因素，从而加强口腔疾病防御能力，提高口腔健康水平。在疾病发生前或发现有发病趋势时立即给予适当防护，以预防和控制口腔疾病发生。

（一）定期口腔健康检查

定期保健检查，了解受检查者口腔卫生状况及口腔常见病流行情况，达到"有病早治，无病预防"的目的。幼儿期、儿童期半年检查一次，青少年期、成年期每年检查一次，老年期应3个月检查一次，孕妇2~3月检查一次。定期检查对于口腔癌可以早发现、早治疗，对降低口腔癌的死亡率是十分有意义的。

口腔癌警告标志如下：①口腔内的溃疡，2周以上未愈合；②口腔黏膜有白色/红色或发暗的斑；③口腔与颈部有不正常的肿胀和淋巴结肿大；④口腔反复出血，出血原因不明；⑤面部、口腔、咽部和颈部有不明原因的麻木与疼痛。

（二）纠正不良生活习惯

口腔不良习惯是影响口腔健康的重要因素之一，其种类很多，影响各异。主要是影响牙的正常排列、颌骨的正常发育以及丧失生理性刺激。下列一些不良习惯危害较大，必须及早予以纠正：

1. 不当喂奶法　长期偏一侧喂奶，可造成颌骨发育不均衡。

2. 单侧咀嚼　长期只用一侧牙咀嚼食物，由于两侧的生理刺激不均衡，可造成非咀嚼侧组织衰退、发育不良且缺乏自洁作用，易堆积牙石，导致牙周疾病的发生。

3. 口呼吸　长期用口呼吸会造成上牙弓狭窄，腭部高拱，上前牙前突，唇肌松弛，上、下唇不能闭合，形成开唇漏齿，导致口腔黏膜干燥和牙龈增生。

4. 吮唇、咬舌、咬颊　常吮下唇可形成前牙深覆䶮。咬舌可形成开䶮。咬颊可影响后牙牙位及上、下颌的颌间距离。所有这些都可导致错䶮畸形。

5. 咬笔杆、咬筷子、吮指　这些不良习惯可使上前牙向唇侧移位，下前牙移向舌侧，造成牙位不正，也是错䶮畸形的病因。

6. 其他　如长期一侧性睡眠、硬物作枕，儿童睡前吃糖果、饼干等都可造成不良后果，应及早纠正。

（三）消除影响口腔卫生的不利因素

牙面的窝沟、点隙为龋病的好发部位，应及时涂布窝沟封闭剂，预防龋齿发生。额外牙

(又称多生牙)、阻生牙及错位牙等,可造成错𬌗畸形及其他病变,应根据情况予以拔除或矫正。乳牙过早缺失所遗留的空隙应及早做间隙保持器,保持其近、远中距离,以免引起邻牙移位及相对牙过度伸长,造成恒牙错位萌出或阻生。缺失牙应及时修复;口内残根、残冠应及时拔除,以免形成慢性不良刺激。

(四)合理营养

从保证口腔健康、预防口腔疾病的角度要求,应注意:

1. 加强牙𬌗系统生长发育期的营养　在胎儿期、婴幼儿期、少儿期要特别注意补钙、磷、维生素及微量元素的供应。

2. 注意食品的物理性质　应多吃一些较粗糙和一定硬度的食品,以增加口腔自洁作用和对牙龈的按摩作用。同时强化通过咀嚼所产生的生理性刺激,以增强牙周组织的抗病能力。

3. 适当控制吃糖和精制的糖果　两者都是龋病发生必不可少的底物,多吃对预防不利。教育儿童在两餐之间应少吃或不吃糖果、糕点,特别是在睡前应禁吃甜食。

(五)加强和改善劳动保护措施

对接触酸雾、铅、汞等有害物质的工人,必须为之改善劳动环境,如增添密封设备、定向通风、穿防毒隔离衣、防护面罩和手套等,以隔绝或减少有害物质与人体的接触,维护口腔及全身的健康。

(六)叩齿与咽津

叩齿是每天上下牙轻咬 40 次,可促进肌肉、关节、牙龈和牙周组织的循环,从而起到固齿作用。咽津是舌舔上颚,刺激唾液分泌,待唾液满口时,然后咽下,每天早晨反复 3 次,起到促进唾液分泌,增强消化功能的作用。

(王　艳)

思考题

1. 怎样预防龋病?
2. 简述牙周病预防的方法。
3. 儿童错𬌗畸形的预防方法有哪些?
4. 保持口腔卫生的方法有哪些?
5. 成年人应该注意哪些口腔保健?

自测题

实训指导

实训1　滴眼药水法

（一）目的

1. 预防和治疗眼部疾病。

2. 用于散瞳、缩瞳及表面麻醉。

（二）物品准备

眼药水、滴管或滴瓶、棉签或消毒棉球。

（三）操作过程

1. 核对解释　核对病人的姓名、性别、床号、眼药水名称、浓度，检查眼药水是否变色、浑浊及沉淀等变质现象。向病人解释滴药的目的和方法，以便取得合作。

2. 体位　病人取坐位或仰卧位，嘱病人头向后仰，眼向上看。

3. 方法　用棉签拭去患眼分泌物。操作者以左手拇指或棉签轻轻向下拉开下睑，示指撑起上睑，右手垂直持滴管或眼药瓶，先挤掉1~2滴眼药水，距眼1.5~2cm将药液1~2滴滴入下穹隆的结膜囊内，轻提上睑后放松下睑，用棉签或棉球拭去溢出的药液，嘱病人轻闭眼5~10分钟，点眼次数可依医嘱而定。

（四）注意事项

1. 滴眼前应洗净双手，防止交叉感染。

2. 严格执行查对制度，防止差错，尤其散瞳、缩瞳、腐蚀性药物可造成严重后果。

3. 操作时动作要轻，勿压迫眼球，对外伤、手术后和角膜溃疡的病人更应注意。

4. 同时滴数种眼液时，每种需隔5~10分钟。

5. 滴混悬液时，应摇匀再用。

6. 滴毒性眼用药物后（如阿托品、毒扁豆碱等），应用棉球压迫泪囊部3~5分钟，防止药液经泪囊至鼻腔吸收，而引起全身中毒。

7. 药瓶应距眼2~3cm，药液切勿直接滴于角膜上，瓶口勿触及病人睫毛及结膜。

8. 药物保存在冷、暗地方，定期更换。

实训2　涂眼药膏（或眼用凝胶）法

（一）目的

1. 防治眼部疾病。

2. 眼睑闭合不全、绷带加压包扎前需保护角膜以及需做睑球分离的病人。

(二)物品准备

眼药膏(或凝胶)、消毒圆头玻璃棒、消毒棉球。

(三)操作过程

1. 玻璃棒法　病人体位及操作核对和准备同滴眼药水法。操作者左手分开上、下眼睑，嘱病人眼向上看，右手持玻璃棒蘸少许眼膏(或凝胶)，从颞侧平行于睑裂方向放于下穹隆部，嘱病人轻闭眼睑，同时转动玻璃棒从颞侧轻轻抽出，并按摩眼睑使眼膏(或凝胶)均匀分布于结膜囊内。

2. 软管法　左手分开上、下眼睑，右手持药膏(或凝胶)软管，先将药膏(或凝胶)挤去1cm左右甩掉，然后将药膏(或凝胶)直接挤入下穹隆部，放松下睑后提上睑，按摩眼睑使眼膏均匀分布于结膜囊内。

(四)注意事项

1. 眼药膏管口勿碰睫毛及结膜。
2. 勿将睫毛卷入眼内。
3. 涂后轻闭眼，嘱病人转动眼球，使眼膏(或凝胶)均匀分布。
4. 通常在睡前和手术后使用。

实训3　结膜囊冲洗法

(一)目的

1. 冲洗结膜囊内异物及分泌物，有清洁杀菌作用。
2. 眼部化学物质烧伤时(就地及时用大量清水冲洗)，冲洗及中和化学物质。
3. 眼部手术前准备中的清洁消毒。

(二)物品准备

洗眼壶或吊瓶、受水器、冲洗液(生理盐水、3%硼酸、2%碳酸氢钠等)、消毒棉签、敷料等物品。

(三)操作过程

1. 体位　病人取坐位或仰卧位，头偏向一侧，受水器紧贴患眼侧面颊部或颞侧。
2. 铺巾　在病人患眼的头侧及颈部铺一小治疗巾。
3. 冲洗　操作者用左手分开上、下眼睑，右手持洗眼壶或吊瓶之胶管冲洗眼睑皮肤，然后再冲洗结膜囊，并嘱病人转动眼球，轻轻推动眼睑，并翻转眼睑，用棉签辅助轻粘或轻擦，充分冲洗结膜各部，不要直接冲洗角膜。
4. 洗毕　用敷料拭净眼睑，取下受水器。

(四)注意事项

1. 冬季应将冲洗液加温，与体温接近为宜。
2. 冲洗时动作轻稳，勿压迫眼球。
3. 冲洗时，洗眼壶距眼3~5cm，不可接触眼睑及眼球。
4. 嘱病人转动眼球，用棉签辅助轻粘或轻擦，反复冲洗，以求彻底干净。
5. 深层角膜溃疡、眼球穿通伤切勿冲洗。

6. 传染性眼病使用过的用具,严密消毒。

实训 4 泪道冲洗法

(一)目的

1. 诊断性检查泪道有无狭窄和阻塞。

2. 清除泪囊内积存的分泌物,注入药液治疗慢性泪囊炎。

3. 内眼手术术前准备。

(二)物品准备

泪道冲洗针头、泪点扩张器、注射器、受水器、0.5%~1% 丁卡因溶液、抗生素眼液、生理盐水、消毒棉签及敷料等物品。

(三)操作过程

1. 解释 向病人解释操作方法及意义,以取得合作。

2. 体位 病人取坐位或仰卧位,头稍向后仰。

3. 麻醉 将用蘸有 0.5%~1% 丁卡因的棉片置于上下泪点之间,闭目表面麻醉 3~5 分钟。

4. 冲洗泪道 嘱病人眼向上注视,操作者用左手示指拇指分开眼睑,用拇指固定下睑缘,充分暴露下泪小点,右手持装有生理盐水或抗生素药液的 5ml 注射器,将冲洗针头垂直插入下泪小点 1~2mm 后,再转 90° 沿水平方向向鼻侧进针约 4~6mm,然后固定并缓慢注入冲洗液。

5. 观察 通过观察上、下泪点有无液体、脓液反流;体验推注时有无阻力;询问病人有无液体流入鼻腔或咽部。从而判断泪道通畅情况。

6. 冲洗结果

(1)泪道通畅:冲洗液至前鼻孔或后鼻孔流入咽腔。

(2)鼻泪管狭窄:冲洗液少量流去鼻腔,大部分从上泪点反流。

(3)鼻泪管阻塞:冲洗液全部从上泪点缓缓反流。

(4)慢性泪囊炎:冲洗液和脓性分泌物一起从上泪点反流。

(5)泪小管阻塞:冲洗液从原泪点反流出来。

7. 术毕 点抗生素眼药水,防止感染。

(四)注意事项

1. 慢性泪囊炎者挤压泪囊部排出分泌物后冲洗。

2. 针头必须旋紧;切勿加压过猛,致针头脱落,冲洗液外溢。

3. 进针时注意针头不要顶住泪小管的内侧,以免推入水时不易流出而误诊为泪道阻塞。

4. 进针时要顺泪小管方向前进,以免刺破泪小管壁。如发现眼睑皮肤肿胀,为刺破泪小管,冲洗液进入皮下组织,应立即停止冲洗,必要时应用抗生素以预防感染。

实训 5 球结膜下注射法

(一)目的

1. 使药液直接经结膜下血液循环进入眼内,提高药物在眼内的浓度。

2. 术前麻醉。

（二）物品准备

1~2ml 注射器、皮试针头、注射用药物、0.5%~1% 丁卡因溶液、消毒棉签、抗生素眼药水、胶布条等物品。

（三）操作过程

1. 核对解释　注射前应核对病人的姓名、眼别、药物的名称及剂量，并向病人解释手术操作方法及意义以取得其合作。

2. 体位及麻醉　病人取坐位或仰卧位，用 1% 丁卡因表面麻醉 2~3 次，每次间隔 3~5 分钟。

3. 注射方法　嘱病人向上注视，左手示指拇指分开眼睑，拇指向下拉开下睑，暴露下方注射部位的球结膜。右手持装有药液的注射器，将针尖与角膜缘平行，斜面朝向巩膜面，距角膜 4~5mm，避开血管呈 30° 左右角，轻轻挑起球结膜后迅速进针。缓慢推药，边推边退，可见有小泡隆起，注射量一般为 0.3~1ml。注射完毕，拔出针头，滴抗生素眼药水，涂眼膏眼垫包盖。

（四）注意事项

1. 注射时嘱病人勿转动眼球。
2. 进针时避开血管。
3. 多次注射应更换部位。
4. 注射混悬液应先摇匀。

实训 6　球后注射法

（一）目的

将药物注入球后肌锥内，常用于内眼手术的球后麻醉、治疗各种眼底病及青光眼急性发作时的封闭止痛等。

（二）物品准备

5ml 注射器、5 号注射针头、注射药物、消毒棉签及纱布、注射药物、治疗盘等。

（三）操作过程

1. 病人取仰卧位，用络合碘消毒下睑皮肤。

2. 操作者戴手套，左手固定注射处皮肤，右手持注射器在眶下缘中外 1/3 交界处进针，沿眶缘皮肤垂直刺入 1cm 深时，嘱病人向上内方注视，再将针头稍斜向内、上、后方，朝眶尖方向缓慢推进约 3~5cm，回抽无血后，方可注入药物。

3. 拔针后垫消毒纱布用手掌轻轻压迫眼球片刻，以防球后出血。

（四）注意事项

1. 注射前应做好解释，并固定好头部位置，以消除病人的恐惧，配合操作。

2. 进针时动作要轻，深度不宜超过深，不要过于偏向鼻侧，以免伤及视神经和血管。

3. 注射后如遇急剧眼胀痛、眼球突出、运动受限等，则为球后出血，应立即拔针，再用绷带加压包扎 1~2 天。

4. 若为注射治疗性药物，进针可浅些，以免刺激睫状神经节引起强烈反应。

5. 压迫眼球时，至少每分钟放开 2 次，以免视网膜缺血。

实训7　眼部换药法

（一）目的

1. 消毒清洁作用。

2. 促进伤口愈合作用，为一种眼科常用的治疗眼病的方法。

（二）物品准备

消毒液、消毒干棉球、棉签、敷料、胶布、眼药膏等。

（三）操作步骤

1. 病人体位可为坐位或仰卧位。

2. 操作者先将消毒干棉球或棉签清理眼部分泌物，再用新的消毒干棉球或棉签蘸消毒液由消毒区域中央开始环型向消毒。

3. 将眼膏挤出一小段弃去，再直接将眼膏挤入下穹隆部。

4. 用敷料横型遮盖，胶布两条水平横型固定。

（四）注意事项

1. 消毒前必须将眼部分泌物清理干净。

2. 消毒区域要完整，从中心开始。

3. 胶布固定时要注意对称与美观，不能粘贴在毛发上。

实训8　眼部加压包扎法

（一）目的

1. 眼睑血肿病人，需要加压止血。

2. 术后浅前房病人，需要局部加压包扎以促进前房形成。

3. 眼部术后减少术眼活动，减轻局部反应。

4. 预防角膜溃疡穿孔。

（二）准备物品

消毒棉签、消毒眼垫、绷带、药膏、胶布。

（三）操作过程

1. 护士操作前先洗手，做好查对、解释工作，病人取坐位。

2. 单眼包扎者，有以下两种方法：

（1）在健眼眉中心部置一条长约20cm绷带纱条。绷带头端向健眼，经耳上方枕骨粗隆下方绕向前额，绕头2周后再经患眼由上而下斜向患侧耳下，绕过枕骨至额部。再如上述绕眼数圈，最后将绷带绕头1~2周后用胶布固定，结扎眉中心部的绷带纱条。

（2）自制四头带法。用一条长约50cm绷带纱布，两端对折，从端口处中间剪开，中部保留6cm，展开后即成四头带，先完成眼内涂药、敷料包盖、胶布固定后，将四头带6cm未剪开区置敷料上，分上、下头各自结扎于双耳上下侧面。

3. 双眼包扎方法　按“8”字形包扎双眼。起端如以右侧为起点（左侧也可），耳上部绕

1~2 周后，经前额向下包左眼，由左耳下方向后经枕骨粗隆绕至右耳上方，经前额至左耳上方，向后经枕骨粗隆下方至右耳下方，向上包右眼，成“8”字形状。如此连续缠绕数周后再绕头 2 圈，用两根胶布上下平行固定。

（四）注意事项

1. 包扎时切勿过松或过紧，切不可压迫耳郭及鼻孔。

2. 绷带固定点必须在前额部，避免病人侧卧或仰卧时引起头部不适或摩擦造成绷带松脱。

实训 9　外耳道冲洗法

（一）目的

清除外耳道软化的耵聍和微小的异物。

（二）准备物品

冲洗液、冲洗球或 20ml 注射器、弯盘、卷棉子或棉签。

（三）操作方法

嘱病人侧坐，头略偏于健侧，弯盘放于病人耳垂下，紧贴皮肤。用左手把耳郭向后上方牵拉，右手执注射器或冲洗球向外耳道后上方冲洗。冲净后用棉签擦净（实训图 1）。

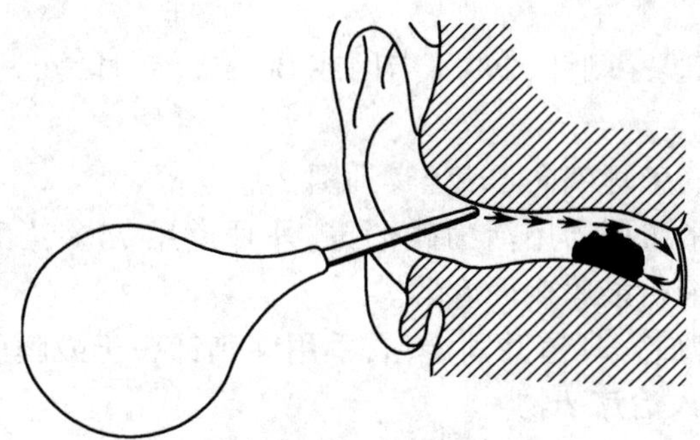

实训图 1　外耳道冲洗法

（四）注意事项

1. 冲洗液应与体温相近，以免刺激内耳引起眩晕。

2. 冲洗方向不可直对鼓膜，以免损伤鼓膜。亦不可直对耵聍栓塞或异物，以免冲入外耳道深部。

3. 冲洗用力不宜太大，以免损伤鼓膜。

4. 急性化脓性中耳炎病人禁用此法。

实训 10　外耳道滴药法

（一）目的

1. 用于清洁外耳道。

2. 治疗外耳道及中耳疾病。

（二）准备物品

滴管、滴耳药、棉签、3% 过氧化氢。

（三）操作方法

嘱病人头向健侧侧卧，或坐位头偏健侧肩部。然后清洁外耳道，向后上方牵拉耳郭，向外耳道内滴入药液 3~5 滴。鼓膜穿孔者可用手指按压耳屏数次，促使药液进入中耳腔。保持原体位 15 分钟，外耳道口塞一棉球，以免药液流出。

（四）注意事项

1. 滴管和药瓶不可触及耳部，以防污染。
2. 药液温度应与体温相近，不可太凉或太热，以免滴入后刺激迷路引起眩晕。
3. 如滴耵聍软化液，应告诉病人滴药后会有耳塞闷胀感，以免病人不安。
4. 如两耳均为耵聍栓塞，则不能同时点药，应一耳耵聍软化取出后，再滴另一耳。

实训 11　鼓膜穿刺法

（一）目的

用于诊断和治疗中耳疾病。

（二）准备物品

1ml 或 2ml 注射器、鼓膜穿刺针、2% 丁卡因或 Bonain 液、耳镜、无菌干棉球。

（三）操作方法

1. 体位　嘱病人侧坐，患耳朝向术者（实训图 2）。

2. 消毒与麻醉　耳郭和耳周用活力碘消毒，外耳道用 75% 乙醇消毒，清除外耳道的耵聍。2% 丁卡因或 Bonain 液行鼓膜表面麻醉。

3. 穿刺　左手持耳镜放入耳道并固定，右手用穿刺针头于鼓膜前下部刺入鼓室。用 2ml 注射器抽吸中耳积液或注入治疗药物。

4. 术毕　以消毒棉球塞于外耳道口。

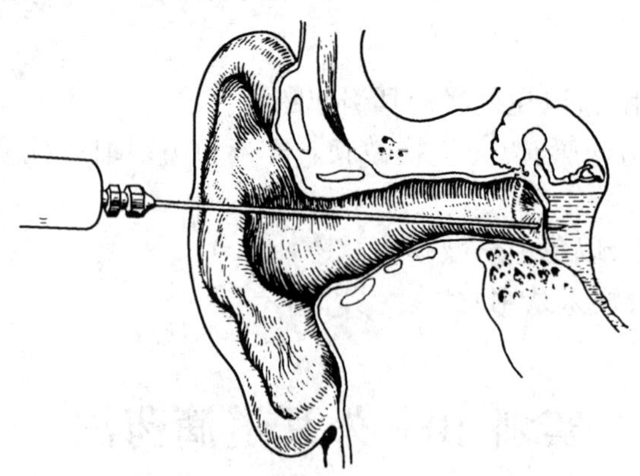

实训图 2　鼓膜穿刺抽液术位置示意图

（四）注意事项

1. 注意严格无菌操作。

2. 记录抽出液体总量，并观察其性状。

3. 针头的方向必须与鼓膜垂直，不得向后上方倾斜，以免损伤听骨或刺入蜗窗、前庭窗。

4. 刺入鼓室后，一定要固定好针头，以防抽液时针头顺势脱出而误判为鼓室无积液。

实训 12　耳部手术备皮法

（一）目的

1. 使手术野清洁，有利于手术进行。

2. 预防术后切口感染。

（二）准备物品

3% 过氧化氢溶液、外用生理盐水适量、耳科专用棉签、弯盘、皮筋及发夹、梳子、凡士林、剪刀。

（三）操作方法

1. 剃除病耳周围毛发

（1）查对医嘱确认手术方式、部位、病人姓名、年龄。

（2）解释备皮目的、配合要点及注意事项。

（3）根据手术需要确定备皮范围，耳部手术剃除 5~6m，耳郭囊肿根据囊肿大小决定；侧颅底手术剃去 9~10cm；前颅底手术应将头发剃光。

（4）病人取坐位，肩部围上护巾，可请理发师按照手术名称剃净病耳周围术野的毛发。男病人其余头发均剃短，洗净头部或沐浴全身。女病人与男病人一样剃除病耳周围头发，洗净头部或沐浴全身，将露出的短小头发用凡士林粘在辫子上或用剪刀剪掉，将健侧头发梳理整齐，长发可用皮筋与辫子一起固定。

2. 清洁外耳道

（1）检查外耳道情况，检查时向后上方牵拉耳郭（小儿向后下方），使外耳道拉直。

（2）外耳道有脓液或分泌物时，分别用 3% 过氧化氢及外用生理盐水清洁外耳道，并用棉签拭干。

（四）注意事项

1. 协助病人将头发梳理整齐，发辫尽量编紧，防止松脱。

2. 最后应将发夹取下，切忌将金属发夹留于头部。

3. 编完发辫后，嘱病人朝向健侧卧位，以免弄乱发辫。

4. 注意观察病耳周围术野的皮肤及毛发情况是否符合手术要求，备皮区皮肤有无破损、擦伤等，如有损伤，注意消毒。

实训 13　鼻腔滴药及鼻喷雾法

（一）目的

检查和治疗鼻腔、鼻窦及中耳疾病。

（二）准备物品

滴鼻药物、滴管或喷雾器、棉球。

（三）操作方法

1. 嘱病人轻轻擤出鼻内分泌物或洗鼻。

2. 体位

（1）仰卧垂头位：嘱病人仰卧于床上、肩下垫枕、头后仰、前鼻孔向上，以免药液流入咽部（实训图 3）。

（2）坐位：病人坐姿，头尽量后仰。

（3）侧卧位：嘱病人侧卧位，患侧向下。

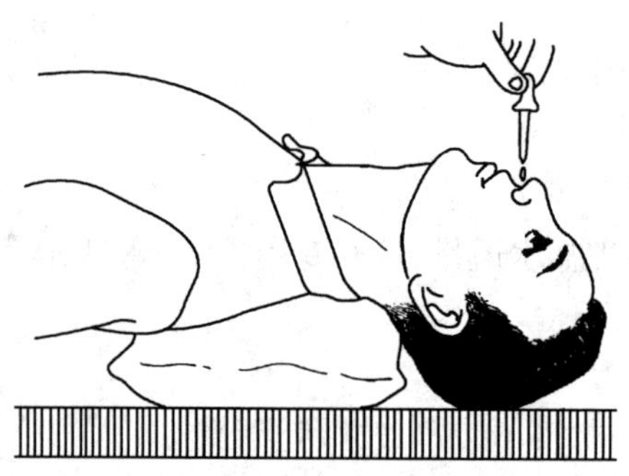

实训图 3　滴鼻药法

3. 滴或喷药　病人常采用仰卧垂头位，如采用侧卧位时，患侧应向下。将药液距患侧鼻孔约 1~2cm 处滴入鼻腔 3~5 滴，或用喷雾器将药液喷入鼻腔，轻捏鼻翼，使药液和鼻腔黏膜广泛接触，5~10 分钟后即可恢复正常体位。

（四）注意事项

1. 滴或喷药时滴瓶滴管应置于前鼻孔上方，勿触及鼻孔，以免污染药液。

2. 滴用多种药物时，一般先滴血管收缩剂。

实训 14　鼻腔冲洗法

（一）目的

1. 鼻腔和鼻窦手术前清洁冲洗，以减少术后感染机会。

2. 萎缩性鼻炎或放疗后清洁痂皮及分泌物。

（二）准备物品

灌洗桶、脸盆、橡皮管、橄榄头及冲洗液，常用的冲洗液为生理盐水。

（三）操作方法

将略高于体温 38℃的冲洗液 500~1000ml 悬挂于距病人耳部等高处或略高处，病人取坐位，头稍向前倾，张口呼吸。将橄榄头塞入患侧前鼻孔。盐水注入一侧鼻腔并经对侧流出时，即可将鼻腔内的分泌物或痂皮冲出。一侧鼻腔冲洗后可同法冲洗对侧鼻腔。

（四）注意事项

1. 灌洗桶不宜悬挂过高，因压力过大，以免将分泌物冲入咽鼓管或鼻窦引起中耳及鼻窦感染。

2. 冲洗时勿讲话，亦不能做吞咽、擤鼻等动作以免冲洗液吸入咽喉或咽鼓管。

3. 冲洗液温度以接近体温为宜，以免刺激病人引起不适。

4. 如上呼吸道感染和中耳有急性炎症时，不宜冲洗。

实训 15　上颌窦穿刺冲洗法

（一）目的

上颌窦炎的诊断与治疗。

（二）准备物品

前鼻镜、棉签或卷棉子、上颌窦穿刺针、橡皮管及接头、20~50ml 注射器、治疗碗及弯盘、1% 麻黄碱生理盐水、500~1000ml 温生理盐水、1% 丁卡因及治疗用药。

（三）操作方法

1. 麻醉　用棉签蘸 1% 丁卡因置于下鼻道穿刺部位 5~10 分钟。

2. 穿刺抽吸　左手用前鼻镜扩开前鼻孔后，右手先执笔式持上颌窦穿刺针，针头斜面朝向下鼻道内侧壁，经前鼻孔伸入下鼻道，与距下鼻甲前端 1~1.5cm 的下鼻道外侧壁及下鼻甲附着处固定针头，然后右手拇、示、中指握住针柄中段，掌心顶住穿刺针后端，左手固定病人头部，右手持穿刺针朝同侧耳郭上缘方向稍用力转动，当穿刺针进入窦腔后有落空感时拔出针芯，先回抽检查有无空气或脓液，确定针尖在窦腔内。

3. 注药冲洗　将橡皮玻璃管接穿刺针，另一端接注射器，嘱病人取头低位并偏健侧，再缓慢注入生理盐水，可见脓涕从鼻腔流出，连续冲洗直到脓液洗净为止。脓液多时可在冲洗完毕后注入抗炎药液。冲洗完毕拔除针头，下鼻道穿刺部位可用麻黄素棉片压迫止血。

4. 记录　脓液量、性质、气味等。

（四）注意事项

1. 穿刺部位、方向要准确，以免刺入邻近组织器官导致感染。

2. 如冲洗不畅，应改变进针部位、方向及深度，并收缩中鼻道黏膜，如仍有阻力不勉强冲洗。

3. 拔针后如出血不停，应用麻黄素棉片填塞下鼻道充分止血。

4. 穿刺过程中若发生昏厥等意外，应立即停止操作、平卧休息、密切观察，并给予必要的处理。

5. 在未确定针尖已全部在窦腔中时，切忌注入空气，以免发生气栓。

6. 高血压、血液病及急性炎症期病人禁忌穿刺。

实训 16　咽喉涂药及喷药法

（一）目的

1. 用于咽喉部手术或内镜检查时的麻醉。

2. 慢性咽喉炎症的治疗。

（二）准备物品

喷雾器、各种治疗药物、1%~2% 丁卡因、压舌板、卷棉子或长棉签等。

（三）操作步骤

病人坐位，将舌自然平放，张口发“啊……”长音，压舌板轻压舌前 2/3 处，用卷棉子或长棉签将药物直接涂于患处。若采用喷药则对准悬雍垂、软腭、咽后壁、舌根、扁桃体及腭咽弓、腭舌弓，反复喷药 3~4 次，每次喷 3~4 下。若需要喉部喷雾则在上述治疗后，嘱病人将舌伸出并用纱布包裹舌前 1/3 拉出口外，尽量张口并作深呼吸，将喷雾器头向下弯折对准喉部，在病人吸气时将药液喷入，每次 3~4 下，共进行 3~4 次。

（四）注意事项

1. 涂药时不能蘸及过多药物，以免损伤到正常组织。
2. 每次喷入的药物均不能咽下，3~4 分钟后吐出。
3. 操作动作宜轻柔，以减轻恶心反应。

实训 17　喉部雾化吸入法

（一）目的

治疗喉部炎症。

（二）准备物品

超声雾化器、氧气雾化器、热水杯、各种治疗药物等。

（三）操作步骤

病人取坐位，将药液加入蒸汽吸入器或超声、氧气雾化器的药杯内，打开电源开关，使药液雾化。嘱病人用口含住药液喷出口，嘱病人慢慢呼吸，吸气时间长些，使药液气雾吸入喉及气管内。每天治疗 1 次，每次治疗时间 15~20 分钟，6 次为一疗程。吸入完毕，关闭开关，消毒处理。

（四）注意事项

1. 每个病人使用一次性吸入头，嘱病人勿咬吸管。
2. 空气压力不可过高或过低
3. 气管切开的病人，应从气管套管口吸入。
4. 治疗完毕，病人应休息片刻后再外出。

实训 18　口腔四手操作技术

（一）目的

1. 提高牙科治疗的工作效率和医疗质量。
2. 减少医生心理和生理上的疲劳。
3. 减少病人紧张感、增加就诊舒适感。
4. 更好地发挥医护人员诊疗、护理技术水平和积极性。
5. 防止并尽量减少因各种器械、物品堆积在工作台上而导致的交叉污染现象。

（二）物品准备

将牙科治疗中所需的一切用物放入治疗车中，便于治疗过程中根据实际治疗情况随时使用。

（三）操作步骤

1. 热情接待病人，对病人病情进行初步评估后通知医生。

2. 引导病人就座，协助病人取舒适体位，为病人佩戴治疗巾。在治疗椅手柄等相应位置粘贴保护膜，为病人准备漱口杯，同时根据评估情况，迅速备齐所需器械材料，必要时准备好X线片。

3. 在医生与病人沟通结束后，根据病人疾病情况调节椅位、灯光。

4. 在治疗过程中，积极配合医生诊疗，按口腔护理操作流程给予吸唾、牵拉口角、传递器械及黏结剂等。

5. 治疗结束后，协助病人离开治疗椅，整理仪表。对病人进行疾病的健康教育，同时预约复诊时间。

6. 整理用物，清洁操作台面。

（四）注意事项

1. 四手操作技术中应注意医生、护士与病人的位置关系　在实施四手操作时，医生、护士有其各自互不干扰的工作区域，以保证通畅的工作线路和密切的相互配合。如将医生、护士、病人的位置关系假想成一个钟面，将仰卧位的病人周围分为四个时钟区（实训图4）。

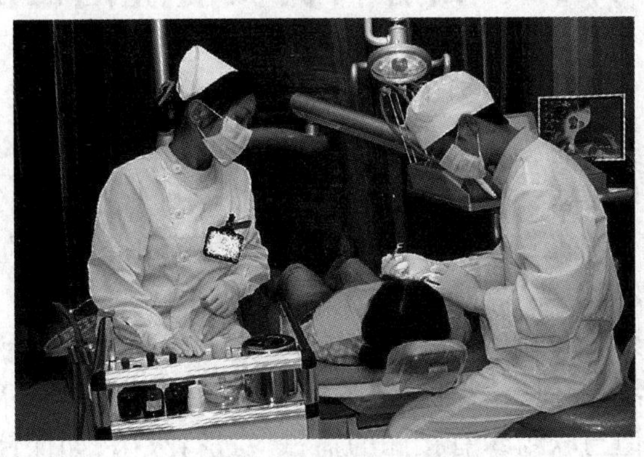

实训图4　四手操作位置图

（1）医生工作区位于7点~12点，医生通常在11点操作。此区不能安置柜子、软管等物品，以免术者改变位置时影响工作。此区也是病人到达和离开椅位的通道。

（2）静止区位于12点~2点，此区放置治疗车或活动柜等。

（3）护士工作区位于2点~4点，护士通常在3点操作。此区不能安置物品，这样护士既可接近传递区，又可通往安放治疗车的静止区。

（4）传递区位于4点~7点，在这一扇形区域内，靠近病人口腔的空间是医生和护士传递材料和器械的地方，远离病人面部的空间通常用来安放牙科治疗盘和各种牙钻等设备。

2. 护士的正确护理姿势

（1）护士的椅位应在病人头部左侧，面对医生，座位比医生座位高10~15cm；护士视平面比医生大约高4cm，保证护士视野清楚，不易疲劳。

（2）护士髋部与病人肩部平齐，大腿与地平面平行，且与病人左耳和左肩连线平行，约与病人人体长轴呈45°。双脚并放在座椅底盘上，维持舒适的工作位置。

（3）护士椅应尽可能靠近病人椅，椅面向着病人并与病人的口腔在同一水平面上，座椅扶手放在肋下区，以便作为身体倾斜位工作的支撑。

（4）护士大腿与病人或治疗椅间不要呈直角，而应尽可能接近操作区，以便与医生传递器械和材料。

（5）护士背要挺直，上臂垂直，肘关节与肋接触，头微微前倾，操作高度大约在胸骨中分（心脏部位水平）。

3. 口腔器械传递及交换的要求　器械的传递以便于医生使用为原则，要求护士做到“时间准确，位置恰当，传递器械无误”。在传递区内用标准的平行传递法，即在病人的颏下与上胸之间传递，护士左手上臂轻贴身体，肘部平行将器械传递于医生手中。医生从病人口中取出器械时，护士左手保持在传递区，正确地接过器械。传递过程中，护士右手可同时用吸引器吸出唾液、水和碎屑或做其他工作。

传递过程中应注意：①禁止在病人头面上部传递器械，以防伤及病人面部。②传递器械要准确无误，防止器械污染及滑脱。③器械的传递应在传递区进行，并尽可能靠近病人口腔部位。

实训19　口腔科器械清洗消毒法

（一）目的

清除器械细菌，防治交叉感染。

（二）器械分类及消毒要求

口腔科器械多，清洗和消毒有严格的要求，应严格执行口腔器械的清洗消毒灭菌程序和处理原则。器械物品分类及消毒要求如下：

1. 凡接触病人破损黏膜和血液的器械，均属于高危物品，如牙科手机、车针、根管治疗器械、拔牙器械、手术治疗器械、牙周治疗器械、敷料等，使用前必须达到灭菌。

2. 虽不穿破软组织但与软组织有接触的器械应进行灭菌，如探针、牙科镊子等口腔检查器械。

3. 与病人完整黏膜、皮肤接触，可能被手、唾液飞沫污染的器械，如口镜、各类用于辅助治疗的物理测量仪器、印模托盘、漱口杯等，使用前必须达到消毒。

4. 反复使用的器械必须按照预清洁→消毒→清洁→灭菌的程序进行处理。

（三）口腔科器械常用消毒方法

口腔科所用的医疗器械，必须做到一人一用一消毒，且采取消毒液浸泡、清洗、高压灭菌的程序处理。口腔特殊器械、材料消毒如下：

1. 口腔印模消毒　可用喷雾、紫外线照射、气体熏蒸消毒，也可用消毒液（戊二醛、碘伏、次氯化物、合成酚类等）浸泡消毒。

2. 口腔修复体及矫正器的消毒　可用碘伏、环氧乙烷、氯化物浸泡，如果是金属材质可用1∶10次氯化物浸泡10分钟消毒。

3. 手机的消毒　手机在充分清洗全自动注油养护以后，可用器械纸塑封包装，再选用3

次预真空压力蒸汽灭菌器（134℃，3.5 分钟）进行灭菌处理。

4. 其他器械消毒　一些耐高温金属器械可用高温高压灭菌，对光固化机头等不耐高温的器械，可用保护膜覆盖加碘伏擦拭消毒。

（四）注意事项

1. 要注意口腔环境消毒　诊室要经常开窗通风，做好空气、地面、操作台和综合治疗椅等设备的消毒。

2. 医护人员手消毒　在口腔治疗操作前后，用肥皂和流动水冲洗双手，必要时应用高效消毒液浸泡后洗手。

3. 口腔常用检查器械　如镊子、压舌板、口镜、探针、弯盘等，可采用一次性用品。

实训 20　口腔常用材料调拌法

（一）银汞合金调拌技术

1. 目的　磨牙永久性充填的修复。

2. 物品准备　橡皮布或涤布条、银汞合金胶囊、银汞调拌机。

3. 操作步骤

（1）取银汞合金胶囊，敲击挤破其中的粉液中隔。

（2）将胶囊放入银汞调拌机的固位卡中，开动机器振荡 10~20 秒。

（3）取下并拧开胶囊，将其中调制好的银汞合金倒至橡皮布上即可使用。

4. 注意事项

（1）避免与银汞合金，特别是汞直接接触，如接触后，接触部位要用肥皂和水洗净。

（2）多余的汞，应收集于密闭器皿中，以防蒸发。

（二）磷酸锌水门汀调拌技术

1. 目的　中龋洞形的直接垫底、深龋洞形的第二层垫底、暂时性充填、粘接修复体，如冠、桥等，粘接正畸附件。

2. 物品准备　调刀、玻璃板、取粉勺、磷酸锌水门汀粉和液、酒精棉球、无菌持物钳及容器。

3. 操作步骤

（1）根据需要取适量磷酸锌水门汀粉和液置于玻璃调板上。

（2）将磷酸锌粘固粉按“二分之一三三法”分三份，取 12 的粘固粉加入液中，按顺时针方向调拌，剩余粉分两次少量徐徐加入研磨，直至达到充填和黏接所需要的黏稠度。

（3）粘固粉的调制时间为第一份 10 秒内完成，第二份 15 秒内完成，整个调制过程在 1 分钟内完成。

4. 注意事项

（1）调制时，每次加入粉量不能过多，调制均匀后才可再加粉，否则调出的材料粗糙无黏性。调垫底用的磷酸锌水门汀必须新鲜调制，即刻使用而且不能调制过稀，调制成面团状，表面光滑，否则粘器械、粘洞壁，无法按要求操作。调粘黏接的磷酸锌水门汀调制成拉丝状。

（2）调拌时，取材料要适量，以免修整费时过多。

（三）玻璃离子水门汀调拌技术

1. 目的　牙体缺损的修复；粘接修复体、正畸附件及固位桩、钉；窝洞封闭；衬洞和垫底等。

2. 物品准备　塑料调刀、玻璃板或涂塑调板、取粉勺、玻璃离子水门汀粉和液、酒精棉球、无菌持物钳及容器。

3. 操作步骤

（1）根据需要取适量玻璃离子水门汀粉和液置于玻璃调板上或调拌纸上。

（2）将玻璃离子黏固粉按“二分之一三三法”分三份，取12的粘固粉加入液中，按顺时针方向调拌，剩余粉分两次少量徐徐加入研磨，直至达到充填和粘接所需要的黏稠度。

（3）粘固粉的调制时间为第一份10秒内完成，第二份15秒内完成，整个调制过程在1分钟内完成。

4. 注意事项

（1）玻璃离子水门汀材料的调制须用塑料调刀，以免材料变色。

（2）充填用玻璃离子水门汀不能呈稀糊状，否则硬固后材料的强度降低，且溶解度增大。

（四）氧化锌丁香油调拌技术

1. 目的　深龋洞的第一层垫底，窝洞的暂封，牙槽外科或牙周手术后的塞治剂，黏固修复体及冠桥等。

2. 物品准备　调刀、玻璃板、取粉勺、氧化锌粉、丁香油、酒精棉球、无菌持物钳及容器。

3. 操作步骤

（1）取适量氧化锌粉及丁香油分别置于玻璃调板上，通常粉液比为（4~6）∶1。

（2）分份逐次将粉加入丁香油液内，顺时针方向研磨，直至调出一定稠度的糊剂而完成调和。

（3）粘固粉的调制时间为第一份10秒内完成，第二份15秒内完成，整个调制过程在1分钟内完成。

4. 注意事项

（1）调制氧化锌丁香油时，每次加入粉量不能过多，调制均匀后才可再加粉，否则调出的材料粗糙无黏性。调垫底用的氧化锌丁香油粘固粉不能调制过稀，否则粘器械、粘洞壁，无法按要求操作。

（2）垫底时，取材料要适量，以免修整费时过多。

（五）氢氧化钙调拌技术

1. 目的　直接或间接盖髓、根尖诱导成形术。

2. 物品准备　玻璃板、氢氧化钙粉和液、酒精棉球、无菌持物钳及容器。

3. 操作步骤

（1）按1∶1的比例取适量氢氧化钙粉和液至于调拌纸上。

（2）用旋转折叠法在10秒内充分混匀，迅速递给医生使用。

4. 注意事项　临用时调制，避免在空气中久置，遇空气中二氧化碳可生成碳酸钙，而失去作用。

参考文献

1. 席淑新,赵佛容.眼耳鼻咽喉口腔科护理学.第4版.北京:人民卫生出版社,2017.
2. 陈燕燕.眼耳鼻咽喉口腔科护理学.第3版.北京.人民卫生出版社,2016.
3. 范国正,赵莹辉.五官科护理.第3版.西安:第四军医大学出版社,2016.
4. 赵堪兴,杨培增.眼科学.第8版.北京:人民卫生出版社,2014.
5. 张志愿.口腔颌面外科学.第7版.北京:人民卫生出版社,2018.
6. 张志愿.口腔科学.第8版.北京:人民卫生出版社,2013.
7. 赵晓芳,严锐,唐强.眼耳鼻咽喉口腔科护理学.长春:吉林大学出版社,2018.
8. 陈璇.传染病护理学.第2版.北京:人民卫生出版社,2016.
9. 樊明文.牙体牙髓病学.第4版.北京:人民卫生出版社,2012.
10. 孟焕新.牙周病学.第4版.北京:人民卫生出版社,2013.
11. 曹彩方.牙周病学.第2版.北京:人民卫生出版社,2003.
12. 李秀娥,王春丽.实用口腔护理技术.北京:人民卫生出版社,2016.
13. 李耀峰.口腔预防保健基础.第2版.北京:人民卫生出版社,2008.
14. 田勇泉.耳鼻咽喉头颈外科学.第8版.北京:人民卫生出版社,2013.
15. 张秀梅,王增源.五官科护理.第3版.北京:人民卫生出版社,2015.
16. 胡景团,刘友良.口腔预防保健.第2版.北京:科学出版社,2014.
17. 房民琴,张志英.五官护理学.北京:中国医药科技出版社,2016.
18. 李秉琦.口腔黏膜病学.第2版.北京:人民卫生出版社,2003.
19. 卢爱工,张敏.眼耳鼻咽喉口腔科护理学.西安:第四军医大学出版社,2012.

78元